D1690893

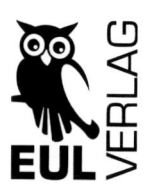

EUL VERLAG

WIRTSCHAFTSINFORMATIK

Herausgegeben von Prof. Dr. Dietrich Seibt, Köln, Prof. Dr. Hans-Georg Kemper, Stuttgart, Prof. Dr. Georg Herzwurm, Stuttgart, Prof. Dr. Dirk Stelzer, Ilmenau, und Prof. Dr. Detlef Schoder, Köln

Band 50
Rolf G. Poluha
Anwendung des SCOR-Modells zur Analyse der Supply Chain – Explorative empirische Untersuchung von Unternehmen aus Europa, Nordamerika und Asien
5., überarbeitete Auflage
Lohmar – Köln 2010 ◆ 564 S. ◆ € 76,- (D) ◆ ISBN 978-3-89936-968-7

Band 67
Sven-Carsten Hanssen
Bestimmung und Bewertung der Wirkungen von Informationssystemen
Lohmar – Köln 2010 ◆ 352 S. ◆ € 64,- (D) ◆ ISBN 978-3-89936-912-0

Band 68
Michael Röthlin
Management of Data Quality in Enterprise Resource Planning Systems
Lohmar – Köln 2010 ◆ 332 S. ◆ € 63,- (D) ◆ ISBN 978-3-89936-963-2

Band 69
Ludwig Fuchs
Methodology for Hybrid Role Development
Lohmar – Köln 2010 ◆ 272 S. ◆ € 58,- (D) ◆ ISBN 978-3-89936-978-6

Band 70
Andreas Helferich
Software Mass Customization
Lohmar – Köln 2010 ◆ 380 S. ◆ € 65,- (D) ◆ ISBN 978-3-8441-0006-8

Band 71
Tyge-F. Kummer
Akzeptanz von Ambient Intelligence in Krankenhäusern – Ein Ländervergleich zwischen Deutschland und Australien am Beispiel der Medikationsunterstützung
Lohmar – Köln 2010 ◆ 320 S. ◆ € 62,- (D) ◆ ISBN 978-3-8441-0008-2

JOSEF EUL VERLAG

Reihe: Wirtschaftsinformatik · Band 71

Herausgegeben von Prof. Dr. Dietrich Seibt, Köln, Prof. Dr. Hans-Georg Kemper, Stuttgart, Prof. Dr. Georg Herzwurm, Stuttgart, Prof. Dr. Dirk Stelzer, Ilmenau, und Prof. Dr. Detlef Schoder, Köln

Dr. Tyge-F. Kummer

Akzeptanz von Ambient Intelligence in Krankenhäusern

Ein Ländervergleich zwischen Deutschland und Australien am Beispiel der Medikationsunterstützung

Mit einem Geleitwort von Prof. Dr. Markus Bick, ESCP Europe Wirtschaftshochschule Berlin

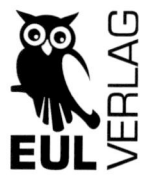

EUL VERLAG

Bibliografische Information der Deutschen Nationalbibliothek

Die Deutsche Nationalbibliothek verzeichnet diese Publikation in der Deutschen Nationalbibliografie; detaillierte bibliografische Daten sind im Internet über <http://dnb.d-nb.de> abrufbar.

Dissertation, ESCP Europe Wirtschaftshochschule Berlin, 2010

ISBN 978-3-8441-0008-2
1. Auflage Dezember 2010

© JOSEF EUL VERLAG GmbH, Lohmar – Köln, 2010
Alle Rechte vorbehalten

JOSEF EUL VERLAG GmbH
Brandsberg 6
53797 Lohmar
Tel.: 0 22 05 / 90 10 6-6
Fax: 0 22 05 / 90 10 6-88
E-Mail: info@eul-verlag.de
http://www.eul-verlag.de

Bei der Herstellung unserer Bücher möchten wir die Umwelt schonen. Dieses Buch ist daher auf säurefreiem, 100% chlorfrei gebleichtem, alterungsbeständigem Papier nach DIN 6738 gedruckt.

Lars-Christian und Renate Kummer
sowie Neda Todorova.
Ohne Euch wäre dies nicht möglich gewesen.

Geleitwort

Ambient Intelligence bezeichnet Technologien, die zur vielfältigen Unterstützung des privaten und beruflichen Lebens dienen und beide Bereiche entscheidend beeinflussen. Mit Hilfe ambienter Technologien können Objekte der realen Welt erfasst und die sie beschreibenden Daten selbstständig verarbeitet werden. Ziel von Ambient Intelligence ist es, Menschen indirekt - also aus dem Hintergrund heraus - zu unterstützen. Da ambiente Technologien und Systeme Informationen aus der Umwelt erheben und analysieren können, ergeben sich in vielen Bereichen Möglichkeiten zu Effizienz und Effektivitätssteigerungen. Ein prominenter Anwendungsbereich von Ambient Intelligence ist das Krankenhaus: Es lässt sich zur Patienten- oder Objektortung, zur Patienten- oder Mitarbeiteridentifikation, im Bereich der Materiallogistik oder auch der Medikationsunterstützung einsetzen. Allerdings bieten derartige Systeme auch die Möglichkeit, personenbezogene Daten zu erfassen und auszuwerten, so dass verschiedene Überwachungs- und Kontrollmöglichkeiten entstehen, die die Privatsphäre der Beteiligten (Mitarbeiterinnen sowie Patienten) beeinträchtigen können. Somit kommt der Akzeptanz ambienter Technologien durch den Benutzer, insbesondere im Krankenhausumfeld, eine entscheidende Bedeutung zu.

Zahlreiche Publikationen zu Ambient Intelligence (im Allgemeinen) thematisieren Akzeptanzprobleme und ziehen mitunter Einstellungsunterschiede zwischen Kulturkreisen als eine mögliche Ursache für die besonders ausgeprägte Ablehnung in einzelnen Ländern heran. Studien zu Ambient Intelligence im Krankenhaussektor sind hingegen sehr viel seltener. Zwar sind einzelne erfolgreiche Pilotprojekte aus dem Gegenstandsbereich dokumentiert, jedoch nicht aus dem deutschsprachigen Raum, denn dort ist die Verbreitung von ambienten Technologien vergleichsweise gering. Vor diesem Hintergrund untersucht Herr Kummer systematisch die kulturellen Einflüsse auf die Nutzerakzeptanz von ambienten Systemen in Krankenhäusern. Hauptziel ist die Untersuchung der Wirkungszusammenhänge der Akzeptanz hinsichtlich eines ambienten Medikationsunterstützungssystems. Dabei stehen Einflussfaktoren der Akzeptanz sowie kulturbedingte Unterschiede im Vordergrund der Untersuchung.

Es werden verschiedene kulturelle Ebenen betrachtet, wobei neben der Frage der grundsätzlichen Akzeptanz für ein ambientes Medikationsunterstützungssystem die Frage thematisiert wird, ob ambiente Systeme speziell angepasste Akzeptanzmodelle benötigen. Zu diesem Zweck entwickelt Herr Kummer ein auf die Charakteristika des ambienten Medikationsunterstützungssystems ausgerichtetes Akzeptanzmodell und überprüft dieses Modell anschließend mit empirischen Daten von Pflegekräften in Deutschland und Australien (n = 489). Mittels dieser im Rahmen einer Mixed-Mode-Erhebung (online- und papierbasiert) erhobenen empirischen Daten aus zwei Ländern werden Handlungsempfehlungen zur Unterstützung von Implementierungsvorhaben abgeleitet. Dabei geht Herr Kummer über die sonst übliche reine Entwicklung und Überprüfung von Hypothesen hinaus: Neben dem reinen Verständnis von ambienten Systemen im Allgemeinen und deren Akzeptanz im Speziellen wird die Entwicklung von adäquaten Methoden und Techniken zur Gestaltung und Einführung von ambienten Systemen vorangetrieben. Demnach wird nicht nur ein Erkenntnisziel, sondern auch ein Gestaltungsziel verfolgt. Bei der von Herrn Kummer untersuchten Problemstellung handelt es sich insgesamt um eine äußerst anspruchsvolle, zugleich aktuelle und empirisch relevante Thematik, deren Bearbeitung nicht nur ein fundiertes Wissen in den jeweiligen Themenbereichen, sondern auch eine umfassende methodische Kompetenz verlangt. Nicht nur deswegen stellt das vorliegende Werk von Herrn Kummer als Ganzes eine hervorragende wissenschaftliche Leistung dar, die weitreichende Implikationen für Wissenschaft und Praxis aufweist.

Berlin, Dezember 2010

Prof. Dr. Markus Bick

Vorwort

Im Rahmen meiner Tätigkeit als Wissenschaftlicher Mitarbeiter an der ESCP Europe Wirtschaftshochschule Berlin bot sich mir die Möglichkeit, mich intensiv mit sensorbasierten Informations- und Kommunikationssystemen zu beschäftigen, einem Thema, welches mich bereits während des Studiums faszinierte. Die vorliegende Schrift fasst die Ergebnisse meiner Forschung in diesem Bereich zusammen. Die Realisierung des Forschungsvorhabens verdanke ich zahlreichen Personen, die mich in den vergangenen Jahren unterstützten. Ihrer Würdigung dienen die folgenden Zeilen.

Zunächst gilt mein Dank meinem Doktorvater Herrn Prof. Dr. Markus Bick, der mir ermöglichte, in einem ausgezeichneten Arbeitsumfeld zu forschen und für all jenes verantwortlich ist, was ich in den letzten Jahren lernen konnte. Seine ständige Bereitschaft zur fachlichen Diskussion sowie die Balance zwischen Anregungen, kritischen Hinweisen und akademischer Freiheit halfen mir, mein Vorhaben zu realisieren, und führten zu erheblichen Verbesserungen bei der Gestaltung der Arbeit.

Zudem danke ich Herrn Prof. Dr. Jan Marco Leimeister dafür, dass er sich bereiterklärt hat, als Zweitkorrektor dieser Arbeit zu fungieren. Herrn Prof. Dr. Robert Wilken danke ich für die Beantwortung einer Vielzahl von Fragen zum Thema Strukturgleichungsmodellierung, die mich sowohl bei der Auswahl des Verfahrens als auch bei der Umsetzung unterstützten. Herrn Prof. Raj Garurajan, PhD. gilt mein Dank für die Bereitschaft, mir die australische Datenerhebung an der University of Southern Queensland zu ermöglichen. Da es galt, eine Unmenge bürokratischer Hindernisse zu bewältigen, danke ich ihm insbesondere für die Zeit und Geduld, mit der er sich dieser Probleme annahm. Weiterhin danke ich meinen Kollegen Kathrin Börgmann, Kyung-Hun Ha, Matthias Orth und Sebastian Wappel, die mich in meiner Promotionszeit begleitet haben. Die Geduld und Aufmerksamkeit, die sie mir auch in hektischen Zeiten entgegenbrachten, sowie die privaten und fachlichen Diskussionen weiß ich sehr zu schätzen.

Im Zusammenhang mit der Datenerhebung wurde ich zudem von zahlreichen Einrichtungen und Organisationen unterstützt. Zunächst sind dies die beteiligten Krankenhäuser in Deutschland und Australien. Das positive Feedback, welches mir von deren Seite entgegengebracht wurde, bestärkte mich in meinem Vorhaben und die Ausdauer, mit der gerade die Pflegekraftleitungen meine Datenerhebung förderten, beeindruckte mich nachhaltig. Zudem danke ich dem Deutschen Berufsverband für Pflegeberufe, der Queensland Nursing Union, der New South Wales Nurses' Association, der Australian Nursing Federation (ANF) Victorian Branch, der ANF Tasmanian Branch sowie der ANF South Australian Branch für ihre Unterstützung. Darüber hinaus danke ich dem Deutschen Akademischen Austausch Dienst (DAAD) für die Förderung des Auslandsaufenthalts in Australien durch ein Doktorandenstipendium.

Meiner Lebensgefährtin Neda Todorova danke ich sowohl für den stetigen Rückhalt, der mir die für die Fertigstellung dieser Arbeit notwendige innere Ruhe gab, als auch für die Unterstützung bei der Arbeit, da sie die Hauptlast in Bezug auf das Lektorat trug. Abschließend – wenngleich ihnen der höchste Dank gebührt – möchte ich meinen Eltern, Renate und Lars-Christian Kummer danken, die mich unermüdlich und immerwährend in der Schule, dem Studium und der Promotion unterstützt haben.

Berlin, Dezember 2010

Tyge-F. Kummer

Inhaltsverzeichnis

1 Einführung   **1**
   1.1 Motivation 2
   1.2 Zielsetzung 5
   1.3 Aufbau der Arbeit 6
   1.4 Erkenntnistheoretische Einordnung 10

2 Ambient Intelligence   **13**
   2.1 Grundlagen 13
      2.1.1 Vergleich verwandter Konzepte 14
      2.1.2 Definition von Ambient Intelligence 18
      2.1.3 Technologische Voraussetzungen 20
   2.2 Spannungsfeld ambienter Technologien und personenbezogener Daten 25
      2.2.1 Auswirkungen auf die Privatsphäre 26
      2.2.2 Ambient Intelligence und Datenschutz 28
      2.2.3 Besonderheiten im Arbeitsumfeld 34
   2.3 Einsatz ambienter Technologien im Gesundheitswesen 35
      2.3.1 Medizintechnische Geräte 36
      2.3.2 Telemedizin 36
      2.3.3 Prozessunterstützung 38
   2.4 Anwendungsgebiete ambienter Prozessunterstützung in Krankenhäusern 39
      2.4.1 Patientenidentifikation 39
      2.4.2 Patientenmonitoring 39
      2.4.3 Lokalisierung 40
      2.4.4 Materiallogistik 41
      2.4.5 Authentifikation 41
      2.4.6 Kommunikation 42
      2.4.7 Koordination 43
      2.4.8 Behandlungspfadunterstützung 43
   2.5 Szenario zur ambienten Medikationsunterstützung 46

  2.5.1 Szenarien als Forschungsinstrument 46
  2.5.2 Ausgestaltung des Medikationsszenarios 47

3 Akzeptanz von Ambient Intelligence 53
 3.1 Einführung in die Akzeptanzforschung 54
  3.1.1 Definition des Akzeptanzbegriffs 54
  3.1.2 Zielsetzung und Abgrenzung 55
  3.1.3 Konzepte und Ansätze 56
 3.2 Ausgewählte Akzeptanzmodelle 58
  3.2.1 Theory of Reasoned Action 58
  3.2.2 Theory of Planned Behavior 60
  3.2.3 Technology Acceptance Model 60
  3.2.4 Modified Technology Acceptance Model 63
  3.2.5 Unified Theory of Acceptance and Use of Technology . 66
  3.2.6 Task Technology Fit 68
  3.2.7 Innovation Diffusion Theory 70
  3.2.8 Sonstige Ansätze 73
 3.3 Erweiterungen im Zusammenhang mit Komplexität 76
  3.3.1 Komplexität als Merkmal ambienter Systeme 77
  3.3.2 Innovationsbereitschaft 80
  3.3.3 Überbelastung 80
  3.3.4 Ängste 82
 3.4 Anpassungen aufgrund der Prognosefähigkeit 85
 3.5 Ableitung des inneren Akzeptanzmodells 87
  3.5.1 Auswahl der Einflussfaktoren 87
  3.5.2 Ableitung der Hypothesen des inneren Modells 93

4 Kulturelle Einflüsse 99
 4.1 Verständnis von Kultur 99
  4.1.1 Werte und Normen 100
  4.1.2 Kulturebenen 100
  4.1.3 Nationale und organisationale Kultur 104
  4.1.4 Veränderbarkeit 109
 4.2 Einflussfaktoren der organisationalen Kultur 111
  4.2.1 Ansätze der organisationalen Kultur 111
  4.2.2 Auswahl organisationaler Einflussfaktoren 124
  4.2.3 Ableitung der Hypothesen der organisationalen Ebene . 128
 4.3 Dimensionen der nationalen Kultur 132
  4.3.1 Ansätze der nationalen Kultur 133
  4.3.2 Auswahl nationaler Einflussfaktoren 143
  4.3.3 Ableitung der Hypothesen der nationalen Ebene 147

5	**Empirische Untersuchung**		**151**
5.1	Erhebung der empirischen Daten		151
	5.1.1	Struktur und Entwicklung des Fragebogens	151
	5.1.2	Erhebungsmethodik	156
	5.1.3	Sozialstatistische Daten	161
	5.1.4	Erhebungsbedingte Verzerrungen	163
5.2	Analyseverfahren		168
	5.2.1	Strukturgleichungsmodelle	168
	5.2.2	Varianz- und kovarianzbasierte Ansätze	179
5.3	Ergebnisauswertung		185
	5.3.1	Messmodell	186
	5.3.2	Strukturmodell	187
	5.3.3	Analyse der Pfadkoeffizienten	191
5.4	Implikationen für die Systementwicklung und -einführung		209
	5.4.1	Beurteilung der Akzeptanz	209
	5.4.2	Einordnung in den Entwicklungsprozess	211
	5.4.3	Relevante Wirkungsketten	215
	5.4.4	Beeinflussung der relevanten Ängste	222
6	**Schlussbetrachtung**		**229**
6.1	Fazit		229
6.2	Limitationen		233
6.3	Weitere Forschungsschritte		235
A	**Frageitems**		**238**
A.1	Deutsch		238
A.2	Englisch		243
B	**Indikatorreliabilität**		**248**
C	**Gütekriterien der Konstrukte**		**253**
D	**Diskriminanzvalidität**		**255**
E	**Pfadkoeffizienten und Effektstärke**		**258**

Abbildungsverzeichnis

1.1	Struktur der Arbeit	8
2.1	Klassifikation der mit Ambient Intelligence verwandten Konzepte	17
3.1	Theory of Reasoned Action	59
3.2	Theory of Planned Behavior	61
3.3	Technology Acceptance Model	62
3.4	Modified Technology Acceptance Model	63
3.5	Unified Theory of Acceptance and Use of Technology	67
3.6	Task Technology Fit-Modell	69
3.7	Innovation Diffusion Theory	71
3.8	Ubiquitous Computing Acceptance Model	76
3.9	Übersicht der Ängste im Zusammenhang mit ambienten Technologien	84
4.1	Ebenen der Organisationskultur	101
4.2	Das virtuelle Zwiebelmodell	107
4.3	Unternehmenskulturmatrix	118
5.1	Beispiel eines Strukturgleichungsmodells	171
5.2	Strukturmodell in Deutschland	192
5.3	Strukturmodell in Australien	193
5.4	Das Spiralmodell	213
5.5	Framework der Risikokategorien	214
5.6	Wirkungskette der subjektiven Norm	216
5.7	Wirkungskette der Arbeitsängste	218
5.8	Wirkungskette der ethisch-rechtlichen Ängste	220
5.9	Wirkungskette der Innovationsbereitschaft	221

Tabellenverzeichnis

2.1 Abgrenzung der mit Ambient Intelligence verwandten Konzepte ... 16
2.2 Charakteristika ambienter Systeme im Vergleich 19
2.3 Voraussetzungen für ambiente Technologien 21
2.4 Möglichkeiten zur Vermeidung von Fehlbehandlungen durch ambiente Systeme 45

3.1 Übersicht der Akzeptanzkonzepte 56
3.2 Übersicht der verwendeten Konstrukte 89
3.3 Übersicht der ergänzenden Einflussfaktoren für ambiente Systeme 92
3.4 Einflüsse auf die Nutzungsintention 94
3.5 Einflüsse auf die wahrgenommene Nützlichkeit 94
3.6 Einflüsse auf die Freiwilligkeit und die Jobrelevanz 95
3.7 Einflüsse auf die Nachvollziehbarkeit, das Image und die subjektive Norm 96
3.8 Einflüsse auf die Überwachungs- und Arbeitsängste 97
3.9 Einflüsse auf die ethisch-rechtlichen Ängste 98
3.10 Einflüsse auf die Innovationsbereitschaft und die quantitative Überbelastung 98

4.1 Verwendete Dimensionen der organisationalen Kultur 125
4.2 Einfluss der Teamfähigkeit 129
4.3 Einfluss der Gleichbehandlung 130
4.4 Einfluss der Anpassungsfähigkeit 131
4.5 Einfluss der Autonomie 131
4.6 Einfluss der Transparenz 132
4.7 GLOBE-Ergebnisse der Praktiken für Deutschland und Australien 144
4.8 Einfluss des Kollektivismus 148
4.9 Einfluss der Machtdistanz 149
4.10 Einfluss der Humanorientierung 149
4.11 Einfluss der Unsicherheitsvermeidung 150

5.1	Struktur und Inhalt des Fragebogens	154
5.2	Ergebnisse der Datenerhebung	161
5.3	Unterschiede zwischen statistischen Analyseverfahren der ersten und zweiten Generation	169
5.4	Überblick über Parameter und Variablen im SGM	172
5.5	Unterschiede zwischen reflektiven und formativen Messmodellen	175
5.6	Vergleich zwischen PLS und LISREL	184
5.7	Bestätigte Einflussfaktoren der Nutzungsintention	194
5.8	Bestätigte Einflussfaktoren der wahrgenommenen Nützlichkeit	195
5.9	Bestätigte Einflussfaktoren der Freiwilligkeit	197
5.10	Bestätigte Einflussfaktoren der Jobrelevanz	198
5.11	Bestätigte Einflussfaktoren der Nachvollziehbarkeit	199
5.12	Bestätigte Einflussfaktoren des Images	199
5.13	Bestätigte Einflussfaktoren der subjektiven Norm	200
5.14	Bestätigte Einflussfaktoren der Überwachungsängste	201
5.15	Bestätigte Einflussfaktoren der Arbeitsängste	202
5.16	Bestätigte Einflussfaktoren der ethisch-rechtlichen Ängste	203
5.17	Bestätigte Einflussfaktoren der Innovationsbereitschaft	204
5.18	Bestätigte Einflussfaktoren der quantitativen Überbelastung	205
5.19	Bestätigte Einflussfaktoren der qualitativen Überbelastung	206
5.20	Bestätigte Einflussfaktoren des Kollektivismus	206
5.21	Bestätigte Einflussfaktoren der Gleichbehandlung	207
5.22	Bestätigte Einflussfaktoren der Transparenz	208
5.23	Bestätigte Einflussfaktoren der Autonomie	208
6.1	Bestätigte kulturelle Einflussfaktoren der Akzeptanz	232
B.1	Indikatorreliabilität Deutschland (1/2)	249
B.2	Indikatorreliabilität Deutschland (2/2)	250
B.3	Indikatorreliabilität Australien (1/2)	251
B.4	Indikatorreliabilität Australien (2/2)	252
C.1	Gütekriterien der Konstrukte in Deutschland und Australien	254
D.1	Diskriminanzvalidität Deutschland	256
D.2	Diskriminanzvalidität Australien	257
E.1	Pfadkoeffizienten und Effektstärke in Deutschland und Australien	259

Abkürzungsverzeichnis

AÄ	Arbeitsängste
ACT	Australian Capital Territory
AF	Anpassungsfähigkeit
AIMED	Ambient Intelligence in Medical Environments and Devices
AmI	Ambient Intelligence
AMOS	Analysis of Moment Structures
ANF	Australian Nursing Federation
AT	Autonomie
BAG	Bundesarbeitsgericht
BVerfG	Bundesverfassungsgericht
BVerfGE	Entscheidungen des Bundesverfassungsgerichts
CD	Compact Disc
CPU	Central Processing Unit
DAAD	Deutscher Akademischer Austausch Dienst
DBfK	Deutscher Berufsverband für Pflegeberufe
DBMS	Datenbankmanagementsystem
DECT	Digital Enhanced Cordless Telecommunications
e. V.	eingetragener Verein
EQS	Structural Equation Systems
ER	Ethisch-rechtliche Ängste
ERP-System	Enterprise Resource Planning-System
EU	Europäische Union
FW	Freiwilligkeit
G-DRG	German Diagnosis Related Groups
GB	Gleichbehandlung
GLOBE	Global Leadership and Organizational Behavior Effectiveness
GmbH	Gesellschaft mit beschränkter Haftung
GPRS	General Packet Radio Sevice
GPS	Global Positioning System
GSS	Group Support Systems
HO	Humanorientierung

HREC	Human Research Ethics Committee
IB	Innovationsbereitschaft
IBM	International Business Machines Corporation
IDT	Innovation Diffusion Theory
IM	Image
ISTAG	Information Society Technologies Advisory Group
IT	Informationstechnik
JR	Jobrelevanz
KIS	Krankenhausinformationssystem
KL	Kollektivismus
LAN	Local Area Network
LISREL	Linear Structural Relationships
mbH	mit beschränkter Haftung
MD	Machtdistanz
Mio.	Million(en)
MM	Motivational Model
MP3	MPEG-1 Audio Layer 3
MPCU	Model of PC Utilization
MPEG	Moving Picture Experts Group
MS	Microsoft
NI	Nutzungsintention
NV	Nachvollziehbarkeit
OP	Operation (medizinisch)
PAN	Personal Area Network
PDA	Personal Digital Assistant
PLS	Partial Least Squares
PvC	Pervasive Computing
QL	qualitative Überbelastung
QT	quantitative Überbelastung
RFID	Radio Frequency Identification
SCT	Social Cognitive Theory
SN	subjektive Norm
SEPath	Structural Equation Modeling and Path Analysis
SGM	Strukturgleichungsmodell
SIT	Social Identification Theory
TAM	Technology Acceptance Model
TAM2	Modified Technology Acceptance Model
TF	Teamfähigkeit
TP	Transparenz
TPB	Theory of Planned Behavior
TRA	Theory of Reasoned Actions

u. a.	unter anderem
UC	Ubiquitous Computing
UMTS	Universal Mobile Telecommunications System
USA	United States of America
USQ	University of Southern Queensland
UTAUT	Unified Theory of Acceptance and Use of Technology
UV	Unsicherheitsvermeidung
ÜÄ	Überwachungsängste
vs.	versus
WLAN	Wireless Local Area Networks
WN	wahrgenommene Nützlichkeit
z. B.	zum Beispiel

Symbolverzeichnis

x_i	Indikatorvariable der latenten exogenen Variablen
y_i	Indikatorvariable der latenten endogenen Variablen
B	Parametermatrix der latenten endogenen Variablen η_i
Γ	Parametermatrix der latenten exogenen Variablen ξ_i
γ_i	Pfadkoeffizient zwischen einer latenten exogenen und einer latenten endogenen Variablen
δ_i	Fehlerterm im exogenen Messmodell (Residualvariable)
ϵ_i	Fehlerterm im endogenen Messmodell (Residualvariable)
ζ_i	Fehlerterm im Strukturmodell (Residualvariable)
η_i	Latente endogene Variable
λ_i	Pfadkoeffizient zwischen einer latenten Variablen und einer reflektiven Indikatorvariablen
ξ_i	Latente exogene Variable
π_i	Pfadkoeffizient zwischen einer latenten Variablen und einer formativen Indikatorvariablen

Kapitel 1
Einführung

In den vergangenen Jahrzehnten wurde die technologische Entwicklung durch verschiedene Einflüsse wie die fortschreitende Miniaturisierung, leistungsfähigere Kommunikations- und Sensortechnologien sowie neue Ausgabemedien und Materialien geprägt. Kombiniert ermöglichen diese Entwicklungen Objekte der realen Welt einschließlich deren Zustand zu erfassen und die damit verbundenen Daten durch autarke Systeme zu verarbeiten, wodurch sich ein sogenanntes *Internet der Dinge* ergibt (Fleisch, Christ und Dierkes 2005, Hähner et al. 2007). Mittels mobiler Endgeräte werden Mobilität und Flexibilität der Nutzer[1] gefördert, da von überall auf diese Informations- und Kommunikationssysteme zugegriffen werden kann (Snijders 2005). Konzepte in diesem Zusammenhang wie das Ambient Intelligence, Pervasive Computing oder Ubiquitous Computing ermöglichen weitreichende Nutzenpotentiale (Ducatel et al. 2001, Mattern 2005b).[2] Die Anwendungsbereiche dieser Konzepte sind vielseitig und reichen von der sensorbasierten Überwachung von Logistikketten (Strassner und Eisen 2005, Fleisch und Michahelles 2007) bis hin zu intelligenten Kühlschränken, die selbstständig Informationen von Lebensmitteln erfassen und verarbeiten (Lugmayr 2006, Rothensee 2008). Allerdings werfen die Komplexität, aber auch die Intensität, mit der diese technologischen Konzepte in unser Leben eindringen und dieses beeinflussen, zahlreiche Probleme auf. Eine zentrale Stellung nimmt hierbei die Frage ein, ob derartige Systeme seitens der Nutzer akzeptiert werden und welche Faktoren diese (Nutzer-)Akzeptanz beeinflussen (Bick und Kummer 2010b). Ein verbessertes

---

[1]Im Rahmen der Arbeit wird stets versucht, geschlechtsneutrale Bezeichnungen für die Akteure/Akteurinnen zu verwenden. Dieses Vorgehen ist allerdings nicht immer möglich, weshalb aus Gründen der Vereinfachung teilweise lediglich auf die maskuline Form zurückgegriffen wird.

[2]Eine ausführliche Begriffsdefinition und Abgrenzung erfolgt in Abschnitt 2.1. Im Folgenden wird der Begriff *Ambient Intelligence* bzw. des *ambienten Systems* verwendet.

Verständnis in diesem Bereich ermöglicht es, maßgeschneiderte Anwendungen zu konzipieren, die in einem hohen Maße den tatsächlichen Bedürfnissen der Nutzer gerecht werden. Zudem können Handlungsempfehlungen abgeleitet werden, um die nachhaltige Einführung derartiger Systeme zu fördern.

Die vorliegende Arbeit fokussiert einen medizinischen Anwendungsbereich von Ambient Intelligence. Konkret wird ein System zur Unterstützung von Medikationsprozessen in Krankenhäusern untersucht, um Behandlungsfehler zu reduzieren und die Effizienz der Prozesse zu erhöhen. Zahlreiche Beiträge identifizieren Einstellungsunterschiede zwischen Ländern in Bezug auf ambiente Technologien wie Radio Frequency Identification (RFID, vgl. Bailey und Caidi 2005, Thiesse 2007, Kummer, Bick und Maletzky 2009, Leimeister et al. 2009). Beispiele aus der Praxis deuten in diesem Zusammenhang darauf hin, dass Deutschland derartigen Technologien besonders ablehnend gegenübersteht (Spiekermann und Rothensee 2005). Aus diesem Grund erfolgt ein empirischer Ländervergleich zwischen Deutschland und Australien. Dieser Vergleich erlaubt Rückschlüsse in Hinblick auf Unterschiede in der Ausprägung und Wirkungsweise der Akzeptanz in beiden Ländern. Dabei steht die Frage im Vordergrund, ob die Akzeptanz ambienter Unterstützungssysteme nationale Besonderheiten aufweist oder global den gleichen Einflüssen unterliegt. Weiterhin werden Konstrukte der Organisationskultur in die Untersuchung mit aufgenommen, um dadurch ein tiefgreifendes Verständnis für die Wirkungszusammenhänge der Akzeptanz in diesem Anwendungsbereich zu entwickeln.

Im Folgenden werden zunächst einleitend die Besonderheiten des Gesundheitswesens herausgestellt. Anschließend werden Motivation und Zielsetzung der Studie erläutert und deren Struktur veranschaulicht. Zudem erfolgt eine erkenntnistheoretische Einordnung.

1.1 Motivation

Das Gesundheitswesen in Deutschland steht vor erheblichen Herausforderungen. Im Jahr 2007 betrugen die Ausgaben im Gesundheitswesen 252,8 Milliarden Euro. Dies entspricht 3070 Euro je Einwohner bzw. 10,4 % des Bruttoinlandsprodukts (o.V. 2008b). Neben der Höhe ist insbesondere die zeitliche Entwicklung der Kosten bedenklich, da die Ausgaben der Krankenhäuser und Kliniken seit 1991 um mehr als 50 % gestiegen sind (o.V. 2008a). Um dieser Entwicklung, die sich angesichts des demographischen Wandels in Zukunft tendenziell weiter verstärken wird, entgegenzuwirken, wurden in Deutschland in den vergangenen Jahren Reformen durchgeführt, die in dem Vergütungssystem German Diagnosis Related Groups (G-DRG) mündeten.

Dabei erfolgt die Vergütung pauschalisiert anhand der Diagnose für Fallgruppen.[3] Der hiermit verbundene Ansatz folgt Standardisierungsbemühungen und erfordert Effizienz und Effektivität seitens der Krankenhäuser, da die tatsächliche stationäre Verweildauer des Patienten in dem Krankenhaus für die Vergütung irrelevant ist. Informations- und Kommunikationssysteme können daher beispielsweise durch die Unterstützung von Logistik und Administration einen wesentlichen Beitrag leisten, damit Krankenhäuser wirtschaftlicher betrieben werden können. Allerdings erfolgen im Gesundheitswesen Investitionen in Informations- und Kommunikationssysteme im Vergleich zu anderen Branchen vergleichsweise spät (Kettelhut 1992). Den Ausführungen von Menon, Byungtae und Eldenburg (2000) folgend ist diese zeitliche Verzögerung auf die Priorisierung medizinischer Spezialgeräte (bspw. zur Diagnostik) zurückzuführen, da diese direkt die Produktivität steigern. Informations- und Kommunikationstechnologien, die auf einer administrativen Ebene zur Datenverarbeitung und Kommunikationsunterstützung eingesetzt werden, weisen hingegen keinen direkten Einfluss auf die Produktivität in Krankenhäusern auf, weshalb Investitionen in diesem Bereich oftmals zurückgehalten werden (Menon, Byungtae und Eldenburg 2000, S. 89 ff.). Ein weiterer möglicher Erklärungsansatz ergibt sich aus der besonderen Verantwortung gegenüber den Patienten. Krankenhäuser können als sogenannte *High Reliability Organizations* klassifiziert werden. Hierbei handelt es sich um Organisationen, die in einem politischen, wirtschaftlichen oder sozialen Umfeld tätig sind, in dem schon geringe Fehler zu erheblichen Konsequenzen führen können, die über einen rein wirtschaftlichen Schaden für die Organisation hinausgehen (Weick, Sutcliffe und Obstfeld 1999, S. 83 f., Zwicker 2009, S. 46 ff.).[4] Im Krankenhausumfeld birgt ein unbedachter Umgang mit Risiken und potenziellen Fehlerquellen im Vergleich zu anderen Branchen aufgrund der Gefährdung für Leben und Gesundheit von Menschen ein ungleich größeres Schadenspotential (Swanson und Ramiller 2004). Um die Sicherheit des Patienten zu gewährleisten, müssen daher Fehler auf ein Minimum reduziert werden. Aus diesem Grund verbietet sich ein experimentelles Lernen im Zusammenhang mit innovativen Technologien ebenso wie unzureichend vorbereitete Implementierungen, da die damit verbundenen Folgen im Hinblick auf die Sicherheit der Patienten nur schwer abschätzbar sind (Zwicker 2009, S. 46 ff.). Innovative Informations- und Kommunikationssysteme werden daher erst eingeführt, wenn bereits ausreichende Erfahrungen aus anderen Bereichen vorliegen.

---

[3]Für eine ausführliche Beschreibung des Vergütungssystems siehe http://www.g-drg.de.
[4]Weitere Organisationen, die dieser Klasse angehören, sind unter anderem Betreiber von Atomkraftwerken sowie Unternehmen in der Luft- und Raumfahrt (Weick, Sutcliffe und Obstfeld 1999, S. 32).

Die Leistungserbringung in Krankenhäusern konzentriert sich im Wesentlichen auf die Erbringung von komplexen Dienstleistungen, die bei einem hohen Personaleinsatz kollaborativ erbracht werden (Bardram, Baldus und Favela 2006). Weiterhin zeichnet sich das Arbeitsumfeld in einem hohen Maße durch Mobilität aus und die Mitarbeiter müssen oftmals zeitnah und flexibel auf sich verändernde Gegebenheiten reagieren (Morán et al. 2006). Gerade vor diesem Hintergrund kann Ambient Intelligence in Verbindung mit mobilen Technologien erhebliche Nutzenpotentiale bieten (Bick, Kummer und Rössig 2008a). In der vorliegenden Arbeit wird die Unterstützung von Medikationsvorgängen als Standardprozess in Krankenhäusern gewählt, um die Akzeptanz ambienter und mobiler Unterstützung zu untersuchen. Ambiente Technologien können hierbei sowohl die Effizienz beispielsweise durch automatisierte *Dokumentationsvorgänge* erhöhen, als auch die Effektivität der Behandlung durch die Reduzierung von *Fehlmedikationen* verhindern.

Im Hinblick auf die *Dokumentationsunterstützung* kommen Morán et al. (2006) zu dem Ergebnis, dass die Aktivitäten verbunden mit der Patientenakte, administrativen Dokumenten und persönlichen Notizen zusammen durchschnittlich 40 % der täglichen Arbeitszeit des medizinischen Personals ausmachen. Bei Medikationsvorgängen ist insbesondere die Aktualisierung der Patientenakte durch ambiente Systeme von Bedeutung. Zusätzlich können allerdings auch die administrativen Vorgänge (bspw. im Bestellwesen) automatisiert und persönliche Notizen (bspw. in Form von Hinweisen) durch eine ambiente Unterstützung obsolet werden.

Darüber hinaus reduziert das System *Medikationsfehler* und erhöht dadurch die Qualität der Behandlung. Medikationsfehler bezeichnen die fehlerhafte Durchführung der Arzneimitteltherapie und sind prinzipiell vermeidbar. Beispiele sind unter anderem die Verabreichung eines falschen Präparats, eine fehlerhafte Dosierung, eine gefährliche Kombination von Medikamenten oder die Nichtberücksichtigung von bekannten Allergien des Patienten (Kanjanarat et al. 2003). Schätzungen über die Höhe von Medikationsfehlern und deren Folgen kommen zu unterschiedlichen Ergebnissen (Cullen et al. 1995, Barker et al. 2002, Flynn, Barker und Carnahan 2003, Flynn und Barker 2006). Dies liegt zum einen an unterschiedlichen Messmethoden (bspw. freiwillige Berichterstattung oder direkte Observation), zum anderen bestehen auch erhebliche Unterschiede zwischen den Krankenhäusern und Fachabteilungen. Müller (2003) kommt in einer Metastudie[5] zu dem Ergebnis, dass Medikationsfehler mit einer Rate von 5 % nach der Nomenklatur des Bundesinstituts für Medizin-

---

[5]Zu beachten ist, dass hierbei primär Studien aus den USA und Großbritannien zugrunde gelegt wurden, da aus Deutschland keine aussagefähigen epidemiologischen Studien vorliegen.

produkte ein *häufiges* Ereignis darstellen. Schwerwiegende Medikationsfehler sind danach mit ca. 0,014 bis 0,048 % ein *seltenes* Ereignis. Dabei stellen sämtliche Studien übereinstimmend fest, dass diese Werte zu hoch sind und Maßnahmen zur Reduzierung erfordern (Müller 2003). Zusätzlich gewinnt dieses Problem durch den Kostendruck im Krankenhausumfeld an Bedeutung, da die erheblichen Personaleinsparungen im Pflegebereich[6] ein Risiko für die Sicherheit der Patienten darstellen (Isfort et al. 2010, S. 64 f.).

Das in der vorliegenden Studie thematisierte ambiente Medikationsunterstützungssystem kann als ein Instrument des Risikomanagements aufgefasst werden. Das Risikomanagement im Krankenhausumfeld umfasst sämtliche Maßnahmen, die darauf abzielen, Risiken für Patienten, Besucher, das Personal sowie die technische Ausstattung zu identifizieren, zu bewerten und zu reduzieren (Kavaler und Spiegel 2003). Durch Sensoren an Medikament und Patient trägt das System dazu bei, Fehler bei der Vergabe aufzudecken (Aufseeser-Weiss und Ondeck 2000). Dadurch wird eine hohe Transparenz erreicht, die wesentlich präzisere Schätzungen der Fehlerhäufigkeit und der damit verbundenen Folgen ermöglicht. Durch einen entsprechenden Alarm kann der Fehler zudem direkt verhindert werden, wodurch die Sicherheit des Patienten während der Behandlung erhöht wird.

1.2 Zielsetzung

Ziel der vorliegenden Arbeit ist es, die Wirkungszusammenhänge der Akzeptanz hinsichtlich eines ambienten Medikationsunterstützungssystems zu untersuchen. Das System wird dabei anhand eines Szenarios von Pflegekräften als potentiellen Nutzern in Deutschland und Australien evaluiert. Im Unterschied zu den in der Akzeptanzforschung dominierenden Ansätzen, die von allgemeingültigen Akzeptanzmodellen für Informations- und Kommunikationssysteme ausgehen, wird hierbei ein speziell auf das System und dessen Wahrnehmung seitens der Nutzer zugeschnittenes Akzeptanzmodell entwickelt. Dabei werden sowohl geeignete Einflussfaktoren aus der Akzeptanzforschung als auch arbeits- und technologiespezifische Aspekte berücksichtigt. Weiterhin werden Ansätze der organisationalen und der nationalen Kulturforschung in das Modell integriert. Die korrespondierenden Hypothesen werden anschließend mit Partial Least Squares (PLS), einem Verfahren der Strukturgleichungsmodellierung, anhand der empirischen Daten überprüft. Dies ermöglicht Antworten auf die

---

[6]So wurden zwischen 1996 bis 2008 ca. 50.000 Vollkraftstellen in der Krankenhauspflege abgebaut. Dies entspricht bei einem Minus von 14,2 % jeder siebten Stelle (Isfort et al. 2010, S. 5).

folgenden Forschungsfragen, die sich vornehmlich aus der zuvor erläuterten Problemstellung ergeben:

1. Zeichnen sich im Zusammenhang mit ambienten Medikationsunterstützungssystemen Akzeptanzprobleme ab?
2. Erfordern ambiente Systeme speziell angepasste Akzeptanzmodelle?
3. Welche Einflussfaktoren weisen eine besonders hohe Relevanz für die Akzeptanzbildung auf?
4. Beeinflussen die nationale und organisationale Kultur die Akzeptanz?
5. Bestehen bei der Akzeptanzbildung Unterschiede zwischen Deutschland und Australien?

Die im Rahmen der Dissertation gewonnenen Erkenntnisse ermöglichen ein umfassendes Verständnis der Akzeptanz ambienter Systeme im untersuchten Anwendungsbereich. Infolgedessen können die sich aus diesen Systemen ergebenden Nutzenpotentiale besser ausgeschöpft werden, wodurch die Behandlungsqualität sowie die Effizienz in Krankenhäusern gesteigert werden. Um die praktische Bedeutung der Ergebnisse zu verdeutlichen, werden abschließend Handlungsempfehlungen für Projektverantwortliche entsprechender Implementierungsvorhaben sowie für das beteiligte Krankenhausmanagement herausgearbeitet, die die Akzeptanz bei der Einführung entsprechender Systeme fördern.

1.3 Aufbau der Arbeit

Die vorliegende Studie ist in sechs Kapitel gegliedert. *Kapitel 1* beginnt mit einer Einführung, in der die Bedeutung von Medikationsfehlern in Krankenhäusern veranschaulicht wird. Zudem wird ein Zusammenhang zu ambienten Technologien zur Reduzierung dieser Fehler hergestellt. Darauf aufbauend wird die Zielsetzung der Arbeit festgelegt. Abschließend erfolgt eine epistemologische Einordnung des mit der Studie verbundenen Erkenntnisgewinns (Abbildung 1.1).

In *Kapitel 2* werden die theoretischen Grundlagen erläutert. Hierbei wird das Konzept *Ambient Intelligence* definiert und von verwandten Begriffen wie Pervasive Computing oder Ubiquitous Computing abgegrenzt (Abschnitt 2.1). Weiterhin wird auf die Problematik von personenbezogenen Daten im Zusammenhang mit ambienten Technologien eingegangen (Abschnitt 2.2). Abschnitt

2.3 bietet einen Überblick der Anwendungsgebiete ambienter Prozessunterstützung. Darauf aufbauend wird das konkrete Medikationsunterstützungssystem, welches im Mittelpunkt der Untersuchung steht, vorgestellt (Abschnitt 2.5).

Kapitel 3 thematisiert die Akzeptanzforschung. Einführend wird zunächst – ausgehend von der Entwicklung der Akzeptanzforschung – der Begriff der Akzeptanz definiert (Abschnitt 3.1.1). Die Akzeptanzforschung wird zudem von anderen Forschungsansätzen wie der Diffusionsforschung abgegrenzt. Weiterhin wird ein Überblick über die verschiedenen Ansätze innerhalb der Akzeptanzforschung gegeben. In Abschnitt 3.2 werden verschiedene Akzeptanzmodelle aus der Literatur vorgestellt. Diese werden den Besonderheiten ambienter Systeme gegenübergestellt (Abschnitt 3.3), um ergänzende Einflussfaktoren für ambiente Systeme abzuleiten. Die für den vorliegenden Untersuchungsgegenstand relevanten Einflussfaktoren werden abschließend zueinander in Beziehung gesetzt. Aus den dabei entwickelten Hypothesen ergibt sich das in dieser Arbeit als *inneres Akzeptanzmodell* bezeichnete Geflecht von Wirkungszusammenhängen (Abschnitt 3.5).

In *Kapitel 4* wird das innere Akzeptanzmodell um den Einfluss der Kultur erweitert. Dabei wird zunächst generell auf die Kulturforschung eingegangen, um dadurch die theoretische Basis für das Verständnis von Kultur in dieser Arbeit zu erläutern (Abschnitt 4.1). In Abschnitt 4.2 werden verschiedene Ansätze der organisationalen Kultur vorgestellt, um darauf aufbauend geeignete Einflussfaktoren auszuwählen. Diese Faktoren erweitern über hypothetische Wirkungszusammenhänge das zuvor entwickelte innere Akzeptanzmodell. Analog dazu wird in Abschnitt 4.3 die Auswahl von Einflussfaktoren der nationalen Kulturforschung beschrieben. Auch diese erweitern abschließend das entwickelte Akzeptanzmodell mittels geeigneter Hypothesen. Es entsteht ein umfassendes Geflecht von Wirkungszusammenhängen, die mittelbar und unmittelbar auf die Einstellung der Nutzer einwirken.

In *Kapitel 5* wird das zuvor entwickelte Modell anhand von empirischen Daten aus Deutschland und Australien überprüft. Dazu werden zunächst die Vorgehensweise der Datenerhebung sowie der verwendete Fragebogen vorgestellt (Abschnitt 5.1). In Abschnitt 5.2 erfolgt eine einführende Erläuterung von Partial Least Squares (PLS) sowie die Begründung zur Verwendung dieses Verfahrens in der Arbeit. Anschließend werden die empirischen Daten ausgewertet und die Ergebnisse diskutiert (Abschnitt 5.3). Das Kapitel endet mit der Ableitung der sich aus den Ergebnissen ergebenden Handlungsempfehlungen, die sich insbesondere an das Krankenhausmanagement und die Projektverantwortlichen entsprechender Implementierungsvorhaben richten (Abschnitt 5.4).

Kapitel 6 fasst die Ergebnisse der Arbeit abschließend zusammen (Abschnitt 6.1). Zudem werden die Limitationen der Arbeit erläutert und proble-

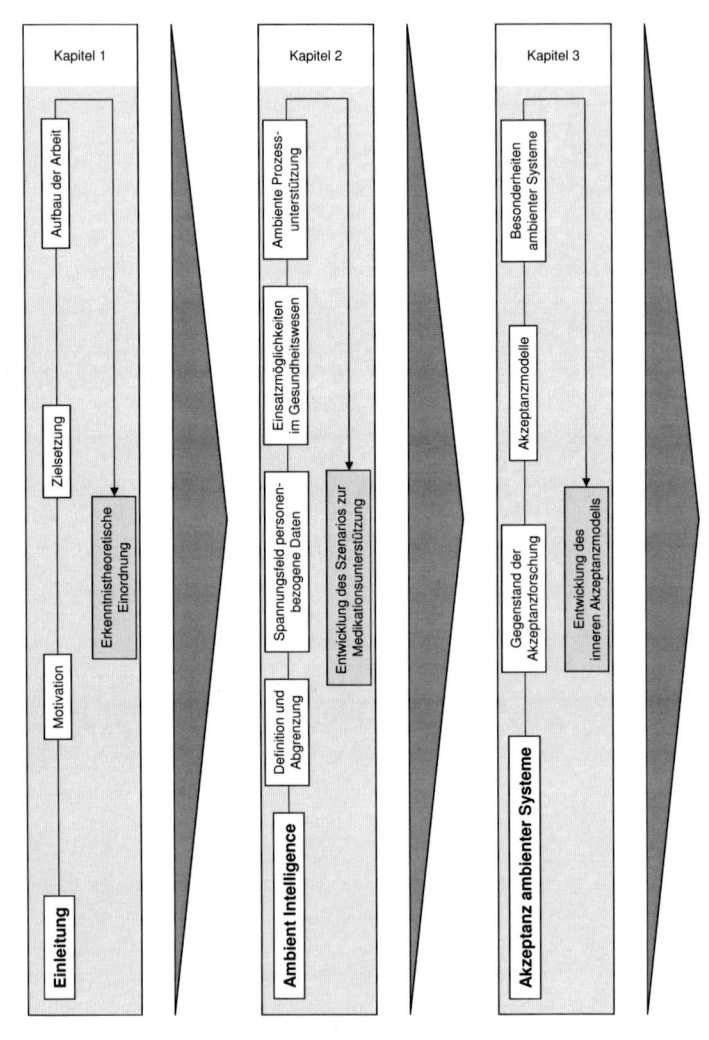

Abbildung 1.1: Struktur der Arbeit

Kapitel 4: Kultureller Einfluss

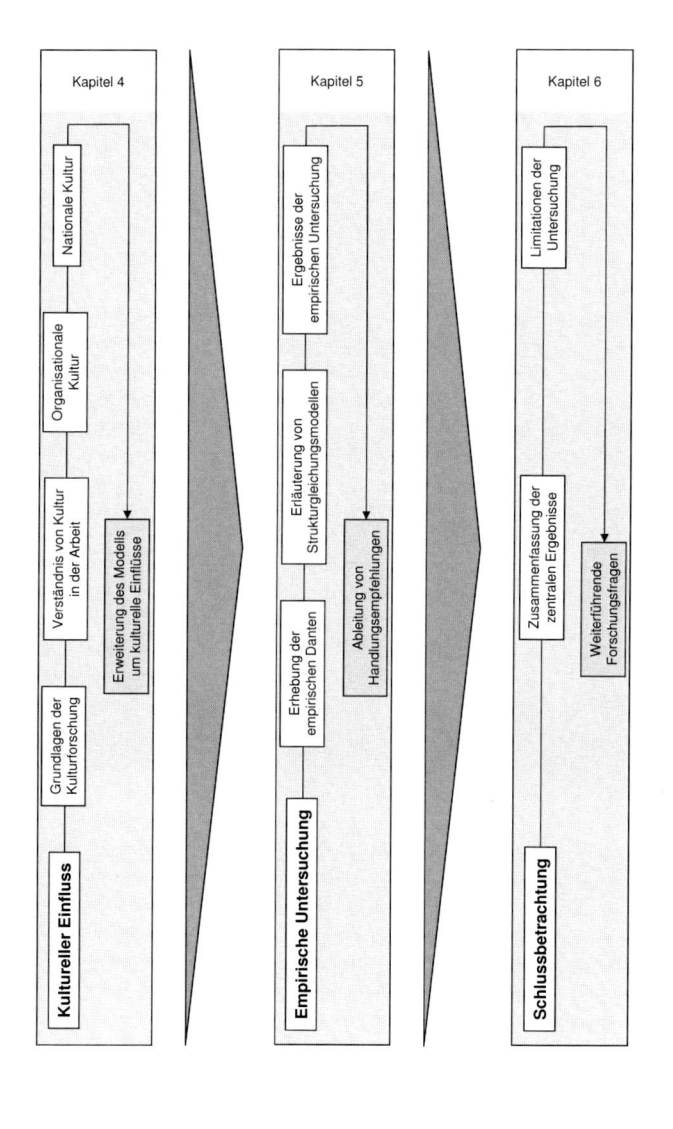

- Grundlagen der Kulturforschung
- Verständnis von Kultur in der Arbeit
  - Organisationale Kultur
  - Nationale Kultur
- Erweiterung des Modells um kulturelle Einflüsse

Kapitel 5: Empirische Untersuchung

- Erhebung der empirischen Daten
- Erläuterung von Strukturgleichungsmodellen
- Ergebnisse der empirischen Untersuchung
- Ableitung von Handlungsempfehlungen

Kapitel 6: Schlussbetrachtung

- Zusammenfassung der zentralen Ergebnisse
- Limitationen der Untersuchung
- Weiterführende Forschungsfragen

matisiert, um Rückschlüsse auf die Güte der vorliegenden Arbeit zu ziehen (Abschnitt 6.2). Darüber hinaus werden Forschungspotentiale für zukünftige Forschungsvorhaben aufgezeigt (Abschnitt 6.3).

1.4 Erkenntnistheoretische Einordnung

Um zu erläutern, inwieweit die vorliegende Studie einen wissenschaftlichen Erkenntnisgewinn bedingt, muss diese zunächst vor dem Hintergrund der Forschungsdisziplin spezifiziert werden. Im Umfeld der Wirtschaftsinformatik lassen sich zwei grundlegende Ansätze unterscheiden, die beide die Rolle von Informations- und Kommunikationstechnologien im sozialen Kontext von Organisationen untersuchen (Bostrom und Heinen 1977, Becker 2008). Zum einen besteht ein konstruktionsorientierter Ansatz, der auch als *Design Science* bezeichnet wird und insbesondere in der deutschsprachig geprägten *Wirtschaftsinformatik* thematisiert wird. Zum anderen werden in dem im angelsächsischen Sprachraum beheimateten Fachgebiet *Information Systems* primär verhaltenswissenschaftliche Ansätze im Rahmen des sogenannten *Behavioral Science* genutzt (Laudon und Laudon 2007, S. 26 f., Zelewski 2007). Letztere sind insbesondere empirisch-quantitativ ausgelegt und zielen darauf ab, Theorien zu testen oder auch zu erweitern (Becker 2008). Dabei kommt vor allem Fragestellungen im Zusammenhang mit der Nutzung von Informations- und Kommunikationstechnologien eine entscheidende Bedeutung zu (DeLone und McLean 1992, S. 66 ff.). Da in der vorliegenden Arbeit die Einstellung von potentiellen Nutzern ambienter Medikationsunterstützungssysteme empirisch anhand eines auf Hypothesen basierenden Modells überprüft wird, um daraus Rückschlüsse auf die Akzeptanz abzuleiten, orientiert sich die Arbeit insbesondere an den Methoden der *Information Systems*.

Die Studie weist eindeutig sozialwissenschaftliche Züge auf, da Faktoren, die die Verhaltensabsicht von potentiellen Nutzern beeinflussen, untersucht werden. Um in diesem Zusammenhang Erkenntnisse zu gewinnen, wird oftmals auf analytisch-nomologische Wissenschaftsrichtungen, zu denen beispielsweise der *Positivismus* und der *kritische Rationalismus* zählen, zurückgegriffen (Kromrey 2009, S. 27 ff., S. 54). Diese Ansätze gehen von der Existenz einer sozialen Welt aus, in der Ereignisse gleichbleibenden Regeln (Gesetzmäßigkeiten) folgen und jedes Ereignis durch eine oder mehrere Ursachen in Form von Kausalzusammenhängen bedingt wird. Dadurch ist die Beziehung zwischen Menschen und ihren Handlungen durch relativ konstante Strukturen geprägt (Mayer 2008, S. 16). In der Studie wird dieser Annahme gefolgt und davon ausgegangen, dass Akzeptanz durch eine Vielzahl von Wirkungsbeziehungen determiniert wird, die auf Kausalitäten basieren. Konsequenterweise stellt die Strukturgleichungsmodellierung, die auch als Kausalanalyse bezeichnet wird, ein geeignetes Analyseinstrument dar, um Gesetzmäßigkeiten zu identifizieren (Abschnitt 5.2.1). Allerdings stellte bereits Hume[7] fest, dass es keine induktive Rechtfertigung und folglich keine sichere Erkenntnis geben kann (Alt 2001, S. 19). Auf diesem Induktionsproblem aufbauend entwickelte Popper den *kritischen Rationalismus*. Hypothesen können demnach in einem kreativen Prozess entwickelt werden, da nicht die Bildung, sondern lediglich deren Falsifizierbarkeit entscheidend ist (Popper 2004, S. 232 ff.). Die Ablehnung von Hypothesen ermöglicht die Schlussfolgerung, dass diese falsch sind. Umgekehrt kann allerdings nicht davon ausgegangen werden, dass eine nicht falsifizierbare Aussage richtig ist, da sie zu einem späteren Zeitpunkt widerlegt werden könnte. Aus diesem Grund kann es keine endgültige Wahrheit geben. Stattdessen wird in einem evolutionären Prozess durch das ständige Entwickeln und Verwerfen von Hypothesen eine Annäherung an die Wahrheit erreicht (Alt 1980, S. 12). Diesem wissenschaftstheoretischen Verständnis folgend werden verschiedene Konstrukte ausgewählt, die einen Einfluss auf die Nutzungsintention aufweisen könnten. Durch logische Überlegungen hinsichtlich der gegenseitigen Beeinflussung der Konstrukte wird ein Geflecht von Hypothesen aufgestellt, das die Wirkungszusammenhänge der Akzeptanz erklärt. Im Rahmen der Datenanalyse werden die Hypothesen falsifiziert. Hypothesen, die nicht verworfen werden, bieten einen Ansatzpunkt für weitere Studien, wodurch es aus wissenschaftstheoretischer Perspektive zu einem Erkenntnisgewinn kommt. Diese Erkenntnisse sind von zentraler Bedeutung, um die Wirkungsprozesse der Akzeptanz von ambienten Medikationsunterstützungssystemen zu verstehen und bei der Systemeinführung entsprechend zu berücksichtigen.

---

[7]Im Nachdruck unter anderem verfügbar als Hume (1973).

Kapitel 2

Ambient Intelligence

In diesem Kapitel wird das Konzept *Ambient Intelligence* vorgestellt und in Bezug auf den Anwendungsbereich der Medikationsunterstützung im Krankenhausumfeld konkretisiert. Ausgehend von der Einordnung des Begriffs *Ambient Intelligence* wird eine zweckmäßige Definition für die vorliegende Arbeit abgeleitet (Abschnitt 2.1). Anschließend werden die besonderen gesellschaftlichen Auswirkungen, die sich aus dem Einsatz ambienter Systeme[8] ergeben, problematisiert, da diese einen erheblichen Einfluss auf die Akzeptanz aufweisen können (Abschnitt 2.2). Darauf aufbauend werden die generellen Einsatzmöglichkeiten derartiger Systeme im Gesundheitswesen (Abschnitt 2.3) sowie konkret die Anwendungsgebiete zur Prozessunterstützung in Krankenhäusern vertiefend betrachtet (Abschnitt 2.4). Abschließend wird erläutert, inwieweit durch den Einsatz von ambienten Technologien Medikationsfehler vermieden werden können. Dabei wird das konkrete Szenario zur ambienten Medikationsunterstützung vorgestellt (Abschnitt 2.5), welches im Rahmen der empirischen Datenanalyse (Kapitel 5) evaluiert wird.

2.1 Grundlagen

Der Begriff Ambient Intelligence (teilweise auch Ambient Computing) ist in der Literatur nicht einheitlich definiert (Krcmar 2005, S. 506, Bick und Kummer 2010a). Erschwert wird dieser Umstand durch mehrere inhaltlich verwandte Konzepte, die teilweise synonym verwendet werden. Im Folgenden werden diese Konzepte ausgehend von ihrer geschichtlichen Entwicklung sowie ihrer ursprünglichen Intention voneinander abgegrenzt (Abschnitt 2.1.1).

---

[8]Während Ambient Intelligence ein allgemeines Konzept beschreibt, zielt der Begriff ambientes System auf die Umsetzung des Konstrukts in einem Informations- und Kommunikationssystem ab.

Anschließend werden verschiedene Definitionen von Ambient Intelligence verglichen, um daraus eine zweckmäßige Definition für diese Arbeit abzuleiten (Abschnitt 2.1.2). Des Weiteren wird ein Überblick der technischen Entwicklungen gegeben, die in ihrer Gesamtheit ambiente Systeme ermöglichen (Abschnitt 2.1.3).

2.1.1 Vergleich verwandter Konzepte

In der Literatur weisen insbesondere die Begriffe *Ubiquitous Computing, Pervasive Computing, Ambient Intelligence* sowie *(situationsabhängiges) Mobile Computing* inhaltliche Gemeinsamkeiten auf. Im Hinblick auf die Herkunft der Begriffe und die damit verbundene Zielsetzung können jedoch erhebliche Unterschiede herausgearbeitet werden:

1. *Ambient Intelligence:* Ambient Intelligence wurde als Begriff ursprünglich von der Information Society Technologies Advisory Group (ISTAG) der Europäischen Union eingeführt (o.V. 1999). Ähnlich wie beim Ubiquitous Computing handelt es sich hierbei um eine Vision, in der neue Technologien nicht sichtbar in eine existierende Umwelt integriert werden und den Nutzer individuell auf vielfältige Weise unterstützen (Bohn et al. 2005, Regmagnino et al. 2005). Der Mensch steht bei diesem Ansatz im Mittelpunkt, während die Technologie, die in die natürliche Umgebung eingebettet ist, lediglich bei Bedarf in Erscheinung tritt. Die Technologie orientiert sich an menschlichen Sinnen und reagiert durch einfache Interaktion sowohl adaptiv als auch autonom unter Berücksichtigung kontextspezifischer Gesichtspunkte (Ducatel et al. 2001, Weber, Rabaey und Aarts 2005).

2. *Ubiquitous Computing:* Erstmals wurde der Begriff *Ubiquitous Computing* von Weiser zur Beschreibung einer Vision verwendet, in der zahlreiche, nicht sichtbare Computer in die Umwelt des Nutzers integriert werden (Weiser 1991). Die Nutzung einer Vielzahl von Computern stellt hierbei einen zentralen Unterschied zu anderen mobilen Technologien dar, bei denen ein einzelner Computer in Form eines mobilen Geräts im Vordergrund steht. Dabei ist Ubiquitous Computing nicht auf ein personengebundenes Gerät beschränkt, sondern wird durch das Zusammenspiel mehrerer unterschiedlicher Geräte ermöglicht. Allerdings ist die zur Realisierung dieser Vision verwendete Technologie keinesfalls eigenständig abgrenzbar, weshalb es sich vielmehr um ein Konzept handelt (Weiser und Brown 1996).

3. *Pervasive Computing:* Dieser Begriff wurde maßgeblich seitens der Industrie geprägt. Beim Pervasive Computing wird eine Bandbreite dezentralisierter Computer verwendet, wobei der komfortable Zugang zu Informationen im Vordergrund steht. Die relevanten Informationen können dabei jederzeit – wo immer sie benötigt werden – mittels einfacher Aktionen bezogen werden, damit entsprechend auf diese reagiert werden kann (Ark und Selker 1999). Hinzu kommt der Aspekt einer flexiblen Anpassung an die individuellen Bedürfnisse, woraus sich eine neue Klasse von Applikationen ergibt (Hansmann et al. 2001, S. 11 ff.). Dadurch wird die Kommunikation unter Menschen, unter Menschen und Maschinen sowie ausschließlich unter Maschinen erheblich vereinfacht (Ark und Selker 1999).

4. *(Situationsabhängiges) Mobile Computing:* Mobile Computing bezeichnet die Nutzung portabler Computer, die *Wireless Networking* beherrschen und somit kabellos Daten in Netzwerken übertragen können (Forman und Zahorjan 1994). Die portablen Geräte ermöglichen dabei spezielle Dienstleistungen, die auch als mobile Dienste bezeichnet werden (Wehrmann 2004, S. 19 ff.). Diese Dienste schließen oftmals auch den Kontext mit ein, das heißt sie berücksichtigen die jeweilige Situation, in der sich der Nutzer befindet.[9] Nach Scheer et al. (2001) kann die Situationsabhängigkeit dabei nach dem jeweiligen Bezug unterschieden werden. Dieser kann lokal, aktionsbezogen, zeitspezifisch oder persönlich geprägt sein. Derzeit sind insbesondere lokale situationsabhängige mobile Dienste, die auch als Location Based Services bezeichnet werden, sehr weit verbreitet. Diese Dienste ermöglichen es unter anderem, mittels einer Positionsbestimmung Menschen, Maschinen oder auch andere Dienste mobil zu unterstützen (o.V. 2001, Spiekermann 2004, Wehrmann 2004, S. 21 f.).

In Tabelle 2.1 werden die verschiedenen Definitionen zusammenfassend gegenübergestellt, wobei Beispiele die Unterschiede verdeutlichen. Ein zentrales Alleinstellungsmerkmal von Ambient Intelligence gegenüber den anderen Begriffen besteht in der Forderung nach analytischer Intelligenz, die die (selbstständige) Initiierung von Handlungen innerhalb des Systems ermöglicht. Lyytinen und Yoo (2002) ordnen die Ansätze sowie das (klassische) Desktop Computing den Dimensionen *Einbettungsgrad (Level of Embeddedness)* und *Mobilitätsgrad (Level of Mobility)* zu. Hieraus ergibt sich die in Abbildung

---

[9]Bei zahlreichen Autoren wird die Situationabhängigkeit bereits direkt in die Definition von mobilen Diensten übernommen (vgl. u. a. Müller-Veerse 1999, Gerpott 2001, Kollmann 2001, Barkuus und Dey 2003 sowie Wehrmann 2004).

Tabelle 2.1: Abgrenzung der mit Ambient Intelligence verwandten Konzepte (in Anlehnung an Bick und Kummer 2010a)

Bezeichnung	Ursprung	Schwerpunkt	Beispiel
Ambient Intelligence (AmI)	ISTAG (o.V. 1999)	Vernetzung von Geräten, die Daten flexibel erheben, analysieren und selbstständig Handlungen ableiten.	Ein ambientes System verfolgt und analysiert die Aufenthaltsgewohnheiten in einer Wohnung und reguliert dementsprechend die Heizung.
Ubiquitous Computing (UC)	Weiser (1991)	Unsichtbare Vernetzung einer Vielzahl von Computern.	In einer Bibliothek ermöglichen Sensoren an den Büchern den Ausleihprozess selbstständig im Hintergrund durchzuführen.
Pervasive Computing (PvC)	Ark und Selker (1999) sowie Hansmann et al. (2001, S. 11 ff.)	Permanenter Zugang zu Informationen durch dezentrale Computer sowie die Möglichkeit, darauf reagieren zu können.	Bei einem tiefgekühlten Produkt wird während des gesamten Lieferprozesses die Temperatur mittels Sensoren an dem Produkt erfasst, um diese gegebenenfalls zu beeinflussen.
Situationsabhängiges mobile Computing	Müller-Veerse (1999)[a]	Mobile Technologien ermöglichen unter Berücksichtigung des Kontextes Aktivitäten, Prozesse und Anwendungen für die Nutzer.	Mittels eines Mobiltelefons wird über GPS der Standort des Geräts bestimmt, anschließend werden für den Nutzer relevante Objekte in der Umgebung (*Points of Interest*) angezeigt.[b]

[a]Im Gegensatz zu den anderen Begriffen lassen sich situationsabhängige mobile Dienste nicht eindeutig auf einen zentralen Ursprung zurückführen. Vielmehr wurde die Erweiterung um die Situationsabhängigkeit von zahlreichen Autoren in einem vergleichsweise kurzen zeitlichen Abstand vorgenommen (Wehrmann 2004, S.19 ff.).
[b]Eine ausführliche Auflistung von Anwendungsbeispielen ist beispielsweise in Bellocci et al. (2002) zu finden.

2.1 dargestellte Klassifizierung. Danach zeichnen sich Ambient Intelligence und Ubiquitous Computing sowohl durch ein hohes Maß an Einbettung als auch Mobilität aus. Allerdings unterscheiden sich diese beiden Konstrukte inhaltlich, da bei Ubiquitous Computing der Fokus stärker auf der technischen Realisierung eines konkreten Problems liegt, wohingegen bei Ambient Intelligence generell der Mensch und dessen Bedürfnisse im Zentrum der Betrachtung stehen (Aarts 2004, S. 15, Mattern 2005b, S. 40 f., Weber, Rabaey und Aarts 2005, S. 1). Dies wird auch anhand der Beschreibung von Ambient Intelligence durch die ISTAG deutlich. Danach ergibt sich Ambient Intelligence als eine Kombination aus Ubiquitous Computing ergänzt um ubiquitäre Kommunikationsmöglichkeiten (Ubiquitous Communication) sowie benutzerfreundliche Interfaces, die *intelligent* (smart) agieren (o.V. 1999).

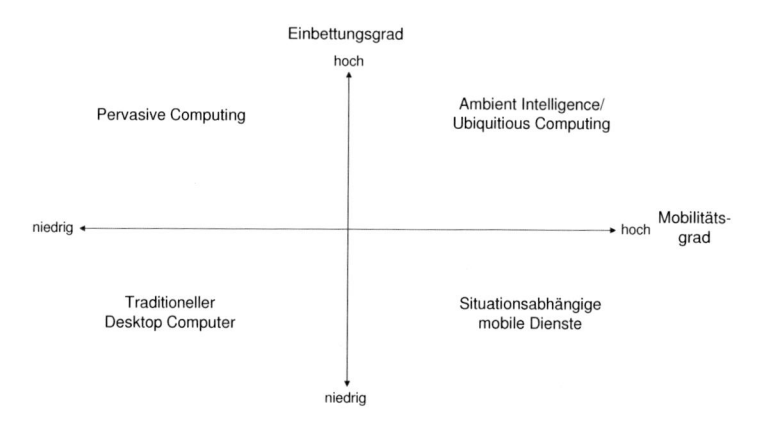

Abbildung 2.1: Klassifikation der mit Ambient Intelligence verwandten Konzepte (in Anlehnung an Lyytinen und Yoo 2002)

Obgleich die vorgestellten Konzepte trotz ihrer Unterschiede in der Literatur oftmals synonym verwendet werden, findet in dieser Arbeit ausschließlich der Begriff Ambient Intelligence Anwendung. Dies liegt neben der visionären Ausrichtung primär darin begründet, dass sich das betrachtete Szenario (Abschnitt 2.5) durch ein hohes Maß an Mobilität und Einbettung auszeichnet. Zudem wird im Sinne der vorgenommenen Abgrenzung keine konkrete technische Lösung für ein bestehendes Problem angestrebt, sondern vielmehr ein genereller Rahmen für die Einführung von Technologien zur Unterstützung von Medikationsprozessen entwickelt. Hinsichtlich der betrachteten Fragestellung der Akzeptanz wird der Fokus der Arbeit weiterhin eindeutig auf den Menschen gelegt, weshalb sich diese Ausrichtung mit der des Ambient Intelligence überschneidet.

2.1.2 Definition von Ambient Intelligence

Wie bereits erläutert, fallen die Definitionen von Ambient Intelligence in der Literatur teilweise erheblich auseinander. Im Folgenden werden daher vier unterschiedliche Sichtweisen zu Ambient Intelligence verglichen. Darauf aufbauend werden die für diese Arbeit als zentral angesehenen Merkmale des Konzepts herausgearbeitet.

Die ISTAG, die den Begriff Ambient Intelligence einführte, definiert diesen als „[...]a set of properties of an environment that we are in the process of creating" (o.V. 2003a, S. 3). Eine engere Definition des Begriffs lehnt die ISTAG zwar ab, um Einschränkungen zu vermeiden, dennoch wird die mit dem Konzept verbundene Vision ausführlich beschrieben. Danach sind Menschen in einem Ambient Intelligence-Umfeld von intelligenten Schnittstellen umgeben, die Computing- und Networking-Technologien in Objekten des täglichen Lebens einbetten. Als Beispiele sind hierbei Einrichtungsgegenstände, Kleidung, Fahrzeuge, Straßen und sogenannte *smarte* Materialien denkbar, wobei die verschiedenen eingebundenen Technologien nahtlos in einem Umfeld zusammenarbeiten. Dieses Umfeld berücksichtigt die besonderen Gewohnheiten und Bedürfnisse der Menschen und ist in der Lage, intelligent sowie adaptiv auf gesprochene Sprache oder Gestiken zu reagieren. Zudem sind derartige Systeme weitestgehend unauffällig und der Nutzer sollte es als angenehm empfinden, mit dem System zu interagieren (o.V. 2003a, S. 8 ff.).

Im Unterschied dazu versteht Shadbolt (2003, S. 2) Ambient Intelligence als das Ergebnis mehrerer konvergierender Forschungsgebiete. Erst durch deren Verbindung wird bei Ambient Intelligence ein Verständnis von sozialen Interaktionen mit Objekten und deren Umgebung ermöglicht. Das erste dieser Forschungsgebiete wird durch Ubiquitous und Pervasive Computing abgebildet. Ihr wesentlicher Beitrag besteht in der Entwicklung von verschiedenen Ad-hoc-Netzwerken, die hoch portable sowie kostengünstige Geräte (*Computing Devices*) unterstützen. Das zweite Gebiet beinhaltet intelligente Systeme (*Intelligent Systems Research*). Bei dieser Schlüsselfunktion von Ambient Intelligence werden Lernalgorithmen bereitgestellt und mittels Verfahren zur Muster-, Sprach-, Gestik- und Situationserkennung sowie Sprachübersetzung genutzt, um Informationen zu erfassen und zu analysieren. Das dritte Forschungsgebiet umfasst das Kontextbewusstsein (*Context Awareness*). Dieses ermöglicht die Positionsbestimmung vom Nutzer und unterschiedlichsten Objekten in der jeweiligen Umgebung (Shadbolt 2003, S. 2).

Tabelle 2.2: Charakteristika ambienter Systeme im Vergleich

Quelle	o.V. (2003a)	Shadbolt (2003)	Aarts (2004)	Weber, Rabaey und Aarts (2005)
Charakteristika	• Benutzerfreundlich • Intelligent • Eingebettet • Individualisierbar • Adaptiv • Unauffällig	• Allgegenwärtig • Mobil • Intelligent • Kontextspezifisch • Adaptiv	• Vernetzt • Kontextspezifisch • Individualisierbar • Adaptiv • Antizipativ	• Vernetzt • Sensitiv • Adaptiv • Selbstständig • Vertrauenswürdig

Aarts (2004, S. 15) bezeichnet Ambient Intelligence als Vision, in der Informations- und Kommunikationssysteme in die Umwelt des Nutzers eingebettet sind und diesen selbstständig aus dem Hintergrund heraus unterstützen. Ambiente Technologien sind daher nicht auf einzelne technische Geräte festgelegt, sondern bestehen aus einer Vielzahl an Geräten. Geräte sind in diesem Zusammenhang sehr weit definiert. Ein Sensor stellt ebenso ein Gerät dar, wie ein Notebook, und kann folglich Teil eines ambienten Systems sein. Mittels Sensoren sind ambiente Systeme in der Lage, Informationen aus der realen Welt zu erfassen. Diese können anschließend analysiert werden, woraufhin das System selbstständig und flexibel reagiert. Eine zusätzliche Fähigkeit ambienter Systeme ist die Möglichkeit, sich individuellen Bedürfnissen der Nutzer anpassen zu können (Aarts 2004, S. 15).

In den Charakteristika von Ambient Intelligence nach Weber, Rabaey und Aarts (2005, S. 1) zeichnet sich die technologische Vision erneut durch die Einbettung in die Umgebung aus. Diese Einbettung ermöglicht es, nicht sichtbar aus dem Hintergrund heraus zu agieren. Die Systeme sind sensitiv, adaptiv und reagieren auf Menschen und Objekte in ihrer Gegenwart. Zudem können sie selbstständig agieren, um Aktivitäten zu unterstützen. Allerdings wird zusätzlich davon ausgegangen, Ambient Intelligence zeichne sich durch ein hohes Maß an Vertrauenswürdigkeit bei der Nutzung von Informationen aus und gewähre die Sicherheit der Privatsphäre (Weber, Rabaey und Aarts 2005, S. 1).

In Tabelle 2.2 werden die unterschiedlichen Sichtweisen vergleichend gegenübergestellt. Zwischen den vier Sichtweisen bestehen zwar deutliche Unterschiede, dennoch weisen die Sichtweisen auch erhebliche Gemeinsamkeiten auf. Aufbauend auf diesen Gemeinsamkeiten wird Ambient Intelligence in der vorliegenden Arbeit definiert. Es handelt sich folglich um vernetzte Systeme, die sich aus mobilen und stationären Komponenten zusammensetzen. Ein solches System ist in der Lage, Daten zu erfassen und analytisch auszuwerten.[10] Darüber hinaus lässt sich das System individuellen Bedürfnissen anpassen und reagiert selbstständig in Abhängigkeit vom jeweiligen Kontext. Allerdings wird in dieser Arbeit auf eine strikte Einteilung anhand der Kriterien in ambiente und nicht-ambiente Systeme verzichtet. Konsequenterweise müssen nicht sämtliche Eigenschaften erfüllt sein, um ein System als ambient zu bezeichnen. Vielmehr wird das Ausmaß ambienter Eigenschaften herangezogen, um ein System diesbezüglich zu klassifizieren. Bei dem in der vorliegenden Arbeit untersuchten Szenario (Abschnitt 2.5) wird folglich ein System betrachtet, welches in einem hohen Maße über ambiente Charakteristika verfügt.

2.1.3 Technologische Voraussetzungen

Bei der Erfüllung der zuvor beschriebenen Charakteristika werden unterschiedliche technologische Entwicklungen kombiniert, die gemeinsam ein ambientes System ermöglichen. Diese Entwicklungen werden in Tabelle 2.3 dargestellt und im Folgenden detailliert erläutert.

Eine zentrale technologische Entwicklung, die ambiente Systeme ermöglicht, ist die *Verbesserung der Rechenleistung* von Informations- und Kommunikationssystemen. Moore (1965) entdeckte eine Regelmäßigkeit, nach der sich die Anzahl der Transistoren auf integrierten Schaltkreisen alle 18 Monate verdoppelt. Dieses Mooresche Gesetz konnte die technologische Entwicklung der Rechenleistung für mehr als 40 Jahre mit erstaunlicher Zuverlässigkeit vorhersagen (Mattern 2005a). Neben der Anzahl der Transistoren beeinflussen allerdings auch andere Bestandteile von Computersystemen deren Leistungsfähigkeit. Die Flächendichte auf Festplatten verdoppelte sich in den vergangenen Jahren jährlich, wodurch die Speicherkapazität erheblich gesteigert wurde (Grochowski und Halem 2003). In dem gleichen Zeitraum erhöhte sich die Geschwindigkeit der Central Processing Unit (CPU) um den Faktor 400 (Snijders 2005, S. 256). Des Weiteren sanken die Kosten für Speicherplatz und CPU kontinuierlich, weshalb diese für den Einsatz in eingebetteten Umgebungen finanziell tragbar wurden (Snijders 2005, S. 256).[11]

---

[10]Im Folgenden wird dieser Aspekt auch als *analytische Intelligenz* bezeichnet.

[11]Zu beachten ist in diesem Zusammenhang jedoch, dass die Verbesserung der Rechenleistung nicht zwingend eine Geschwindigkeitsverbesserung für den Anwender bedeutet. Diese kontra-intuitiven Auswirkungen werden oftmals als Rebound-Effekt bezeichnet. Danach kann es möglich sein, dass ein Nutzer an einem schnelleren PC dennoch langsamer arbeitet (Hilty 2007, S. 189 ff.).

Tabelle 2.3: Voraussetzungen für ambiente Technologien

Bezeichnung	Beschreibung
Rechenleistung	Nach dem Gesetz von Moore verdoppelt sich die Anzahl der Transistoren alle 18 Monate.
Miniaturisierung	Mittels der Miniaturisierung können eingebundene Geräte kontinuierlich verkleinert werden, während der Funktionsumfang zunimmt.
Energiespeicherung	Die Entwicklung der Lithium-Ionen-Technologie ermöglicht es, Akkus zu verkleinern und gleichzeitig die Speicherkapazitäten zu erhöhen.
Vernetzung	Neue Netzwerke (z. B. Wireless LAN) wurden entwickelt. Gleichzeitig können bestehende Netzwerke effizienter genutzt werden, wodurch sich die Datentransfermengen erhöhen.
Sensoren	Durch Sensoren können Daten aus der Umwelt erhoben und kommuniziert werden.
Materialien	Neue Materialien (bspw. speziell beschichtete Stoffe) wurden entwickelt, die neuartige Funktionen ermöglichen.

Eine weitere Entwicklung in diesem Bereich ist die *fortschreitende Miniaturisierung*, wobei diese häufig parallel mit einer Erweiterung des Funktionsumfangs verbunden ist (Krueger und Juchmann 2006). Als Beispiele in diesem Zusammenhang können Laptops, Personal Digital Assistants (PDA), MP3-Player und Mobiletelefone angeführt werden. Diese Geräte wurden in den vergangenen Jahren kontinuierlich verkleinert, während die Anforderungen hinsichtlich der Speicherkapazität, der Prozessorgeschwindigkeit sowie der Visualisierungs- und der Kommunikationsmöglichkeiten stetig gesteigert wurden (Krueger und Juchmann 2006). In Folge dessen konnte der Funktionsumfang technischer Geräte erheblich erweitert werden.[12] Allerdings ermöglicht die fortschreitende Miniaturisierung auch stets leistungsfähigere und gleichzeitig kleinere Sensoren (siehe unten). Erst dadurch können Gegenstände des täglichen Lebens nahezu unsichtbar mit *smarten* Eigenschaften versehen werden (Wright und Steventon 2007). Diese Entwicklungen lassen sich vor allem auf verbesserte Fertigungsverfahren und damit verbunden die effektivere

---

[12]So verfügen aktuelle Smartphones oftmals neben einem Touchscreen zur Steuerung über eine Digitalkamera, einen Mediaplayer sowie einen Internetbrowser (siehe u. a. http://www.apple.com und http://www.lg.com).

Ausnutzung des zur Verfügung stehenden Platzes innerhalb der Komponenten zurückführen (Krueger und Juchmann 2006). Weiterhin ist davon auszugehen, dass insbesondere die Nanotechnologie der Miniaturisierung mittel- bis langfristig erhebliche Impulse geben wird (Fabian und Hansen 2006). Obgleich der Energiebedarf pro Transistor in den vergangenen Jahrzehnten kontinuierlich gesenkt werden konnte, gleichen die Steigerung der Rechenleistung sowie die Erweiterung des Funktionsumfangs dies mehr als aus. Daher wird stetig nach Möglichkeiten zur *Verbesserung der Energiespeicherung* geforscht. Derzeit werden in der Serienproduktion bei mobilen Geräten insbesondere wieder aufladbare Akkus eingesetzt, die auf der Lithium-Ionen-Technologie basieren (Fabian und Hansen 2006, S. 15). Allerdings sind die Entwicklungsfortschritte im Vergleich zu anderen Bestandteilen wie CPU-Geschwindigkeit, Speicherkapazität und Übertragungsgeschwindigkeit bedeutend geringer. In der Vergangenheit zeigte sich daher in Hinblick auf die Verbesserung im Zeitverlauf auch keine exponentielle Entwicklung wie bei den anderen Technologien, sondern vielmehr eine flach verlaufende S-Kurve (Paradiso und Starner 2005, S. 18 f.). Um dennoch die Nutzungsdauer von mobilen Geräten zu verlängern, wurde versucht die Energieverwaltung effizienter zu gestalten. Die dynamische Optimierung der Spannungsaufnahme sowie der Taktfrequenz sind hierbei ebenso möglich wie hybride Designs aus analoger und digitaler Technologie in Verbindung mit effizienten Wake-up-Prozeduren (Rabaey 2003, Rabaey et al. 2006, Huber, Kreuzer und Diemer 2007). Allerdings können derartige Ansätze das Problem der zu geringen Energiespeicherung lediglich lindern und nicht lösen. Aus diesem Grund wird neben neuen Speichermedien verstärkt nach Möglichkeiten gesucht Energie extern dem Gerät zuzuführen. Zur Übertragung bzw. Gewinnung von Energie stehen primär folgende Techniken zur Verfügung: Radiofrequenzübertragung, Solarenergie, Temperatur, Vibrationen, Luftströme sowie Energiegewinnung durch (menschliche) Bewegungen (Paradiso und Starner 2005, S. 19 ff.). Im Zusammenhang mit Radiofrequenzübertragung werden beispielsweise Sensoren verwendet, die Energie aus dem elektromagnetischen Feld beziehen, welches das Lesegerät des Sensors erzeugt (siehe unten). Die Vorteile dieser Technik bestehen sowohl in einer theoretisch unbegrenzten Nutzungsdauer als auch in den geringeren Kosten der Geräte, da auf eine eigene Batterie zur Speicherung von Energie verzichtet werden kann. Allerdings wird hierbei vergleichsweise wenig Energie übertragen, weshalb die Reichweite bei einer externen Energiezuführung sehr gering ist und weitere Funktionalitäten als das Auslesen eines einfachen Codes nicht möglich sind (Lampe, Flörkemeier und Haller 2005, S. 73). Eine weitere Möglichkeit Energie zuzuführen besteht in der Nutzung von Licht. Allerdings ist die Energieaufnahme bei direkter Sonnenbestrahlung um den Faktor 1000 höher als in einem beleuchteten

Büro (Paradiso und Starner 2005, S. 19), weshalb diese Technologie nur eingeschränkt für ambiente Systeme verwendet werden kann. Ein weiterer Ansatz stellt die Möglichkeit dar, durch Bewegungen des Nutzers Energie zu gewinnen. So kann beispielsweise durch Generatoren in den Schuhabsätzen sowie durch Bewegungen der Arme Energie erzeugt werden (Paradiso und Starner 2005, S. 22 ff.).

Die kontinuierliche *Erweiterung der Netzwerkkommunikation* stellt einen weiteren zentralen technologischen Aspekt dar. Bedingt durch den erheblichen Anstieg der durchschnittlichen Bandbreitennutzung bestehender Netzwerke, bewegen sich die Grenzkosten für die Versendung eines Datenpakets gegen Null (Krcmar 2005, S. 509). Ebenso konnte die Geschwindigkeit im Bereich der kabellosen Datenübertragung in den letzten zehn Jahren um den Faktor 20 gesteigert werden (Snijders 2005, S. 256). Diese Entwicklung ermöglicht neue Anwendungen mit hohem Datentransfer in stark vernetzten Systemen (Krcmar 2005, S. 509). Bei den kabellosen Übertragungstechnologien bestehen zahlreiche unterschiedliche Standards. Beispiele hierfür sind unter anderem Radio Frequency Identification (RFID), Bluetooth, Wireless Local Area Networks (WLAN), General Packet Radio Service (GPRS) sowie Universal Mobile Telecommunications System (UMTS). Jede dieser Übertragungstechnologien bietet eigene Vor- und Nachteile, die bei der Auswahl einer konkreten Anwendung mit einbezogen werden müssen.[13] So ermöglicht beispielsweise Bluetooth die Kommunikation zwischen vielen verschiedenen Geräten und Sensoren, die auch in die Kleidung von Menschen in einem Personal Area Network (PAN) integriert werden können. Allerdings ist keine präzise Ortung des Senders möglich (Jovanov et al. 2001, Bardram et al. 2006).

Die in den vorherigen Abschnitten erläuterten technologischen Entwicklungen und insbesondere die Miniaturisierung haben maßgeblichen Einfluss auf die *Sensorik*, die infolgedessen erheblich verbessert werden konnte. Zahlreiche Beiträge thematisieren und dokumentieren das Potential dieser technologischen Entwicklung.[14] So können Sensoren verschiedenste Parameter der realen Welt erfassen und dabei in unterschiedlichste Geräte integriert werden. Zum Funktionsumfang von Sensoren gehören unter anderem die Identifikation von Objekten, die Erfassung von Temperatur, Gerüchen, Geräuschen sowie die Erkennung von Personen und deren Gestiken (Aarts 2004, Snijders 2005). Diese Technologien ermöglichen den Kontext der realen Welt innerhalb eines ambienten Systems zu erfassen. Dies stellt eine Voraussetzung dar, um darauf

---

[13]Eine ausführliche Beschreibung der verschiedenen mobilen Kommunikationsmöglichkeiten sowie deren Vor- und Nachteile ist u. a. in Maier, Hädrich und Peinl (2005, S. 91 ff.), Gundermann, Koch und Schmiedel (2004) sowie Sauter (2006) enthalten.

[14]Eine ausführliche Erläuterung der Potentiale von Sensoren ist u. a. in Fleisch, Christ und Dierkes (2005), Hansen, Fabian und Klafft (2006) sowie Mattern (2007) enthalten.

aufbauend eine Analyse der Daten durchzuführen und schließlich auf Basis der analysierten Daten adaptiv zu reagieren. Aus diesem Grund nehmen Sensoren eine Schlüsselrolle in ambienten Systemen ein (Mattern 2005b). Sensoren setzen sich aus zwei unterschiedlichen Teilkomponenten zusammen. Die erste Komponente betrifft die Erfassung von Daten aus der realen Welt. Hierbei kann es sich um einen Identifikationscode handeln, der ausgelesen wird, die Bestimmung einer Temperatur, die Erfassung einer Bewegung sowie die Kombination verschiedener erhobener und gespeicherter Daten. Diese Daten werden in einem zweiten Schritt mittels einer Übertragungstechnologie (siehe oben) zur Middleware versendet (Anastasopoulos et al. 2006).[15] Generell lassen sich Sensoren je nachdem, ob sie über eine eigene Energieversorgung verfügen, in aktive und passive Sensoren einteilen. Gerade im Zusammenhang mit RFID-Sensoren ist diese Unterscheidung weit verbreitet (Lampe, Flörkemeier und Haller 2005). Passive Sensoren verfügen über keine eigene Energiequelle, stattdessen wird das elektromagnetische Feld des Empfängers genutzt, um den Sensor mit Energie zu versorgen (Lampe, Flörkemeier und Haller 2005). In Folge dessen ist die Reichweite stark begrenzt und erstreckt sich lediglich auf 20 cm bis 30 cm. Im Gegensatz dazu verfügen aktive Tags über eine eigene Energiequelle. Dadurch kann die Reichweite auf mehrere Meter vergrößert werden. Allerdings wird ein aktiver Sensor unbrauchbar, sobald seine Energieversorgung ausfällt. Zudem ergeben sich deutlich höhere Produktionskosten als bei passiven Sensoren (Lampe, Flörkemeier und Haller 2005, Fabian und Hansen 2006).

Ein weiteres wichtiges Element für zukünftige Anwendungen in ambienten Systemen stellt die Entwicklung neuer *(intelligenter) Materialien* dar. Nachdem in der zweiten Hälfte des letzten Jahrhunderts Silizium die Fertigung von Halbleitern und Mikroprozessoren ermöglichte, scheint sich zum Beginn des einundzwanzigsten Jahrhunderts eine neue Entwicklung abzuzeichnen (Mattern 2005b, S. 45 f.). Dabei stehen Polymere in Mittelpunkt. Diese ermöglichen unter anderem in der Polymerelektronik neue Anwendungsmöglichkeiten. Neben Displays aus dünnen und hochflexiblen Plastikfolien, die beispielsweise gefaltet und aufgerollt werden können, ermöglicht der Einsatz von elektronischer Tinte ein digitales Beschreiben der Folien. Dadurch bieten diese Entwicklungen neuartige Ansätze im Bereich der Datenein- und -ausgabe (Krcmar 2005, S. 510, Mattern 2005b, S. 45 f.). Zudem sollen organische Polymerchips Kostenreduktionen bei RFID-Tags bewirken (Fabian und Hansen 2006). Weitere Beispiele für intelligente Materialien sind mikroelektromecha-

---

[15]Die Architektur ambienter Systeme einschließlich der Funktionsweise der Middleware wird in dieser Arbeit aufgrund der intendierten Fokussierung nicht thematisiert. Einen Einblick in diesen Problembereich bieten u. a. Anastasopoulos et al. (2005), Anastasopoulos et al. (2006), Magerkurth et al. (2006), Bick et al. 2007 sowie Bick und Kummer (2008).

nische Systeme (MEMS). Hierbei handelt es sich um mechanische Elemente, Sensoren, Aktuatoren und elektronische Schaltungen, die auf einem Substrat bzw. Chip kombiniert werden. Dadurch können die Verbundwerkstoffe mittels sensorischer Funktionen Informationen erfassen und somit beispielsweise die physische Beanspruchung eines Verschleißteils bestimmen. Des Weiteren können auch aktuatorische bzw. effektorische Funktionen ausgeführt werden, um beispielsweise durch elektrische Ansteuerung Bewegungen oder Verformungen zu erzeugen (Fabian und Hansen 2006).

2.2 Spannungsfeld ambienter Technologien und personenbezogener Daten

Wie im vorherigen Abschnitt erläutert, werden in ambienten Systemen selbstständig Daten erhoben, ausgewertet und weitergeleitet, um den Menschen zu unterstützen. Hierbei handelt es sich in einem hohen Maße um *personenbezogene Daten*. Diese bezeichnen Einzelangaben über persönliche oder sachliche Verhältnisse einer bestimmten oder bestimmbaren natürlichen Person.[16] Derartige Daten werfen zahlreiche Probleme auf, da weitreichende Verwendungsmöglichkeiten bestehen. Anwendungen im Zusammenhang mit Ambient Intelligence sowie den damit verwandten Konzepten werden daher seitens der Nutzer mitunter als Eingriff in die Privatsphäre gewertet und infolgedessen abgelehnt.[17] Ein besonderes Problem ergibt sich hierbei durch den Umstand, dass der Nutzer die Datenerfassung nicht bemerkt und sich ihr auch nur teilweise entziehen kann. Dadurch können Individuen unbemerkt zu jederzeit umfassend überwacht werden. Fragestellungen der Akzeptanz weisen daher bei Ambient Intelligence eine erhebliche Bedeutung auf (Bohn et al. 2004, Aarts und Ruyter 2009).

Im Folgenden wird erläutert, weshalb ambiente Technologien in die Privatsphäre des Menschen eindringen und welche Schwierigkeiten in Bezug auf die derzeitigen gesetzlichen Normen bestehen. Da diese Problemstellungen in einem erheblichen Maße von dem Anwendungsbereich abhängen, werden darüber hinaus die Besonderheiten des Einsatzes ambienter Technologien im Arbeitsumfeld herausgearbeitet.

---

[16] Siehe § 3 Abs. 1 Bundesdatenschutzgesetz (BDSG).

[17] Als Beispiel kann in diesem Zusammenhang der unerwartet heftige Widerstand gegen den Einsatz von RFID-Tags zur Lieferkettenoptimierung bei Benetton 2003 angeführt werden, der dazu führte, dass Benetton diese Pläne wieder verwarf. Ähnlich gelagerte Vorfälle führten zur Boykottierung von Produkten von Wal-Mart, Gillette sowie dem Metro Future Stores in Rheinberg (Langheinrich 2005, Spiekermann und Rothensee 2005, Thiesse 2005).

2.2.1 Auswirkungen auf die Privatsphäre

Datenschutz bezeichnet den Schutz personenbezogener Daten vor Missbrauch (Garstka 2003, Witt 2008). Die Verwendung personenbezogener Daten durch Dritte wird auch als Eingriff in die Privatsphäre bezeichnet. Der Datenschutz stellt daher eine Teilmenge des Schutzes der Privatsphäre dar und wird als unverzichtbarer Bestandteil demokratischer Gesellschaften angesehen (Friedewald et al. 2006). Seit Beginn der siebziger Jahre des vergangenen Jahrhunderts wurden in zahlreichen Ländern Normen zu dessen Schutz entwickelt (Garstka 2003). Im Folgenden wird zunächst allgemein erläutert, welchen Einfluss ambiente Technologien auf die Privatsphäre ausüben. Darauf aufbauend werden im nächsten Abschnitt das deutsche Konzept zum Schutz personenbezogener Daten (Datenschutz), die informationelle Selbstbestimmung sowie das anglo-amerikanische Konzept der *Privacy* beschrieben. Dabei wird erläutert, weshalb diese Konzepte nur eingeschränkt bei ambienten Technologien anwendbar sind.

Bohn et al. (2004) argumentieren aufbauend auf Lessig (2000), dass es verschiedene Dimensionen der Privatsphäre im Zusammenhang mit neuen Technologien und insbesondere Informations- und Kommunikationstechnologien gibt. Dabei werden die folgenden Aspekte identifiziert:

1. *Privatsphäre als Berechtigung:* Hierbei wird auf die Kontrolle über Informationen abgezielt. Jeder Mensch sollte über seine persönlichen Informationen verfügen und deren Veröffentlichung und Verteilung kontrollieren.

2. *Privatsphäre als Nutzen:* Aus Sicht der beteiligten Personen kann die Privatsphäre als Nutzen aufgefasst werden, der sich aus dem mehr oder weniger sicheren Schutz gegen Missstände ergibt. Zu diesen Missständen gehören unter anderem ungebetene Telefonanrufe oder E-Mails.

3. *Privatsphäre als Würde:* Die Menschenwürde gestattet es, frei von unbegründetem Verdacht zu sein. Daher ist unter anderem das Abhören des Telefons, obgleich es von der Person nicht bewusst wahrgenommen wird, verboten. Zudem sichert die Würde den Personen die Verfügbarkeit von Informationen zu und sorgt für einen Interessenausgleich.

4. *Privatsphäre als Regulator:* Gesetze zum Schutz der Privatsphäre sowie Normen im Zusammenhang mit Moral können als Werkzeuge betrachtet werden, um die Macht von Entscheidungsträgern einzugrenzen.

Bohn et al. (2004) führen zudem vier verschiedene Mechanismen zum Schutz der Privatsphäre an. Das Überschreiten dieser Mechanismen wird von den Beteiligten als ein Eindringen in die Privatsphäre angesehen. Dabei werden von den Autoren folgende Grenzmechanismen unterschieden:

1. *Natürliche Grenze:* Hierbei handelt es sich um physische Grenzen, die verwendet werden, um Informationen zu schützen. Beispiele für natürliche Grenzen sind daher Wände, Türen, Kleidung, Dunkelheit und verschlossene Briefe. So kann sich eine Person zum Schutz der Privatsphäre in die eigene Wohnung zurückziehen.

2. *Soziale Grenze:* Hierbei handelt es sich um Erwartungen hinsichtlich der Vertrauenswürdigkeit bestimmter Personengruppen. So wird erwartet, dass Ärzte bestimmte Informationen des Patienten nicht ungefragt weitergeben und Arbeitskollegen keine privaten E-Mails lesen.[18]

3. *Räumliche oder zeitliche Grenze:* Die meisten Menschen gehen von einer räumlichen und zeitlichen Trennung ihrer Lebensbereiche aus. Einzelne Lebensbereiche bestehen danach isoliert nebeneinander. So werden Erlebnisse verschiedener Lebensabschnitte wie Schulzeit, Studium und Beruf bewusst getrennt, wobei davon ausgegangen wird, dass Informationen aus einem Bereich nicht in andere Bereiche getragen werden. So sollte der abendliche Besuch eines Lokals mit Freunden keinen Einfluss auf das Arbeitsumfeld aufweisen.

4. *Flüchtigkeit:* Flüchtigkeit beschreibt den Umstand des Vergessens. Hierbei geht die Person davon aus, die an andere Personen weitergeleiteten Informationen würden von diesen im Zeitablauf wieder vergessen werden.

Diese sogenannten Grenzmechanismen werden durch die Möglichkeiten ambienter Systeme außer Kraft gesetzt.[19] So umgehen beispielsweise Ortungssysteme unter Verwendung von Sensoren oder Kameras die *natürliche Grenze*, da der Aufenthaltsort einer Person stets ermittelt werden kann. Zusätzlich lassen sich auch Statusanzeigen der Person mittels ambienter Technologien ermitteln, die ein genaues Bild der Aktivitäten einschließlich deren Historie aufzeigen. Menschen werden dadurch permanent beobachtbar und können sich diesem Umstand auch nicht entziehen. Auch die Mechanismen der *Flüchtigkeit*

---

[18] Gerade im Krankenhausumfeld kommt dieser Grenze eine wesentliche Bedeutung zu, da sich Ärzte sowie oftmals auch weiteres medizinisches Personal nach der Genfer Deklaration des Weltärztebunds in einem Gelöbnis dazu verpflichten „[...] alle [ihnen] anvertrauten Geheimnisse auch über den Tod des Patienten hinaus [zu] wahren." (o.V. 1994).

[19] Dies ist auch bei anderen Entwicklungen wie beispielsweise Social Software der Fall (Kuhlenkamp et al. 2006, Buhl 2008). Aufgrund des Schwerpunkts der Studie werden jedoch lediglich ambiente Systeme thematisiert.

sowie der *räumlichen oder zeitlichen Grenze* verlieren in Ambient Intelligence-Umgebungen ihre Gültigkeit. Aufgrund der kontinuierlich sinkenden Preise bei Speichermedien (Abschnitt 2.1.3) ist es zudem vergleichsweise einfach, personenbezogene Daten für einen unbestimmten Zeitpunkt im Voraus zu speichern. Arbeitgeber könnten beispielsweise das Verhalten von Mitarbeitern fortlaufend archivieren und in Konfliktfällen gegen die Interessen der Angestellten einsetzen. Auch die *soziale Grenze* stellt ein erhebliches Problemfeld im Zusammenhang mit Ambiente Intelligence dar, da es auch ohne die Zustimmung der überwachten Personen zu einer Zweitverwertung der Daten und damit verbunden einem Kontrollverlust über die personenbezogenen Daten kommen kann (Bohn et al. 2004, Spiekermann und Rothensee 2005). Ackerman (2004) fasst die Einflüsse von ambienten Technologien auf die Privatsphäre daher wie folgt zusammen:

1. *Quantität:* Ambiente Technologien ermöglichen durch das Zusammenspiel einer Vielzahl miteinander kommunizierender Geräte, die Daten der realen Welt erheben, eine Erhöhung der Menge personenbezogener Daten.

2. *Qualität:* Die verwendeten Technologien sind in der Lage ihre Umwelt auf vielfältige Weise wahrzunehmen. Hierzu gehört auch die Erfassung von biometrischen Daten, die neben der eindeutigen Identifizierung auch detaillierte Rückschlüsse auf den Gesundheitszustand eines Individuums zulassen. Zudem ermöglichen die analytischen Möglichkeiten von Ambient Intelligence eine vollkommen neue Qualität der Daten.

3. *Erforderlichkeit:* Damit ambiente Systeme Menschen unterstützen, ist es erforderlich, dass Daten aus einem erheblichen Teil des täglichen Lebens erfasst werden. Dieses Erfordernis ist untrennbar mit dem Konzept von Ambient Intelligence verbunden. Eine Reduzierung der erfassten Daten senkt generell auch die Unterstützungspotentiale durch derartige Systeme. Ohne die Erfassung von personenbezogenen Daten ist Ambient Intelligence folglich nicht möglich.

Ambiente Systeme stellen somit eine erhebliche Gefahr für die Privatsphäre dar. Vor diesem Hintergrund wird im nächsten Abschnitt erläutert, welche gesetzlichen Regelungen die Privatsphäre schützen und inwieweit sich diese mit der Nutzung ambienter Technologien vereinbaren lassen.

2.2.2 Ambient Intelligence und Datenschutz

Bei der Erläuterung des rechtlichen Rahmens zum Schutz der Privatsphäre wird der Schwerpunkt auf das europäische Konzept der informationellen Selbstbestimmung gelegt. Demgegenüber wird das anglo-amerikanische Konzept der *Privacy*, welches auch in Australien Anwendung findet, lediglich ergänzend betrachtet.[20] In Deutschland stellte das Bundesverfassungsgericht mit dem Konzept der *informationellen Selbstbestimmung* Bedingungen der Datenverarbeitung zum Erhalt der Privatsphäre auf und verankerte diese als Grundrecht. „Das Grundrecht gewährleistet die Befugnis des Einzelnen, grundsätzlich selbst über die Preisgabe und Verwendung seiner persönlichen Daten zu bestimmen."[21] Allerdings begründet die informationelle Selbstbestimmung keine eigentumsähnliche Herrschaft über personenbezogene Daten, sondern zielt auf eine Kommunikationsordnung ab, in der ein selbstbestimmter Informationsaustausch sowie eine freie demokratische Willensbildung ermöglicht werden. Wartungsdaten eines Kraftfahrzeugs, welche mittels ambienter Technologien erhoben werden, stellen daher auch kein Eigentum des Fahrzeughalters dar, sondern dürfen ebenso vom Reparaturbetrieb des Fahrzeugs genutzt werden, da eine ausschließliche Zuordnung nicht möglich ist (Roßnagel 2007). Im Gegensatz dazu zielt das anglo-amerikanische Konzept der *Privacy* verstärkt auf die *Privatsphäre als Nutzen* ab (Abschnitt 2.2.1) und wird daher auch als „Right to be let alone" bezeichnet. Dieser Ansatz stellt die Möglichkeit zur Abschottung in den Vordergrund und wurde bereits von Warren und Brandeis (1890) formuliert. Allerdings wird dieser Ansatz in Australien auch im Sinne der *Privatsphäre als Berechtigung* durch Kontrolle über die Daten gewährleistet (Abschnitt 2.2.1).[22] Das europäische Konzept der informationellen Selbstbestimmung zielt demgegenüber eher auf den Schutz der in der Gesellschaft kommunizierenden und agierenden Personen ab. Diese gesellschaftliche Einbindung setzt Kommunikation voraus bzw. verpflichtet zu dieser, weshalb die Preisgabe personenbezogener Daten in bestimmten Situationen verpflichtend ist. Sofern Allgemein- die Individualinteressen überwiegen, ist daher auch gegen den Willen des Betroffenen eine Datenverarbeitung zulässig. Die *Privatsphäre als Regulator* weist daher bei der informationellen Selbstbestimmung eine höhere Bedeutung auf (Abschnitt 2.2.1). Die Bestimmung und Regulierung derartiger Situationen ist Aufgabe des Datenschutzes (Roßnagel 2007, Garstka 2003).

Wie bereits im vorherigen Abschnitt erläutert, können ambiente Technologien erheblich in die Privatsphäre von Menschen eindringen, da sie eine in erheblichem Maß zur Überwachung geeignete Infrastruktur bereitstellen.

---

[20]Grund hierfür ist insbesondere, dass es sich bei den für Australien geltenden Prinzipien und Rechten um eine erhebliche Ansammlung von Vorgaben handelt, die teilweise auf regionaler Ebene unterschiedlich ausgestaltet werden. Eine ausführliche Beschreibung der Vorgaben ist unter http://www.privacy.gov.au verfügbar.

[21]Siehe BVerfGE 65, 1 (43).

[22]Siehe http://www.privacy.gov.au.

Dadurch lassen sich extrem fein granulierte Profile einschließlich der Handlungen, Bewegungen, sozialen Beziehungen, Einstellungen und Präferenzen von Personen erstellen. Im Hinblick auf die bestehenden Bestandteile des Datenschutzes führt Roßnagel (2007) in diesem Zusammenhang die folgenden Probleme an:[23]

1. *Transparenz:* Damit eine Person überprüfen kann, ob die Nutzung ihrer persönlichen Daten rechtmäßig ist, muss die Datenverarbeitung transparent sein. Ist diese Transparenz nicht gegeben, ist die Person faktisch rechtlos gestellt. Die Daten sind daher grundsätzlich direkt bei der Person zu erheben. Diese ist zuvor von der Erhebung zu unterrichten und bei erneuten Speicherungen zu benachrichtigen. Zudem stehen der Person Auskunftsrechte zu (Wedde 2003, S. 547, zitiert nach Roßnagel 2007). Dieser Grundsatz ist allerdings unverträglich mit der angestrebten nahezu unsichtbaren Unterstützung aus dem Hintergrund, die ein zentrales Merkmal ambienter Systeme darstellt (Abschnitt 2.1.2). Eine permanente Benachrichtigung gestaltet sich problematisch, da in ambienten Systemen nicht immer Ausgabemedien zur Verfügung stehen und die Person in Bezug auf die Datenerfassung desensibilisiert werden könnte. Sensornetze erheben Daten zudem im Verbund. Die von einzelnen Sensoren im Zusammenhang mit einer Person aufgezeichneten Daten sind oftmals irrelevant. Des Weiteren bleibt teilweise strittig, ob die Person überhaupt in der Lage ist, die Nutzungsmöglichkeiten der Daten hinreichend zu verstehen, und ob die Daten tatsächlich einer konkreten Person zugeordnet werden können.

   Ein möglicher Lösungsansatz besteht darin, das Prinzip der Transparenz anzupassen und vielmehr Strukturinformationen von Datenverarbeitungssystemen offenzulegen. Diese ermöglichen eine bessere Nachvollziehbarkeit und sind zudem flexibel verfügbar (Roßnagel 2007). Allerdings sollte auch Kommunikationsarbeit geleistet werden, damit für die involvierten Personen klar nachvollziehbar ist, wie die technischen Möglichkeiten beschaffen sind und wofür diese eingesetzt werden können (Günther und Spiekermann 2004).

2. *Einwilligung:* Da jede Verwendung von personenbezogenen Daten einen Eingriff in das Grundrecht der informationellen Selbstbestimmung darstellt, ist die Nutzung von solchen Daten ausschließlich zulässig, sofern der Betroffene seine Einwilligung abgegeben hat. Hierzu bedarf es in

---

[23]Obgleich sich die folgenden Ausführungen auf den deutschen Datenschutz beziehen, sind diese in ähnlicher Form auch im australischen Privacy Act enthalten (siehe http://www.privacy.gov.au).

der Regel der Schriftform einschließlich der Unterschrift des Betroffenen bzw. dessen elektronischer Signatur. Auch dieses Erfordernis ist in ambienten Systemen kaum erfüllbar, da es zu einer Überforderung der Systemverantwortlichen sowie der betroffenen Nutzer kommen würde. Insbesondere das Einholen einer Unterschrift ist (ebenso wie bei Benachrichtigungen im Zusammenhang mit der *Transparenz*) nur schwer realisierbar. Des Weiteren steht dieser Ansatz in einem Widerspruch zum Merkmal der Selbstständigkeit, welches ambiente Systeme auszeichnet. Aus diesem Grund sind Einwilligungen nur in generalisierter Form praktikabel. So könnten Rahmenverträge vor der Nutzung abgeschlossen werden, die eine allgemeine Einwilligung erteilen. Allerdings sinkt dadurch die Steuerungskraft der Einwilligung für die Datenverarbeitung erheblich, weshalb der Zweckbindung eine erhebliche Bedeutung zukommt (siehe nächsten Aspekt).

3. *Zweckbindung:* Eine bestehende Einwilligung erlaubt die Datenverwertung stets nur für einen bestimmten Zweck. Die Zulässigkeit der Datenerhebung, Analyse sowie deren Nutzung ist auf diesen Zweck begrenzt. Änderungen erfordern erneut eine Einwilligung. Die Datenverarbeitung auf Vorrat sowie die Bildung von umfassenden Nutzerprofilen sind illegal (Scholz 2003, S. 1845 ff. zitiert nach Roßnagel 2007). Ebenso wie die zuvor beschriebenen Aspekte steht auch die Zweckbindung in einem direkten Widerspruch zu dem Konzept des Ambient Intelligence. Durch die umfassende und vielfältige Erfassung von Daten ist es oftmals schwer diese im Vorfeld einem einzelnen Zweck zuzuordnen. So kann beispielsweise ein mobiles Endgerät auf unterschiedlichste Weise eingesetzt werden. Ebenso können Sensoren an Produkten die Transportlogistik unterstützen und nach dem Verkauf die vorgenommenen Wartungen (bspw. eines Kraftfahrzeugs) verfolgen. Daten werden in ambienten Systemen auch ohne direkten Zweck erhoben, da diese gegebenenfalls später eingesetzt werden können, um Nutzer zu unterstützen. Anpassungen des Datenschutzes sind dabei nur schwer zu verwirklichen, da ein allgemeiner Verzicht auf die Zweckbindung sämtliche Nutzungsmöglichkeiten umfassen würde und daher einer vollkommenen Datenfreigabe entsprechen würde (Roßnagel, Pfitzmann und Garstka 2001, S. 77 f.). Zielführend wäre daher gegebenenfalls die Zweckbindung für bestimmte Aufgabenbereiche festzulegen. Einer dieser Bereiche könnte zum Beispiel die Medikationsunterstützung sein, die in dieser Arbeit thematisiert wird.

4. *Erforderlichkeit und Datensparsamkeit:* Dem zuvor erläuterten Prinzip der *Zweckbindung* folgend, dürfen nur Daten für einen konkreten Anwendungsbereich gespeichert werden. Das Prinzip der *Erforderlichkeit und Datensparsamkeit* konkretisiert die Zweckbindung dahingehend, dass nur die unabdingbar erforderlichen Daten gespeichert werden dürfen. Die Datenverarbeitung ist zudem auf die Phasen beschränkt, die zum Erreichen des Zwecks notwendig sind. Nicht mehr erforderliche Daten sind zu löschen.[24] Da dieses Prinzip eine inhaltliche Verbundenheit zum Zweck der Datenverarbeitung aufweist, erfährt es auch die gleiche inhaltliche Schwächung. Gegenstände, die mit Sensoren ausgestattet sind, erheben eine Vielzahl von Daten, deren Erforderlichkeit ebenso wie deren konkreter Zweck oftmals zum Zeitpunkt der Erhebung nicht gegeben sind. Da Anwendungen zudem oftmals aufeinander aufbauen, ist es schwer, einen Zeitpunkt für die Löschung nicht mehr relevanter Daten zu bestimmen. Zudem stellt die Speicherung der Daten in Form einer Historie mitunter einen erheblichen Mehrwert dar. Die permanente Datenverarbeitung erlaubt des Weiteren beispielsweise die Lokalisierung von Objekten (Mattern 2005c, 17 f.). Derartige Funktionen ermöglichen allerdings auch die Sammlung personenbezogener Daten einschließlich der Ortung von Menschen, die die Objekte nutzen (Langheinrich 2005, S. 339 f., Mattern 2005c, 17 f.). Im Hinblick auf ambiente Systeme ist daher nur ein Verzicht dieses Prinzips in Verbindung mit der zuvor beschriebenen Anpassung des Prinzips der Zweckbindung zielführend.

5. *Mitwirkung:* Um eine informationelle Selbstbestimmung zu ermöglichen, ist es erforderlich, den betroffenen Personen Mitwirkungsrechte einzuräumen. Diese umfassen Auskunfts-, Korrektur-, Sperr- und Löschrechte sowie das Recht zum Widerspruch. Des Weiteren können Schadensersatzansprüche geltend gemacht werden, sofern durch die unrechte bzw. unzulässige Verarbeitung von personenbezogenen Daten ein Schaden entsteht (Wedde 2003, S. 554 ff. zitiert nach Roßnagel 2007). Auch dieses Prinzip ist bereits aufgrund der erhobenen Datenmenge in ambienten Umgebungen problematisch. Da die Datenerhebung zudem oftmals nicht von der betroffenen Person bemerkt wird, verliert dieses Prinzip an Durchsetzungsfähigkeit. Außerdem führen die Vielzahl beteiligter Personen, die dynamische Ver- und Entnetzung verschiedener Geräte sowie der damit verbundene Rollenwechsel in Bezug auf Datenverarbeitung und Datenempfang zu einer Zersplitterung der bestehenden Verantwortlichkeit (Mattern 2005c, 26 f.). Dies führt dazu, dass auch die datenverarbeitenden Stellen teilweise nicht in Kenntnis darüber sind,

---

[24]Siehe BVerfGE 65, 1 (46).

welche personenbezogenen Daten sie verarbeitet haben. Das permanente Protokollieren zur Erfüllung der Auskunfts- sowie Korrekturrechte wäre allerdings oftmals aufgrund des Arbeitsaufwands kontraproduktiv und würde zudem nicht dem Prinzip der Datensparsamkeit entsprechen. Eine Anpassung des Datenschutzes in Hinblick auf ambiente Systeme gestaltet sich bei der Mitwirkung daher problematisch. Zufriedenstellende Lösungsansätze bestehen derzeit nicht.

Wie deutlich wurde, lassen sich die Bestandteile des Datenschutzes kaum mit ambienten Systemen in Verbindung bringen. Dies ist maßgeblich auf die besonderen Merkmale ambienter Technologien zurückzuführen, die in einem Widerspruch zum bestehenden Datenschutz stehen (Pohl 2004). Zu beachten ist hierbei auch, dass obgleich Deutschland und Australien erhebliche Unterschiede hinsichtlich der Ausgestaltung des Datenschutzes aufweisen, die thematisierten Bestandteile dennoch in beiden Ländern vorzufinden sind. In der vorliegenden Arbeit spielt die rechtliche Zulässigkeit allerdings aufgrund des visionären Charakters eine untergeordnete Rolle, da dies ein eigenständiges Forschungsfeld darstellt (Aarts und Ruyter 2009). Entscheidend ist daher vielmehr die subjektive Einschätzung der Nutzer. Dabei ist fehlende informationelle Selbstbestimmung nicht zwangsweise mit einer Ablehnung seitens der Nutzer verbunden (Spiekermann 2006). So gaben bei einer in den USA durchgeführten Studie ca. 79 % der Befragten an, bereits heute einen Kontrollverlust der persönlichen Daten zu erleiden (Krane et al. 2002, S. 23). Gleichzeitig beabsichtigen ca. 83 % der Befragten keine Produkte von Unternehmen zu erwerben, bei denen ein nicht datenschutzkonformes Verhalten bekannt wird (Krane et al. 2002, S. 79).

Allerdings wird der Verlust der informationellen Selbstbestimmung nicht zwangsweise als problematisch angesehen. Studien von Acquisti und Grossklags (2005) in den USA und Berendt, Guenther und Spiekermann (2005) in Deutschland belegen, dass Bedenken in Bezug auf den Datenschutz fast nie zu kongruentem Schutzhandeln der Verbraucher führt. Wird den Verbrauchern die Preisgabe von Daten im Kontext plausibel erläutert, wie dies beispielsweise bei der Videoüberwachung zur Erhöhung der Sicherheit der Fall ist, verlieren Datenschutzbedenken an Bedeutung. Ebenso sind Verbraucher oftmals dazu bereit, Daten preiszugeben, sofern ihnen im Gegenzug ein Vorteil angeboten wird, wie dies oftmals bei Kundenkarten der Fall ist. Auch hierbei zeigt sich, dass die Datenschutzbedenken nicht handlungsrelevant sind (Spiekermann 2006). In der vorliegenden Untersuchung wird genau diese Handlungsrelevanz der eingeschränkten informationellen Selbstbestimmung in Bezug auf ein konkretes ambientes System untersucht. Da dieses System einen Medikationsprozess im Arbeitsumfeld der Nutzer unterstützt, werden im nächsten Abschnitt die weiteren Besonderheiten dieses Anwendungsbereichs verdeutlicht.

2.2.3 Besonderheiten im Arbeitsumfeld

Ambiente Technologien können in zahlreichen Lebensbereichen eingesetzt werden.[25] Anwendungen im Arbeitsumfeld sind dabei von denen im privaten Bereichen wie beispielsweise im häuslichen Umfeld oder im Einzelhandel, in denen Endverbraucher mit der Technologie in Berührung kommen, zu unterscheiden. So zeichnet sich das Arbeitsumfeld dadurch aus, dass Menschen zumeist einen erheblichen Anteil des Tages arbeiten und daher oftmals mehr Zeit in diesem Umfeld verbringen als in jedem anderen. Daher kann der Nutzen von positiven Effekten wie beispielsweise einer Zeitersparnis aufgrund der hohen Anzahl an Aktivitäten wesentlich relevanter sein als in anderen Bereichen. Zudem sind Menschen in diesem Umfeld erheblich in ihrer Entscheidungsfreiheit eingeschränkt. So kann der Arbeitgeber beispielsweise durch Überwachungs- und Kontrollfunktionen in die Privatsphäre der Arbeitnehmer eindringen. Allerdings sind der Überwachung von Angestellten auch juristische Grenzen gesetzt.[26] Insbesondere wenn der Betriebsrat der Verwendung von ambienten Technologien zustimmt, bleibt dem Arbeitnehmer kaum eine andere Option als sich dem Eingriff in die Privatsphäre zu fügen oder den Arbeitgeber zu wechseln (Friedewald et al. 2005, S. 105 f.). Dennoch sollte beachtet werden, dass sich Angestellte, die ihre Privatsphäre verletzt sehen, unterdrückt und erniedrigt fühlen können. Aus diesem Grund bleibt die Frage offen, ob die Unternehmung von einer solchen Technologie Vorteile erfährt oder ob die negativen Auswirkungen den zusätzlichen Nutzen übersteigen (Friedewald et al. 2005, S. 105 f.).

Generell ist es kaum möglich, persönliche Angelegenheiten vollkommen aus der Arbeit herauszuhalten. So werden beispielsweise am Arbeitsplatz Arzttermine vereinbart und private Telefongespräche mit Familienmitgliedern geführt. Zudem muss der Arbeitnehmer bestimmte private Termine (bspw. beim Arzt) wahrnehmen können, da dies sonst seine Gesundheit gefährden kann. Allerdings fallen auch Angelegenheiten wie beispielsweise Toilettengän-

---

[25]Beispiele ambienter Technologien in verschiedenen Lebensbereichen sind u. a. in Ducatel et al. (2001) zu finden.

[26]So entschied das Bundesarbeitsgericht (BAG) in einem Urteil vom 29.06.04 (Az. 1 ABR 21/03), dass bei einer Überwachung am Arbeitsplatz (hier Videoüberwachung) zwischen den Interessen des Arbeitgebers und der grundrechtlich geschützten Privatsphäre in Sinne von Persönlichkeitsrechten der Arbeitnehmer eine Abwägung erforderlich ist. Keines der Interessen gebührt Vorrang, weshalb eine verdachtsunabhängige Überwachung im vorliegenden Fall unverhältnismäßig war (Pressemitteilung des BAG Nr. 50/04).

ge in den privaten Bereich des Arbeitnehmers. Ambiente Technologien sind in diesem Zusammenhang vergleichsweise einfach nutzbar, um die Mitarbeiter zu überwachen und die Grenze zwischen dem Privaten und dem Öffentlichen zu übertreten. So werden die Informationen zusammen mit zahlreichen weiteren erfasst und analysiert und sind jederzeit verfügbar (Abschnitt 2.1.2). Darüber hinaus verschiebt sich die Argumentationsbasis. Wurden Überwachungstechniken zuvor direkt zur Überwachung der Angestellten verwendet, dienen diese nun vordergründig anderen Interessen, die von der Gesellschaft positiv beurteilt werden (Friedewald et al. 2005, S. 105 f. Punie 2005).[27]

Der berufliche Lebensbereich zeichnet sich zudem dadurch aus, dass in Unternehmen und öffentlichen Einrichtungen wesentlich höhere finanzielle Mittel zur Verfügung stehen als in einzelnen Haushalten. Diese Mittel können beispielsweise für Schulungen eingesetzt werden, um die Einführung von Systemen zu unterstützen, bei deren Nutzung die Anwender über vergleichsweise wenige Erfahrungen verfügen. Weiterhin setzt sich die Gruppe der Nutzer wesentlich homogener zusammen als im privaten Bereich. Schließlich haben diese Nutzer oftmals eine ähnliche Ausbildung absolviert und sind im gleichen Tätigkeitsfeld aktiv (Beier, Boemak und Renner 2001, Beier, Spiekermann und Rothensee 2006). Dieser Argumentation folgend ist im Arbeitsumfeld von einer schnelleren Durchsetzungsfähigkeit der ambienten Technologien auszugehen. Welche Aspekte überwiegen, lässt sich jedoch nicht abschließend feststellen und bildet den Untersuchungsgegenstand der vorliegenden Arbeit.

2.3 Einsatz ambienter Technologien im Gesundheitswesen

Ambiente Technologien können im Krankenhausumfeld in zahlreichen unterschiedlichen Bereichen eingesetzt werden, um das medizinische Personal bei der Arbeit zu unterstützen und die Behandlung der Patienten zu verbessern. Die Anwendungsgebiete lassen sich in drei Bereiche einteilen, die in diesem Abschnitt erläutert werden. Aufbauend auf diesen Ausführungen wird die vorliegende Arbeit eingeordnet.[28]

---

[27]Würden die Angestellten beispielsweise sonst zur Verhinderung von Diebstahl mittels Videokameras überwacht, so kann dies nun mittels Sensoren an den Produkten realisiert werden. Dennoch werden die Sensoren vordergründig eingeführt, um den Logistikprozess zu optimieren. Die Überwachungsmöglichkeiten ergeben sich somit als *Nebenprodukt*.

[28]Die folgenden Ausführungen orientieren sich an Bick, Kummer und Rössig (2008a, S. 10 f.), auf explizite Quellenverweise wird an dieser Stelle verzichtet.

2.3.1 Medizintechnische Geräte

Der erste Bereich umfasst die Unterstützung von medizintechnischen Geräten durch ambiente Technologien. Dieser Bereich hat in Krankenhäusern eine hohe Bedeutung, da in diesem Umfeld eine Vielzahl von komplexen technischen Geräten eingesetzt wird. Medizintechnische Geräte lassen sich dabei von anderen Investitions- und Konsumgütern durch ihren unmittelbaren und oftmals invasiven Einsatz am Menschen abgrenzen, der mit einem direkten Eingriff in die biologische Existenz des Betroffenen verbunden ist (Backhaus 2004, S. 2 f.). Derartige Technologien erhöhen die Behandlungs- bzw. die Therapiequalität, ermöglichen neue Behandlungs- und Therapieverfahren oder dienen der Prävention und Früherkennung (Backhaus 2004, S. 4). Ambiente Technologien, die dieser Definition zugeordnet werden können, existieren in zahlreichen unterschiedlichen Bereichen. Dabei nimmt der Anwendungsbereich der Entwicklung von Mikrosystemen, die mit Sensoren versehen sind und in den Körper des Patienten implantiert werden, eine zentrale Stellung ein. Diese Systeme können beispielsweise Vitalwerte wie den Hirndruck oder den Verschleiß an Gelenkendoprothesen bestimmen und dadurch überwachen (Ochsenbrücher et al. 2004, Baum et al. 2005, Lang et al. 2005). Dabei stehen die Erfassung von Daten sowie ihre Übermittlung mittels implantierter Sensoren im Vordergrund. Die Nutzungsmöglichkeiten der medizinischen Geräte sind sehr heterogen und lassen sich direkt einer konkreten Behandlung zuordnen. Aus diesem Grund sollten diese Systeme allerdings analog zu medizinischen Behandlungen im Rahmen von klinischen Studien evaluiert werden (Bick und Kummer 2007).

In dieser Arbeit steht jedoch nicht die Behandlung bestimmter Krankheiten im Vordergrund, sondern die generelle Vermeidung von Behandlungsfehlern bei der Medikation. Ambiente Technologien in medizintechnischen Geräten sind daher nicht Gegenstand der vorliegenden Untersuchung. Die Einsatzmöglichkeiten in diesem Bereich werden im Folgenden nicht weiter thematisiert.

2.3.2 Telemedizin

Die Telemedizin unterstützt Informations- und Kommunikationstechnologien zur Übertragung von Patienteninformationen zum behandelnden Arzt oder zwischen Ärzten. Im Vordergrund stehen dabei Diagnostik, Therapien, Prefentionsmaßnahmen und Forschungsaktivitäten (Norris 2002, S. 2 ff.). Mittels Sensoren werden Vitaldaten erhoben, um Rückschlüsse auf den Gesundheitszustand des Patienten abzuleiten. Daraus resultiert eine Effizienzsteigerung, da der Patient nicht physisch beim behandelnden Arzt anwesend sein muss, sondern die Patientendaten auch an anderen Orten (wie der Wohnung des Patienten) erhoben werden können. Dennoch hat der Arzt im Idealfall eine gleichwertige Datenbasis wie bei einer ambulanten Behandlung und kann daher mit weniger Ressourceneinsatz die gleiche medizinische Versorgung gewährleisten. Ein weiterer positiver Effekt einer solchen Behandlung besteht darin, dass die Patienten weniger in ihrem Leben eingeschränkt werden (Bick und Kummer 2007). Entsprechende Geräte haben mitunter bereits den Status der Serienreife erlangt und werden oftmals in Verbindung mit Dienstleistungen von verschiedenen Herstellern angeboten.[29] Ambiente Technologien können die Telemedizin im Bereich der Datenerhebung entscheidend unterstützen, da diese eine vergleichsweise komfortable Erhebung von Vitaldaten aus der Umwelt heraus ermöglichen.

Einen zentralen Anwendungsbereich der Telemedizin stellt die Betreuung älterer Menschen dar. Aufgrund des demografischen Wandels stehen die Pflegekassen vor entscheidenden Herausforderungen (Abschnitt 1.1). Anstelle des Ausbaus von Altenheimen und Pflegeeinrichtungen kann durch den verstärkten Einsatz von Ambient Intelligence im Bereich der Telemedizin erreicht werden, dass pflegebedürftige Personen in ihrer häuslichen Umgebung unterstützt und medizinisch überwacht werden. Dies kann die Lebensqualität der Betroffenen erhöhen und gleichzeitig die Ausgaben der Pflegekassen und damit des Gesundheitswesens insgesamt reduzieren (Barger, Brown und Alwan 2005, Rashid und Holtmann 2007).

Die Erhebung von Patienteninformationen durch ambiente Technologien wird auch unter dem Begriff des Patientenmonitorings zusammengefasst (Bick, Kummer und Rössig 2008a, S. 28 ff. Abschnitt 2.4.2). Dabei ist der Anwendungsbereich allerdings nicht auf das häusliche Umfeld beschränkt, sondern kann auch auf Krankenhäuser und andere medizinische Einrichtungen übertragen werden.[30] In diesen Einrichtungen kann die kabellose Erhebung und Übermittlung von Vitaldaten unter anderem dazu genutzt werden, dass sich Patienten freier bewegen können und Patientenverlegungen zwischen Stationen einfacher zu realisieren sind (Bardram, Baldus und Favela 2006). Zudem können zusätzliche Informationen für die Diagnostik erhoben werden. Das in dieser Arbeit untersuchte Anwendungsbeispiel der Medikationsunterstützung ist allerdings nicht der Telemedizin zuzuordnen, weshalb auf weitere Ausführungen verzichtet wird.

---

[29]Siehe beispielsweise AMD Telemedicine (http://amdtelemedicine.com), SHL Telemedizin (http://www.shl-telemedizin.de) oder SWIFTMD (http://www.swiftmd.com).

[30]Es kommt daher zu einer Überschneidung der Telemedizin mit der Prozessunterstützung (Abschnitte 2.3.3, 2.4.2).

2.3.3 Prozessunterstützung

In diesem Anwendungsfeld werden ambiente Technologien auf unterschiedliche Weise eingesetzt, um das Personal in Krankenhäusern bei Aktivitäten im Zusammenhang mit der Leistungserbringung zu unterstützen. Mittels des Einsatzes ambienter Technologien können hierbei zwei unterschiedliche Ziele angestrebt werden. Das erste Ziel besteht darin, die Effizienz der Behandlung zu steigern. Effizienz beschreibt nach dem ökonomischen Prinzip entweder eine definierte Leistungserbringung mit möglichst geringem Ressourcenverbrauch zu realisieren oder mit einer definierten Menge an Ressourcen eine möglichst hohe Leistungserbringung zu erreichen (o.V. 2000, S. 812). Da das Gesundheitswesen einem kontinuierlich ansteigenden Kostendruck ausgesetzt ist, spielt das Ziel, mittels ambienter Technologien die Kosten pro Patient zu senken, für die Krankenhäuser eine erhebliche Rolle (Abschnitt 1.1). Das zweite zentrale Ziel, welches durch ambiente Technologien im Krankenhausumfeld realisiert werden kann, besteht in einer Effektivitätssteigerung. Effektivität beschreibt den Zielerreichungsgrad, das bedeutet das Verhältnis zwischen erreichtem und definiertem Ziel. Hierbei wird folglich nicht der benötigte Ressourceneinsatz in die Analyse mit einbezogen (o.V. 2000, S. 811). Im Arbeitsumfeld Krankenhaus bezieht sich eine Effektivitätssteigerung folglich auf eine Verbesserung der Behandlungsqualität unter Nichtberücksichtigung der dabei anfallenden Kosten.

Die Vermeidung von Fehlbehandlungen, die Gegenstand dieser Arbeit sind, lassen sich dem Ziel der Effektivitätssteigerung zuordnen, da Medikationsfehler die Qualität der Behandlung negativ beeinflussen. Auf eine kostenrechnerische Beurteilung wird dagegen verzichtet, da die Kosten zur Umsetzung des betrachteten Szenarios (Abschnitt 2.5) von zahlreichen Faktoren wie beispielsweise der vorhandenen Infrastruktur in dem betreffenden Krankenhaus sowie den weiteren Nutzenpotentialen, die sich durch die Systemkomponenten ergeben, abhängen.[31] Dabei werden in dieser Arbeit ausschließlich generelle Medikationsprozesse betrachtet. Konkrete Behandlungsmaßnahmen werden hingegen nicht in die Untersuchung mit einbezogen. Es handelt sich folglich um repetitive Arbeitsabläufe des medizinischen Personals, die durch ambiente Technologien unterstützt werden. Im folgenden Abschnitt werden die Anwendungsgebiete ambienter Technologien zur Prozessunterstützung in Krankenhäusern aufgezeigt, um darauf aufbauend das untersuchte Szenario vorzustellen.

---

[31] Als Beispiel können die Sensoren an Medikamenten, die in dem Szenario beschrieben werden, auch in der Materiallogistik eingesetzt werden und dort zu einer Reduzierung der Kosten führen.

2.4 Anwendungsgebiete ambienter Prozessunterstützung in Krankenhäusern

In diesem Abschnitt werden die verschiedenen Anwendungsgebiete erläutert, in denen ambiente Technologien die Prozesse in Krankenhäusern unterstützen können.[32] Diese sind zum einen der Literatur entnommen und gehen zum anderen auf die Ergebnisse des AIMED-Projekts[33] zurück.

2.4.1 Patientenidentifikation

Durch die eindeutige Identifikation des Patienten mittels eines ambienten Systems kann zum einen der Datenzugriff verbessert werden, zum anderen können Fehlbehandlungen vermieden werden. Die Identifikation erfolgt in derartigen Szenarien zumeist über Sensoren (z. B. RFID-Tags), die direkt am Patienten angebracht werden. Das medizinische Personal kann dann über entsprechende Endgeräte mit einem Lesegerät auf die Daten des Patienten zugreifen. Dies ermöglicht einen vergleichsweise schnellen Zugriff auf die Patientendaten, da keine manuellen Eingaben erforderlich sind. Vor dem Hintergrund, dass bei der morgendlichen Visite lediglich ungefähr drei Minuten pro Patient zur Verfügung stehen (Bick, Kummer und Rössig 2008a, S. 70), sollte diese Zeitspanne nicht durch die Bedienung von Geräten und damit verbundene Wartezeiten reduziert werden. Weiterhin können durch die Identifikation des Patienten Verwechslungen beispielsweise beim operativen Eingriff verringert werden sowie das Risiko, dass bei paarweise angeordneten Organen oder Gliedmaßen, versehentlich ein gesundes Körperteil operiert wird, reduziert werden (Andersen und Bardram 2007, Mettler und Rohner 2007).

2.4.2 Patientenmonitoring

Beim Patientenmonitoring werden systematisch Patientendaten erhoben und ausgewertet. Morán et al. (2006) kamen zu dem Ergebnis, dass die Erhebung

---

[32] Eine alternative Klassifizierung der Unterstützungsbereiche ambienter Technologien wird u. a. von Friedewald und Da Costa (2004) vorgeschlagen.

[33] Im Rahmen des vorgelagerten qualitativen Forschungsprojekts *Ambient Intelligence in Medical Devices and Environment* (AIMED) wurden die Einsatzpotentiale ambienter Technologien identifiziert und analysiert. Das Projekt wurde vom 01.04.2007 bis 31.12.2007 an der Juniorprofessur für Wirtschaftsinformatik unter Leitung von Prof. Dr. Markus Bick durchgeführt und aus Mitteln der TSB Technologiestiftung Berlin gefördert sowie von der Europäischen Union Europäischer Fonds für Regionale Entwicklung kofinanziert. Eine ausführliche Beschreibung des Projekts einschließlich der Ergebnisse ist in Bick, Kummer und Rössig (2008a) und Bick und Kummer (2010b) enthalten.

und Verwaltung von Informationen mit durchschnittlich 22,71 % einen wesentlichen Anteil der täglichen Arbeitszeit von Pflegekräften ausmacht. Im Zusammenhang mit ambienten Technologien können die Pflegekräfte entlastet werden, indem kabellose Sensoren eingesetzt werden, um Daten direkt am Patienten zu erheben. Dabei kann zwischen der Erhebung von Vitaldaten (Barger, Brown und Alwan 2005, Gao et al. 2006) und der Erhebung von zusätzlichen Patienteninformationen (Rashid und Holtmann 2007) unterschieden werden. Bei der Erhebung von Vitaldaten wird eine unterbrechungsfreie Messung relevanter Werte ermöglicht, ohne die Bewegungsfreiheit des Patienten einzuschränken. Eine zusätzliche Funktion in diesem Anwendungsfeld stellt die automatische Alarmmeldung dar, die das medizinische Personal informiert, sofern die Werte einen zuvor festgelegten Bereich übersteigen (Bick, Kummer und Rössig 2008a, S. 28 f.). Darüber hinaus können zusätzliche Informationen durch Sensoren erhoben werden, die sonst nur schwer und unzuverlässig ermittelt werden können. Beispiele hierfür sind Geräte, die das Bewegungspensum eines Patienten oder dessen Nahrungsaufnahme dokumentieren. Diese Informationen ermöglichen eine objektive Dokumentation des Genesungsverlaufs und können von erheblicher Bedeutung sein (Bick, Kummer und Rössig 2008a, S. 29 f.).

2.4.3 Lokalisierung

Mittels ambienter Systeme kann der Aufenthaltsort von Personen und Objekten bestimmt werden (Coroama et al. 2003, S. 42 ff.). Gerade im medizinischen Bereich wird ein erheblicher Teil der täglichen Arbeitszeit durch Suchvorgänge (bspw. nach Patienten, Kollegen, medizinischen Geräten und Dokumenten) determiniert. Morán et al. (2006) beziffern diesen Anteil der täglichen Arbeitszeit bei Pflegekräften auf durchschnittlich 5,33 %. Durch die direkte Ortung mittels Sensoren können in diesem Anwendungsbereich signifikante Zeiteinsparungen erzielt werden. Ein weiterer zentraler Problembereich stellt die Lokalisierung von Objekten während des chirurgischen Eingriffs dar. Hierbei besteht stets ein Risiko, dass unbeabsichtigt Objekte im Patienten verbleiben (Macario, Morris und Morris 2006). Darüber hinaus können neben Objekten auch das medizinische Personal und die Patienten durch Sensoren vernetzt werden. Dies würde unter anderem ermöglichen, bei einem Notfall (z. B. beim Sturz eines Patienten) automatisch das medizinische Personal zu informieren, das sich in unmittelbarer Entfernung zum Patienten befindet (Bardram et al. 2006).

2.4.4 Materiallogistik

Auch bei der Logistikunterstützung durch Ambient Intelligence werden Technologien zur Ortung mit einbezogen. Allerdings steht die flexible und dynamische Lösung logistischer Probleme im Vordergrund (Fry und Lenert 2005). Im Zusammenhang mit der Materialwirtschaft, die auch das gesamte Bestellwesen umfasst, können beispielsweise RFID-Tags an den Materialien (z. B. den Medikamenten oder Verbrauchsgegenständen wie Tupfern und Tüchern) angebracht werden. Wird das Arbeitsmaterial auf den Stationen verbraucht, kann dies automatisch durch ein Lesegerät erfasst werden, wodurch ein Bestellvorgang ausgelöst wird. Dies ermöglicht es, die Lagerkapazitäten gering zu halten und gleichzeitig das Personal zu entlasten. Ebenso kann sichergestellt werden, dass in den Operationssälen stets die erforderlichen Instrumente zur Verfügung stehen. Da diese Instrumente steril sein müssen, werden sie in speziellen Behältern (sogenannten OP-Sieben) verpackt, die sämtliche für eine bestimmte Operation benötigten Instrumente beinhalten. Dabei muss sowohl die Aufbereitung als auch die anschließende Zusammenstellung der Siebe fehlerfrei sichergestellt werden. Diese Problemfelder sind jedoch keinesfalls auf das Gesundheitswesen beschränkt, da sich Unternehmen in zahlreichen Branchen mit ähnlich gelagerten Problemen der Materialwirtschaft auseinandersetzen. Sensortechnik wie RFID wurde daher bereits frühzeitig für derartige Zwecke eingesetzt, weshalb heutzutage auf erhebliche Erfahrungen aus anderen Bereichen zurückgegriffen werden kann (vgl. u. a. Fleisch, Christ und Dierkes 2005, Flörkemeier 2005, Wright und Steventon 2007). In Krankenhäusern ist dieses Problem jedoch von besonderer Bedeutung, da nicht vorrätige Materialien nicht nur das operative Ergebnis beeinflussen, sondern auch den Behandlungserfolg gefährden können (Abschnitt 1.1).

2.4.5 Authentifikation

Im Bereich der medizinischen Versorgung kommt der Authentifikation zur Gewährleistung der Zugriffssicherheit eine entscheidende Bedeutung zu. Dies umfasst sowohl den Zutritt zu bestimmten Bereichen als auch den Zugriff auf sensible Daten von Patienten und Mitarbeitern. Durch physische Zugangskontrollen zu bestimmten Bereichen des Krankenhauses wird verhindert, dass sich Unbefugte Zutritt verschaffen und dadurch Schaden anrichten. Dies schließt sowohl den Zugriff auf digital gespeicherte Patientendaten als auch physische Datenträger (z. B. Röntgenbilder) der Patientenakte mit ein. Weiterhin wird der Zutritt zu sterilen Bereichen aufgrund des Infektionsrisikos sowie der allgemeine Schutz vor Diebstahl durch Authentifikationsmaßnahmen sichergestellt. Dem Diebstahlschutz kommt dabei eine besondere Bedeutung zu, da

Krankenhäuser öffentliche Gebäude sind und aufgrund der vergleichsweise hochpreisigen Medizintechnik und der zahlreichen Computer eine erhöhte Diebstahlgefahr besteht (Bick, Kummer und Rössig 2008a, S. 40 ff.). Die Vermeidung des unberechtigten Zugangs zu digitalen Patientendaten ist im Klinikbetrieb ebenfalls eine Herausforderung, da zahlreichen verschiedenen Personengruppen wie Ärzten, Pflegekräften und Verwaltungsmitarbeitern Zugriff auf diese Daten gewährt werden muss. Greifen Unberechtigte auf diese Daten zu, so kann erheblicher Schaden verursacht werden. Des Weiteren verletzt das Personal in diesem Fall auch die gesetzliche Schweigepflicht, da der Patient erwarten darf und muss, dass die über ihn gespeicherten Informationen geheim bleiben und nicht an Unbefugte gelangen (Parzeller, Wenk und Rothschild 2005). Zudem sollte stets erkennbar sein, welcher Klinikmitarbeiter welche Maßnahmen angeordnet bzw. durchgeführt hat (Bardram et al. 2006). Dem permanenten Schutz vor unbefugtem Zutritt kommt daher eine entscheidende Rolle zu. Ambiente Technologien können herangezogen werden, um An- und Abmeldeprozesse unter Verwendung von Sensorik zu vereinfachen. Vitaldaten wie beispielsweise der Fingerabdruck können hierbei ebenso wie Sensoren an den Mitarbeitern eingesetzt werden, um Authentifikationsprozesse zu verbessern.

2.4.6 Kommunikation

Krankenhäuser stellen ein komplexes Arbeitsumfeld da, in dem zahlreiche Menschen miteinander zusammenarbeiten. Aus diesem Grund ist eine gut funktionierende Kommunikation von erheblicher Bedeutung, um effiziente und effektive Abläufe zu gewährleisten. So sind die Arbeitsprozesse der medizinischen Behandlung in Krankenhäusern oftmals mit Absprachen, Weisungen und Dispositionsvorgängen verbunden (Bick, Kummer und Rössig 2008a, S. 43 ff.). Die Kommunikation muss über zeitliche und räumliche Distanz berufsgruppenübergreifend synchron und asynchron sichergestellt werden.[34] Beispiele hierfür sind der Informationstransfer zwischen Ärzten, Pflegepersonal und Patienten sowie die Koordinierung vom Bestellwesen, Bettenmanagement oder dem Transport der Patienten zum Operationssaal. Bei sämtlichen dieser Aufgaben stellt die erfolgreiche Kommunikation eine Voraussetzung für funktionierende Abläufe dar (Bick, Kummer und Rössig 2008a, S. 43 ff.). Ein Beispiel für die Unterstützung von Kommunikationsprozessen durch ambiente Technologien ist die kontextbasierte Filterung von Anrufen. Die ausgeprägte Nutzung mobiler DECT-Telefone in Krankenhäusern führt oft-

---

[34]Kommunikationsformen und deren Bedeutung für Gruppen werden beispielsweise von Teufel et al. (1995) und Riemer (2009) thematisiert.

mals zu Störungen bei Besprechungen und Behandlungen (z. B. während der Operation), wodurch es zu Behinderungen bei der Arbeit kommen kann. Ambiente Technologien können hierbei mittels Sensoren den Kontext durch orts- und situationsspezifische Faktoren direkt erfassen und die eingehenden Anrufe entsprechend den individuellen Bedürfnissen filtern (Bick, Kummer und Rössig 2008a, S. 43 ff., Bick, Kummer und Rössig 2008b).

2.4.7 Koordination

In Krankenhäusern fallen zahlreiche Probleme bezüglich der Koordinierung von Ressourcen an. Im Gegensatz zur Materiallogistik (Abschnitt 2.4.4) stehen hierbei allgemeine Güter im Vordergrund, die für den Leistungserstellungsprozess erforderlich sind (vgl. Coroama et al. 2003, S. 41 ff.). Zwei zentrale Probleme in diesem Zusammenhang sind die Planung und Koordination von Betten und Terminen einschließlich der Nutzung der Operationssäle. Hierbei verursacht die Unvorhersehbarkeit der Ressourcenauslastung erhebliche Schwierigkeiten bei der Leistungserbringung. Oftmals wird erst nach der Morgenvisite entschieden, welche Patienten entlassen werden, woraufhin verfügbare Bettenkapazitäten durch verbale Kommunikation zwischen den verschiedenen Stationen bestimmt werden. Die Terminkoordinierung gestaltet sich bei chirurgischen Kliniken durch Komplikationen bei stationären Patienten sowie Zugänge von Notfällen als schwierig. Daher erfolgt die Zuweisung von Operationssälen oftmals kurzfristig (Bick, Kummer und Rössig 2008a, S. 45 ff.).

Ambiente Technologien können herangezogen werden, um über Sensoren verfügbare Betten im Krankenhaus aufzufinden und zu reservieren. Ebenso können verfügbare Operationssäle automatisch erfasst werden. Zusätzlich können diese Systeme noch weitere nutzenstiftende Informationen bereitstellen. So können bei der Bettenplanung beispielsweise objektspezifische Informationen wie der Zeitpunkt der letzten Reinigung hinterlegt werden. Dabei können Teile der Dokumentation an ein ambientes System ausgelagert werden. Bei der Identifikation verfügbarer Operationssäle wäre die weiterführende Erfassung von Daten der Operation (z. B. Operationsbeginn, anwesende Ärzte und Pflegekräfte, Operationsende) denkbar, wodurch das Personal entlastet werden würde (Bick, Kummer und Rössig 2008a, S. 45 ff., Bick, Kummer und Rössig 2008b).

2.4.8 Behandlungspfadunterstützung

Behandlungspfade beschreiben standardisierte Behandlungsmaßnahmen in Krankenhäusern, wobei die Definition und Integration von Behandlungspfaden als ein eigenständiger Forschungsbereich angesehen werden können.[35] Dennoch kann eine mittelbare Unterstützung von Behandlungspfaden durch ambiente Technologien erfolgen. Dabei werden verschiedene Systeme einschließlich der Systeme zur Verwaltung der elektronischen Krankenakte des Patienten miteinander vernetzt, um die Mitarbeiter entlang der Behandlungspfade zu führen, zu koordinieren und zu überwachen, um deren Einhaltung zu gewährleisten (Bick, Kummer und Rössig 2008a, S. 50 ff.). Im Vergleich zu den zuvor beschriebenen Anwendungsgebieten handelt es sich daher eher um Gesamtszenarien, die zahlreiche bestehende Systeme miteinander verbinden und um ambiente Charakteristika erweitern. Werden beispielsweise die Daten der elektronischen Patientenakte mit den computerunterstützten Behandlungspfaden verknüpft, so können ambiente Technologien die Dokumentation des konkreten Behandlungsverlaufes automatisch mit den zuvor definierten Behandlungsstandards abgleichen. Mobile Endgeräte können in diesem Zusammenhang als softwaregestützte Checklisten fungieren, die direkt auf die Patientenakte zugreifen und von dem Arzt oder dem Pflegepersonal abgearbeitet werden. Die geleisteten Behandlungsmaßnahmen werden dabei automatisch dokumentiert. Das System kann zudem selbstständig darauf hinweisen, wenn Standarduntersuchungen oder Laborkontrollen anstehen, die für bestimmte Behandlungsschritte (z. B. den operativen Eingriff) eine notwendige Voraussetzung darstellen. Zudem können eingehende Befunde antizipativ von dem System überprüft werden. Überschreitet ein Befund zuvor definierte Grenzwerte, so erfolgt eine Alarmierung. Derartige Systeme können dazu beitragen, die Implementierung von Behandlungsstandards in die Praxis zu vereinfachen und gleichzeitig die Prozesse in den Krankenhäusern zu optimieren und zu rationalisieren. Statt das Personal lediglich an bestimmte Aufgaben zu erinnern, wäre es durch derartige Systeme möglich, deren Durchführung zu planen und zu kontrollieren (Bick, Kummer und Rössig 2008a, S. 50 ff., Bick, Kummer und Rössig 2008b).

Tabelle 2.4 führt die betrachteten Anwendungsgebiete ambienter Technologien abschließend auf und verdeutlicht diese über Beispielanwendungen. Zusätzlich wird jeweils über die Zielsetzung aufgezeigt, wie durch das ambiente System Fehlbehandlungen verhindert werden können. Im folgenden Abschnitt wird das in dieser Studie thematisierte ambiente Medikationsunterstützungssystem erläutert. Dieses vereint Aspekte der Patientenidentifikation (Abschnitt 2.4.1), der Materiallogistik (Abschnitt 2.4.4) sowie der Behandlungspfadunterstützung (Abschnitt 2.4.8).

---

[35]Für detaillierte Informationen zum Forschungsstand im Bereich Behandlungspfade siehe u. a. Schwenk, Spies und Müller (2007).

Tabelle 2.4: Möglichkeiten zur Vermeidung von Fehlbehandlungen durch ambiente Systeme

Anwendungsgebiet	Beispiel	Zielsetzung
Patientenidentifikation	Identifikation des Patienten mittels Sensoren	Vermeidung von Verwechslungen
Patientenmonitoring	Überwachung von Vitaldaten	Verbesserung der Diagnose durch zusätzliche Informationen
Lokalisierung	Ortung von Objekten (Geräten und Personen)	Vermeidung bei einer Operation Objekte im Patienten zurückzulassen
Materiallogistik	Optimiertes Bestellwesen der Medikamente	Permanente Verfügbarkeit der benötigten Medikamente
Authentifikation	Verhinderung von unbefugtem Zutritt in sterile Bereiche	Verringerung des Infektionsrisikos des Patienten
Kommunikation	Filterung der eingehenden Anrufe im Operationssaal	Verhinderung von Störungen während der OP
Koordination	Automatische Erfassung verfügbarer Operationssäle	Schnellere Behandlung des Patienten
Behandlungspfadunterstützung	Überwachung des Medikationsprozesses	Sicherstellung, dass der Patient die ihm verschriebenen Medikamente erhält

2.5 Szenario zur ambienten Medikationsunterstützung

Nachdem in den vorangegangenen Abschnitten Ambient Intelligence sowie dessen Einsatzmöglichkeiten im Krankenhausumfeld vorgestellt wurden, wird in diesem Abschnitt abschließend das ambiente Medikationsszenario vorgestellt, welches den Untersuchungsgegenstand der vorliegenden Arbeit bildet. In Abschnitt 2.5.1 wird zunächst erläutert, weshalb die Bildung von Szenarien im Zusammenhang mit Ambient Intelligence ein geeignetes Forschungsinstrument darstellt. Zudem wird erläutert, um welche Art von Szenario es sich in der Studie handelt. Darauf aufbauend wird in Abschnitt 2.5.2 der Inhalt des Szenarios erläutert und begründet.

2.5.1 Szenarien als Forschungsinstrument

Die Bildung von Szenarien ist in der Literatur im Zusammenhang mit Ambient Intelligence von erheblicher Bedeutung. Dies ist insbesondere auf den visionären Charakter ambienter Technologien zurückzuführen (Abschnitt 2.1.2). Bereits die ISTAG, die den Begriff prägte, entwickelte Szenarien, um die Potentiale dieser Technologie aufzuzeigen (Ducatel et al. 2001). Dies liegt auch daran, dass Szenarien eine kompakte und verständliche Form zur Darstellung von Forschungspotentialen und -aktivitäten in einem bestimmten Anwendungsbereich ermöglichen (Coroama et al. 2003, S. 2 ff.). Friedewald et al. (2006) unterscheiden in diesem Zusammenhang drei Ausprägungen von Szenarien im Umfeld von Ambient Intelligence:

1. *Elaborierte Szenarien:* In diesen Szenarien werden Akteure sowie deren Aktivitäten aufgeführt und detailreich in die Handlung einer Geschichte eingebettet. Aufgrund dieses Detaillierungsgrads werden diese Szenarien auch als Drehbücher (*Screenplays*) bezeichnet. Die Einsatzgebiete umfassen sowohl ausschließlich konzeptionell bzw. theoretisch geprägte Visionen der Zukunft[36] als auch Szenarien, die für Projekte entwickelt werden und der Präsentation von Projektzielen dienen.

2. *Anwendungsszenarien:* Diese Szenarien konzentrieren sich zumeist auf bestimmte Funktionalitäten eines Prototyps, der beispielsweise in einer Publikation thematisiert wird. Eine Handlung der Akteure ist nur in bestimmten Aspekten detailliert beschrieben. Diese Aspekte werden besonders hervorgehoben, da sie benötigt werden, um bestimmte Funktionalitäten zu veranschaulichen.

---

[36]Ein Beispiel hierfür ist in Ducatel et al. (2001) zu finden.

3. *Einfachere Beschreibungen:* Bei dieser sehr weit verbreiteten Art von Beschreibungen handelt es sich im strengeren Sinn nicht um Szenarien. Sie beinhalten statt einer Handlung eher Situationen, Treiber oder Trends, die einen Zusammenhang zu ambienten Technologien aufweisen. Derartige Schilderungen schlagen vielversprechende Anwendungsmöglichkeiten vor, die sich zumeist thematisch nicht in den anderen beiden Arten von Szenarien auffinden lassen. Oftmals wird bei diesen Beschreibungen ein Prototyp vorgestellt, dessen Anwendungsmöglichkeiten anschließend erläutert werden.[37]

Das in dieser Arbeit untersuchte Szenario ist den Anwendungsszenarien zuzuordnen, da lediglich ausgewählte Funktionen eines Medikationsunterstützungssystems beschrieben werden. Dieses Vorgehen wurde gewählt, um in den thematisierten Bereichen möglichst detaillierte Ergebnisse zu erhalten, die in Bezug auf die Akzeptanz relevant sind und daher die prototypische Umsetzung des Szenarios unterstützen.

2.5.2 Ausgestaltung des Medikationsszenarios

Ambiente Technologien können den Medikationsprozess vielfältig unterstützen. Das primäre Ziel, um Medikationsfehler zu verhindern, besteht dabei darin sicherzustellen, dass der richtige Patient das richtige Medikament in der richtigen Dosierung zur richtigen Zeit erhält. Dabei besteht der Medikationsprozess generell aus fünf Phasen (o.V. 2003b):

1. *Informationsgewinnung*
2. *Verordnung*
3. *Arzneimittelzubereitung/Bereitstellung*
4. *Arzneimittelausgabe/Verabreichung*
5. *Dokumentation der Arzneimittelverabreichung*

Der Medikationsprozess beginnt mit der Erhebung der erforderlichen Informationen, um eine Diagnose stellen zu können. Auf Grundlage der Diagnose werden anschließend die erforderlichen Medikamentenvergaben festgelegt. In einem weiteren Schritt wird das Medikament, sofern es nicht verfügbar ist, beschafft bzw. zubereitet und bereitgestellt. Anschließend wird das Medikament dem Patienten in der zuvor festgelegten Dosierung verabreicht.

---
[37]Michahelles et al. (2003) beispielsweise zeigen im Rahmen einfacherer Beschreibungen auf, inwieweit ambiente Technologien Rettungskräfte bei Skiunfällen unterstützen können.

Der Prozess endet mit der Dokumentation der Vergabe des Medikaments. Medikationsfehler (Abschnitt 1.1) können in sämtlichen Phasen des Medikationsprozesses auftreten (Müller 2003, o.V. 2003b). Um diese zu reduzieren können ambiente Systeme aus verschiedenen Anwendungsgebieten zur Prozessunterstützung in Krankenhäusern genutzt werden. So können unter anderem Anwendungen des Patientenmonitorings (Abschnitt 2.4.2) die Phase der *Informationsgewinnung* unterstützen. Durch die Förderung der Kommunikation (Abschnitt 2.4.6) kann ein Arzt zeitnah einen Kollegen identifizieren, um sich mit diesem über eine *Verordnung* zu beraten. In der Phase der *Arzneimittelzubereitung/Bereitstellung* dagegen bieten sich primär Applikationen der Materiallogistik (Abschnitt 2.4.4) an. Bei der *Verabreichung* des Medikaments ist es über die Patientenidentifikation (Abschnitt 2.4.1) möglich sicherzustellen, dass der richtige Patient das richtige Medikament erhält. Darüber hinaus kann die Dokumentation der Arzneimittelverabreichung mittels Applikationen der Behandlungspfadunterstützung (Abschnitt 2.4.8) beispielsweise anhand von Checklisten unterstützt werden.

Um die Komplexität des untersuchten Szenarios zu begrenzen, werden allerdings nicht alle Phasen berücksichtigt. Im Mittelpunkt stehen die Phasen der *Arzneimittelausgabe/Verabreichung* sowie deren anschließende *Dokumentation*. Um eine hohe Relevanz zu gewährleisten, wurde das Szenario in vorgelagerten Studien zusammen mit Ärzten und Pflegekräften entwickelt. Begriffe wie Ambient Intelligence, die für die Zielgruppe vermutlich unbekannt sind, wurden dabei bewusst vermieden, um die Verständlichkeit zu erhöhen. Das Szenario wurde im Rahmen eines Pretests mit Pflegekräften in der Ausbildung überprüft (Kummer, Bick und Gururajan 2009, Bick und Kummer 2010b, Abschnitt 5.1.1). Die folgenden Ausführungen entsprechen dem in der Studie verwendeten Beschreibungstext für das Szenario:

Ein IT-System soll die Patientensicherheit bei der Medikation erhöhen. Dazu werden die Medikamente sowie die Patienten mit Sensoren versehen. Ärzte/innen und Pflegekräfte tragen mobile Geräte, die Mobiltelefonen ähneln. Diese können sie für unterschiedliche Aufgaben einsetzen. Neben dem Telefonieren dienen diese Geräte auch dem Zugriff auf Patientendaten sowie deren Änderung. Zudem zeigen die Geräte die zu erledigenden Aufgaben an. Eine weitere wichtige Eigenschaft des Systems ist es, Arbeitsvorgänge zu überwachen und dadurch Fehler zu vermeiden.

Bei der Medikation überprüft das System automatisch über die Sensoren, ob der richtige Patient das richtige Medikament erhält. Hierbei wird über das mobile Gerät zudem geprüft, ob der Mitarbeiter zu dieser Tätigkeit berechtigt ist bzw. ob sie ihm aufgetragen wurde. Abschließend bestätigt der Mitarbeiter die Daten und beendet damit den Vorgang. Die Daten werden zu

Dokumentationszwecken gespeichert. Weitere Schreibarbeit entfällt. Passen die Faktoren Patient, Medikament und Mitarbeiter nicht zusammen, so erfolgt ein Alarm, der ebenfalls gespeichert wird. Das System soll von Ärzten/innen und Pflegekräften eingesetzt werden.

Abschließend wird dieses Szenario anhand der von Friedewald et al. (2005) definierten Merkmale ambienter Szenarien detailliert erläutert. Dabei wird zum einen der Zusammenhang zu Ambient Intelligence und den damit verbundenen Herausforderungen, die in diesem Kapitel thematisiert wurden, aufgezeigt. Zum anderen werden Fragestellungen, die sich in Bezug auf die Akzeptanz ergeben, diskutiert, wodurch ein Übergang zum nächsten Kapitel hergestellt wird.

1. **Verwendete Technologie:** Hinsichtlich der beschriebenen Technologie stellt sich die Frage, ob diese die Merkmale von Ambient Intelligence erfüllt (Abschnitt 2.1.2). In dem Szenario wird beschrieben, dass Sensoren, mobiles Endgerät und Krankenhausinformationssystem miteinander vernetzt sind. Das System unterstützt jeden Medikationsprozess und ist daher in diesem Anwendungsbereich allgegenwärtig. Zudem tritt das System kontextspezifisch in Erscheinung, da die hinterlegten Patientendaten mit den über die Sensoren erhaltenen Daten abgeglichen werden, um auf die konkrete Situation zu reagieren. Des Weiteren ist das System personalisierbar, da es den Arbeitsabläufen einer bestimmten Pflegekraft angepasst wird, und agiert selbstständig, indem es von sich aus beim Auftreten von Medikationsfehlern einen Alarm auslöst. Das System kann flexibel Veränderungen der Behandlung (wie bspw. der Verordnung eines anderen Arzneimittels) anpasst werden und lässt sich vergleichsweise benutzerfreundlich handhaben. Die Vertrauenswürdigkeit nach Weber, Rabaey und Aarts (2005) wird nicht im Szenario aufgegriffen, da diese im Rahmen der Studie untersucht wird (Abschnitt 3.3.4). Darüber hinaus erscheint der Aspekt der analytischen Intelligenz fraglich, da das System beispielsweise keine eigenen Behandlungsvorschläge unterbreitet, sondern zuvor definierte Parameter überprüft. Allerdings setzt die Verarbeitung von Daten aus verschiedenen Quellen, die praktisch in Echtzeit verfügbar sein müssen, ebenfalls erhebliche Anforderungen an das System, die als analytische Intelligenz bezeichnet werden können. Zudem kann dieser Aspekt in der weiteren Entwicklung eines Systems, das sämtliche Phasen der Medikation unterstützt, gesteigert werden. So könnte das System beispielsweise die Verordnungen des behandelnden Arztes in der zweiten Phase des Medikationsprozesses mit dem Behandlungspfad abgleichen und alternative Vorschläge unterbreiten

(Abschnitt 2.4.8). Insgesamt verfügt das beschriebene System folglich über hinreichende ambiente Charakteristika, um nach der Definition aus Abschnitt 2.1.2 als ambientes System bezeichnet zu werden.

2. *Persönlichkeit des Akteurs:* Nach Friedewald et al. (2005) lassen sich verschiedene Nutzergruppen identifizieren, die den Eingriff eines ambienten Systems in die Privatsphäre unterschiedlich beurteilen. Bestimmte Gruppen sind folglich eher bereit, anderen Zugriff auf ihre personenbezogenen Daten zu ermöglichen (Abschnitt 2.2). In dem beschriebenen Szenario werden Ärzte und Pflegekräfte als Akteure angeführt, da diese beiden Berufsgruppen den Medikationsprozess gemeinsam durchführen.[38] Die bestmögliche Versorgung der Patienten kann als das primäre Ziel dieser Personengruppen angesehen werden. Da das Szenario die Behandlungsqualität steigert, könnte dies die Bereitschaft erhöhen, das System zu nutzen.

3. *Umgebung:* Die Umgebung repräsentiert den Ort, an dem das Szenario stattfindet. Gerade berufliche und private Umgebungen unterscheiden sich extrem hinsichtlich der Bereitschaft, ambiente Technologien zu verwenden. In Abschnitt 2.2.3 wurde bereits erläutert, dass in privater Umgebung Verletzungen der informationellen Selbstbestimmung in einem geringeren Maß geduldet werden, als dies im öffentlichen oder beruflichen Umfeld der Fall ist. Das thematisierte Medikationsszenario ist dem beruflichen Krankenhausumfeld zuzuordnen. Dies könnte die Bereitschaft zur Nutzung des Systems erhöhen.

4. *Die beschriebene Aktivität:* Mit den Phasen der *Arzneimittelausgabe/Verabreichung* sowie der *Dokumentation der Arzneimittelverabreichung* werden zwei zentrale Schritte der Medikation in dem Szenario beschrieben. Dabei verbindet das Szenario verschiedene der zuvor erläuterten Anwendungsbereiche. Mit der Identifizierung des Patienten anhand eines Sensors wird der Anwendungsbereich der Patientenidentifikation (Abschnitt 2.4.1) thematisiert. Die Sensoren an dem Arzneimittel hingegen betreffen die Materiallogistik (Abschnitt 2.4.4), wohingegen das Anzeigen der Informationen in Bezug auf die Verordnung sowie

---

[38]Ärzte sind für die gesamte Behandlung verantwortlich und legen die Medikation im Rahmen der *Verordnung* fest. Die Phasen vier und fünf des Medikationsprozesses werden jedoch insbesondere von Pflegekräften durchgeführt, weshalb sich die Datenerhebung ausschließlich auf diese Berufsgruppe bezieht (Isfort et al. 2010, S. 9, Abschnitt 5.1.2). Das im Szenario beschriebene System kann jedoch grundsätzlich von dem gesamten medizinischen Personal verwendet werden.

die Dokumentation des Medikationsprozesses der Behandlungspfadunterstützung zuzuordnen ist (Abschnitt 2.4.8). Die beschriebene Unterstützung der Medikation verbindet sowohl positive als auch negative Faktoren. Positiv könnte dabei insbesondere die Effektivitätssteigerung bei der Verabreichung des Medikaments wahrgenommen werden, die dazu beiträgt, Behandlungsfehler zu vermeiden. Weiterhin ergibt sich aus der automatischen Dokumentation des Prozesses eine erhöhte Effizienz. Demgegenüber steht allerdings insbesondere die erhöhte Transparenz, die als ein Eingriff in die Privatsphäre aufgefasst werden könnte (Abschnitt 2.2.1). Dieser negative Effekt wird mit dem folgenden Aspekt des Informationsflusses weiter konkretisiert.

5. *Informationsfluss:* Eingriffe in die Privatsphäre sind oftmals mit einer Offenlegung von Informationen verbunden (Abschnitt 2.2.1). Daher ist es von Bedeutung, wie die Informationen erfasst und gespeichert werden. Im thematisierten Szenario wird ein mobiles Endgerät verwendet, um auf die zentral gespeicherten Patientendaten zuzugreifen. Neben den infolge des Medikationsprozesses veränderten Patientendaten werden auch personenbezogene Daten des behandelnden Mitarbeiters erfasst. Allerdings sind dem Szenario keine Angaben zu entnehmen, auf welche Art und Weise die Datenverarbeitung genau funktioniert. Vielmehr wird nur generell erläutert, dass die Patientendaten sowie die für die Medikation relevanten Daten über ein mobiles Endgerät bezogen werden. Zudem wird die Speicherung der Daten nach dem Medikationsvorgang erwähnt. Dabei ist insbesondere der angeführte Alarm, der bei nicht Zusammenpassen von Medikament, Patient und behandelnder Person ausgelöst und gespeichert wird, bedeutsam und könnte negative Auswirkungen auf die Nutzungsbereitschaft aufweisen.

6. *Ausmaß der Kontrolle:* Die Abhängigkeit sowie die Verantwortung, die ein technisches System übernimmt, können entscheidende Parameter bei der Einführung eines derartigen Systems darstellen. Das vorgestellte Szenario lässt diese Aspekte bewusst offen, um die Komplexität des Szenarios nicht weiter zu erhöhen. Allerdings wird die Sensibilisierung der potentiellen Nutzer in Bezug auf den Kontrollverlust in die Analyse integriert (Abschnitt 3.3.4).

Das Szenario der ambienten Unterstützung der Phasen vier und fünf des Medikationsprozesses steht im Mittelpunkt der Studie. Es wird deutlich, dass dieses Szenario sowohl positive als auch negative Aspekte verbindet. Dabei ergeben sich gerade durch die ambienten Merkmale des Systems spezielle Fragestellungen in Bezug auf die Nutzungsbereitschaft seitens der Anwender. Auf dem Szenario aufbauend wird in den nächsten Kapiteln ein Akzeptanzmodell entwickelt, welches die Wirkungszusammenhänge der Nutzungsbereitschaft abbildet. Dieses ermöglicht eine Prognose der Akzeptanzprobleme, die bei einer (prototypischen) Umsetzung des Systems auftreten.

Kapitel 3

Akzeptanz von Ambient Intelligence

Nachdem im vorangegangenen Kapitel erläutert wurde, welche besonderen Charakteristika Ambient Intelligence aufweist (Anschnitt 2.1) und inwieweit ambiente Systeme Medikationsfehler in Krankenhäusern verhindern können (Anschnitte 2.4 und 2.5), wird in diesem Kapitel herausgearbeitet, welche Faktoren das Entscheidungsverhalten von Individuen hinsichtlich der Nutzung derartiger Systeme beeinflussen können. Diese Fragestellung, die auf die Akzeptanz abzielt, ist weitestgehend unbeantwortet. Abgesehen von den dieser Studie vorgelagerten Forschungsprojekten[39] liegen derzeit keine Untersuchungen zur Akzeptanz ambienter Technologien im Gesundheitswesen vor. Einzig die Akzeptanz im Zusammenhang mit Telemedizin (Hu et al. 1999, Chau und Hu 2002) und mobilen Technologien (Yi et al. 2006, Wu, Wanga und Lind 2007) wurde in diesem Umfeld untersucht. Zur Analyse der Benutzerakzeptanz ambienter Medikationsunterstützungssysteme in Krankenhäusern kann somit nicht auf bestehende Studien zurückgegriffen werden. Aufbauend auf verschiedenen Modellen und Theorien aus der Literatur wird daher ein Akzeptanzmodell abgeleitet, das sowohl den Merkmalen ambienter Systeme als auch den speziellen Rahmenbedingungen des Krankenhausumfelds gerecht wird. Die Überprüfung der damit verbundenen Hypothesen bildet den Kern der darauf folgenden empirischen Untersuchung (Kapitel 5).

---

[39]Hierbei handelt es sich insbesondere um das bereits erläuterte AIMED-Projekt (Abschnitt 2.4) sowie den Pretest zur vorliegenden Studie (Abschnitt 5.1.1).

3.1 Einführung in die Akzeptanzforschung

In diesem Abschnitt wird zunächst das der vorliegenden Studie zugrunde gelegte Verständnis von Akzeptanz erläutert (Abschnitt 3.1.1), um darauf aufbauend eine Abgrenzung des Forschungsbereichs vorzunehmen (Abschnitt 3.1.2). Abschließend werden verschiedene Formen der Akzeptanzforschung vorgestellt, um den gewählten Ansatz entsprechend einzuordnen (Abschnitt 3.1.3).

3.1.1 Definition des Akzeptanzbegriffs

Zahlreiche Forschungsdisziplinen thematisieren das Phänomen der Akzeptanz. Hierzu gehören unter anderem Philosophie, Psychologie, Politologie sowie Sozial-, Religions-, Sprach-, Rechts- und Wirtschaftswissenschaften (Lucke 1995, S. 10). Vor diesem Hintergrund ist es kaum verwunderlich, dass eine Vielzahl unterschiedlicher Definitionen bestehen, die in den jeweiligen Fachdisziplinen verwurzelt sind (Lucke 1995, S. 10).[40] Im allgemeinen Sprachgebrauch werden synonym zur Akzeptanz oftmals Begriffe wie Befürwortung, Anerkennung, Hinnahme oder Einverständnis verwendet (Hecker 1998, S. 123 f.). Bei diesen Begriffen lassen sich offensichtliche Gemeinsamkeiten erkennen, da sie stets auf eine subjektive Einstellung abzielen, die gegenüber einem Sachverhalt gebildet wird. Zudem kann eine positive Bereitschaft bzw. ein positives Verhalten des Entscheidungsträgers hinsichtlich eines Zustands oder einer Aktivität impliziert werden (Hecker 1998, S. 123 f.). Aufbauend auf diesem allgemeinen Verständnis von Akzeptanz lässt sich eine an den konkreten Untersuchungsgegenstand angepasste Definition herleiten.

Reichwald (1982, S. 36) ordnet die Akzeptanzforschung der sozialwissenschaftlichen Begleitforschung zu. Untersuchungsgegenstand ist die Einführung von Innovationen, wobei auf der Anwenderseite Gründe für die Annahme oder Ablehnung einer Innovation analysiert werden (Reichwald 1982, S. 36). Ähnlich definiert Simon (2001, S. 87) Akzeptanz von (technologischen) Innovationen über den Widerspruch zum Begriff der Ablehnung. Akzeptanz ist danach die positive Annahmeentscheidung einer Innovation durch den Anwender. Die vorliegende Arbeit orientiert sich an diesen beiden Definitionen. Bei der Akzeptanz handelt es sich somit um ein sozialwissenschaftliches Phänomen, welches im einzelnen Individuum verankert ist. Das Individuum bildet hinsichtlich eines Sachverhalts eine subjektive Einstellung, die sein Verhalten in Form der Annahme oder Ablehnung einer innovativen Technologie

---

[40]Eine Übersicht der Definitionen verschiedener Fachdisziplinen ist u. a. in Kollmann (1998, S. 37 ff.) enthalten.

beeinflusst. Vor diesem Hintergrund stellt das in Abschnitt 2.5.2 beschriebene ambiente Medikationsunterstützungsszenario einen solchen Sachverhalt dar.

3.1.2 Zielsetzung und Abgrenzung

Nach Manz (1983, S. 53) sowie Reichwald (1982, S. 37) kann im Rahmen der Akzeptanzforschung zwischen zwei intendierten Zielsetzungen unterschieden werden. Der *analytischen Zielsetzung* folgend werden die Wechselbeziehungen zwischen der Einführung einer Innovation und den damit verbundenen Wirkungsprozessen untersucht. Im Mittelpunkt steht die Identifikation von Einflussfaktoren der Akzeptanz und den Auswirkungen, die sich aus der Einführung der Technologie ergeben. Demgegenüber wird mit der *gestaltenden Zielsetzung* versucht, die Rahmenbedingungen für die Einführung einer Innovation zu beeinflussen, um dadurch eine spätere Nutzung durch die Anwender zu gewährleisten.

Der mit den beiden Zielsetzungen verbundene Untersuchungsgegenstand ist stets der Mikroebene zuzuordnen. Betrachtet wird die Annahme von Innovationen durch bestimmte Individuen (Simon 2001, S. 86). Im Gegensatz dazu steht bei der Diffusionsforschung die Akzeptanz auf der Makroebene im Vordergrund. Gegenstand dieses Forschungsbereichs sind aggregierte Größen, die für ein soziales System (bspw. auf Länderebene) betrachtet werden (Rogers 2003, S. 5 ff.).[41] Ein weiteres Abgrenzungsmerkmal zwischen diesen Forschungsgebieten stellt die zeitliche Dimension dar. Die Diffusionsforschung weist einen Zeitraumbezug auf, wobei auf Fragen der Geschwindigkeit, mit der sich eine Technologie ausbreitet, abgezielt wird. Der (langfristige) Übernahmeprozess einer Technologie durch eine bestimmte Gruppe steht im Mittelpunkt. Demgegenüber erfolgt die Analyse bei der Akzeptanzforschung stets zu einem bestimmten Zeitpunkt (Pfeiffer 1981, S. 32).[42] Auch Weiber (1992, S. 3) charakterisiert die Diffusionsforschung als die Analyse zeitraumbezogener aggregierter Adoptionsvorgänge. Der Diffusionsverlauf ergibt sich dabei aus einer Summe von individuellen Entscheidungen. Allerdings zielt die Diffusionsforschung auf die Prognose des zeitlichen Verlaufs von Erstkäufern ab, ohne individuelle Entscheidungsprozesse zu betrachten. Folglich ergänzen sich Akzeptanz und Diffusionsforschung: Fragestellungen, die durch die Instrumente der Diffusionsforschung nicht erfasst werden können, bieten sich für die Akzeptanzforschung an (Simon 2001, S. 86).

---

[41]Obgleich in der vorliegenden Arbeit empirische Daten aus zwei Ländern verglichen werden, handelt es sich dennoch um eine Untersuchung auf Mikroebene, da die Akzeptanz und deren Einflussfaktoren in Bezug auf das Individuum untersucht werden.

[42]Allerdings können auch verschiedene Zeitpunkte erfasst werden, um dadurch Veränderungen in der Akzeptanz zu untersuchen (Abschnitt 3.4).

Tabelle 3.1: Übersicht der Akzeptanzkonzepte (in Anlehnung an Wohlfahrt 2004, S. 27 ff.)

Klasse	Orientierung	Annahme	Beispiel
Eindimensional	Verhaltensorientiert	Akzeptanz wird mit Nutzungsverhalten gleichgesetzt.	Moore und Benbasat (1991)
	Einstellungsorientiert	Bereitschaft, eine Technologie zu nutzen, wird mit Akzeptanz gleichgesetzt.	Trommsdorff (1975, S. 8)
Multidimensional	Verhaltens- und Einstellungsorientiert	Die Einstellung eine Technologie zu nutzen kann nur eingeschränkt das beobachtete Verhalten erklären.	Silberer (1983)

3.1.3 Konzepte und Ansätze

Zur Erreichung der zuvor erläuterten Zielsetzungen können innerhalb der Akzeptanzforschung grundsätzlich ein- und multidimensionale Konzepte unterschieden werden (Tabelle 3.1). Bei den eindimensionalen Konzepten wird die Akzeptanz mit einer anderen Größe gleichgesetzt. Die eindimensionalen Konzepte lassen sich je nach Orientierung in *verhaltensorientierte* und *einstellungsorientierte* Konzepte einteilen (Müller-Böling und Müller 1986, S. 23 ff.).

Bei den *verhaltensorientierten Ansätzen* wird das Verhalten an die Anforderungen einer veränderten Situation angepasst (Müller-Böling und Müller 1986, S. 23 ff., Kollmann 1998, S. 51 f.). Akzeptanz wird als Nutzungskontinuum verstanden. Eine tendenziell hohe Nutzungsintensität wird hierbei als hohe Akzeptanz interpretiert, wohingegen eine niedrige Akzeptanz mit einer niedrigen Nutzungsintensität gleichgesetzt wird (Milchrahm 2002). An den verhaltensorientierten Ansätzen wird kritisiert, dass der Nutzer eine Innovation auch dann nutzen kann, wenn er diese eigentlich ablehnt. Dies ist beispielsweise der Fall, wenn Individuen aufgrund von Umweltbedingungen oder Abhängigkeitsverhältnissen zu einer Nutzung gezwungen werden (Rengelshausen 2000, S. 72). So kann ein Privathaushalt gegenüber der Nutzung von Solarenergie eine positive Einstellung aufweisen, diese allerdings aus monetären Gründen nicht verwenden. Eine Gleichsetzung von beobachtetem Verhalten und Akzeptanz ist folglich nicht gewährleistet (Simon 2001, S. 105).

Zudem ist es nicht möglich, aufgrund des beobachteten Verhaltens des Nutzers Rückschlüsse auf die Determinanten des Verhaltens abzuleiten (Fischer 2002, S. 100).

Demgegenüber interpretieren *einstellungsorientierte Ansätze* Akzeptanz als eine vom Individuum gelernte und andauernde Bereitschaft, die, bedingt durch eine bestimmte Reizkonstellation, eine positive oder negative Reaktion hervorruft (Trommsdorff 1975, S. 8). Akzeptanz wird demnach als eine Ausprägung der Einstellung einer Person oder einer größeren gesellschaftlichen Gruppe gedeutet (Müller-Böling und Müller 1986, S. 24 f.). Aus diesem Grund werden derartige Modelle oft zur Technikfolgeabschätzung eingesetzt, indem die potentiellen Nutzer hinsichtlich ihrer Einstellung zu bestimmten Innovationen (bspw. Solarenergie) befragt werden. Da diese Modelle allerdings lediglich auf die Nutzungsabsicht bzw. Nutzungsbereitschaft abzielen, ist nicht sichergestellt, dass Nutzungsbereitschaft und tatsächliche Nutzung korrelieren. So belegen empirische Studien von Silberer (1983, S. 537) und Davis, Bagozzi und Warshaw (1989)[43] eine Diskrepanz zwischen der Einstellung hinsichtlich einer Innovation und deren tatsächlicher Nutzung. Eindimensionale Konzepte weisen somit zwar den praktischen Vorteil der vergleichsweise einfachen Handhabung auf, da lediglich das Verhalten beobachtet oder die Einstellung erfragt wird, allerdings sind sie nur eingeschränkt aussagefähig (Wohlfahrt 2004, S. 29).

Um die Schwächen von eindimensionalen Konzepten auszugleichen, wurden mehrdimensionale Ansätze entwickelt, die sowohl die Einstellungs- als auch die Verhaltensakzeptanz abdecken (Helmreich 1980, S. 22). Derartige Ansätze beinhalten folglich die Annahme, dass sich vom konkreten Verhalten und der damit verbundenen manifestierten Verhaltensakzeptanz nur bedingt auf die Einstellung des Nutzers schließen lässt. Ebenso ermöglicht die Bereitschaft zur Nutzung nur begrenzt Aussagen über das tatsächliche Verhalten. Werden Innovationen nicht verwendet, kann dies auf eine nicht gegebene Verhaltens- oder Einstellungsakzeptanz zurückzuführen sein. So können dem Nutzer beispielsweise trotz der positiven Einstellung erforderliche Kenntnisse und Fähigkeiten fehlen. Darüber hinaus kann mangelnde Bedienungsfreundlichkeit dazu führen, dass Innovationen nicht genutzt werden (Wohlfahrt 2004, S. 30).

In dieser Arbeit wird ein einstellungsorientierter Forschungsansatz gewählt, da die Akzeptanz eines Systems mittels eines Szenarios (Abschnitt 2.5) analysiert wird. Die Bestimmung des tatsächlichen Nutzungsverhaltens einer prototypischen Umsetzung des Szenarios wäre zudem kaum im Rahmen

---

[43]Davis, Bagozzi und Warshaw (1989) stellen zwar einen Unterschied zwischen Nutzungsbereitschaft und tatsächlicher Nutzung fest. Dennoch korrelieren diese beiden Größen von sämtlichen untersuchten Variablen am stärksten.

eines Ländervergleichs realisierbar.[44] Weiterhin würde lediglich der konkrete Prototyp und nicht die generelle Bereitschaft zur Nutzung der Technologie untersucht werden. Aus diesen Gründen wird ausschließlich die Nutzungsbereitschaft zur Ermittlung der Akzeptanz herangezogen. Wie erläutert wurde, ist allerdings von Differenzen zwischen Nutzungsbereitschaft und tatsächlichem Verhalten auszugehen. In weiterführenden Forschungsvorhaben sollte der einstellungsorientierte Ansatz daher im Rahmen einer prototypischen Umsetzung zu einem multidimensionalen Konzept ausgeweitet werden (Abschnitt 6.3).

3.2 Ausgewählte Akzeptanzmodelle

In der Akzeptanzforschung werden die Wirkungsprozesse, die zur Akzeptanzentscheidung eines Individuums führen, analysiert. Im Vordergrund steht die Identifikation von Einflussfaktoren und Wirkungsbeziehungen. Zumeist werden theoretische Ansätze aus der Psychologie oder Soziologie herangezogen, um Modelle zur Beschreibung dieser Phänomene abzuleiten. Diese Modelle werden empirisch überprüft und dienen, sofern sie sich bestätigen, als theoretische Fundierung weiterführender Forschungsvorhaben (Bick und Kummer 2010b). Im Folgenden werden zunächst ausgewählte Modelle der Akzeptanzforschung aufgezeigt und gegenübergestellt. Darauf aufbauend erfolgt eine Diskussion, inwieweit diese Modelle und die darin enthaltenen Komponenten in die vorliegende Studie übernommen werden können. Ziel ist es, ein auf den Untersuchungsgegenstand zugeschnittenes Akzeptanzmodell zu entwickeln.

3.2.1 Theory of Reasoned Action

Die Theory of Reasoned Actions (TRA) nach Fishbein und Ajzen (1975) sowie Ajzen und Fishbein (1980) ist ein aus der Sozialpsychologie übernommener Ansatz der Akzeptanzforschung. Danach stehen Abfolgen von Verhaltensweisen unter der willentlichen Kontrolle des betreffenden Individuums. Die Entscheidung, welche Verhaltensweisen seitens des Individuums ausgeführt werden, sollen verstanden werden, um dadurch Vorhersagen des Verhaltens abzuleiten. Dabei fokussiert TRA insbesondere die in den konkreten Situationen ablaufenden psychologischen Wirkungszusammenhänge. TRA liegt die Annahme zugrunde, sämtliche relevanten Informationen würden implizit oder explizit die Verhaltensweisen von Individuen beeinflussen (Fishbein

---

[44]Dies liegt vor allem darin begründet, dass eine prototypische Umsetzung lediglich an einer sehr begrenzten Anzahl von Krankenhäusern durchgeführt werden könnte. Die Ergebnisse ließen sich daher kaum auf andere Personen/Nutzer in dem Land übertragen.

und Ajzen 1975, Ajzen und Fishbein 1980). Die *Intention*[45] des Individuums, die Verhaltensweise zu realisieren, stellt den zentralen Prädiktor für das spätere tatsächliche *Verhalten (Behavior)* dar. Konsequenterweise wird davon ausgegangen, dass sofern keine unvorhersehbaren Ereignisse eintreten, das beabsichtigte Verhalten auch umgesetzt wird. Allerdings kann sich die Intention gerade vor dem Hintergrund eines längeren Zeitintervalls verändern, da die Wahrscheinlichkeit von unvorhergesehenen Ereignissen steigt (Fishbein und Ajzen 1975, Ajzen und Fishbein 1980). Die Intention, das heißt die Verhaltensabsicht des Individuums wird bei TRA durch zwei Faktoren bestimmt. Die *Einstellung zum Verhalten (Attitude Towards the Behavior)* liegt in dem Individuum selbst begründet. Diese Determinante spiegelt die positive oder negative Bewertung hinsichtlich des Verhaltens durch das Individuum wider. Demgegenüber ist der zweite Einflussfaktor im sozialen Umfeld begründet. Die *subjektive Norm (Subjective Norm)* gibt an, welches Verhalten seitens des sozialen Umfelds erwartet wird. Dadurch kommt es zu einem sozialen Druck, der die *(Verhaltens-)Intention* beeinflusst. Die *Intention* führt dann zu einem bestimmten *Verhalten* des Individuums (Fishbein und Ajzen 1975, Ajzen und Fishbein 1980). Abbildung 3.1 verdeutlicht das Modell.

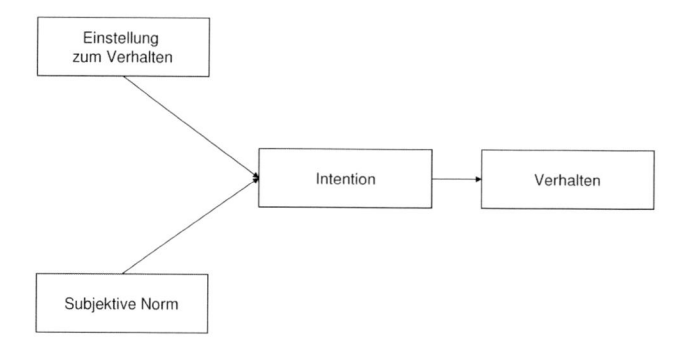

Abbildung 3.1: Theory of Reasoned Action (nach Ajzen und Fishbein 1980, S. 8)

TRA bietet einen vergleichsweise einfachen Zugang zur einstellungsorientierten Akzeptanz von Informations- und Kommunikationstechnologien

---

[45]Um die Lesbarkeit zu erleichtern werden Modellkonstrukte kursiv hervorgehoben.

(Abschnitt 3.1.3). Zahlreiche der im Folgenden erläuterten weiterführenden Akzeptanzmodelle greifen als Grundlage auf TRA zurück und weisen folglich einen direkten oder indirekten Zusammenhang zu diesem Ansatz auf.

3.2.2 Theory of Planned Behavior

Die Theory of Planned Behavior (TPB) von Ajzen (1985) und Ajzen (1991) ist eine Erweiterung von TRA. Diese hat zum Ziel, das Verständnis der Verhaltensweisen im Zusammenhang mit Akzeptanz zu erhöhen, um diese vorherzusagen und zu beeinflussen. Als Erweiterung zu TRA (Abschnitt 3.2.1) wird dabei auch das Verhalten betrachtet, welches nicht vollständig willentlich beeinflusst werden kann (Ajzen 1991). Die *Intention*, ein gegebenes Verhalten auszuführen, steht auch in diesem Konzept im Mittelpunkt und beschreibt dessen Ergebnis (Output). Dabei wird davon ausgegangen, dass *Intentionen* die motivationalen Faktoren, die ein Verhalten beeinflussen, abdecken. *Einstellung zum Verhalten* und *subjektive Norm* sind ebenfalls analog zu TRA definiert. Allerdings gibt das ergänzte Konstrukt *wahrgenommene Verhaltenskontrolle (Perceived Behavioral Control)* an, inwieweit eine willentliche Entscheidung für oder gegen ein bestimmtes Verhalten getroffen werden kann. Oftmals wird das Verhalten dabei von sogenannten nichtmotivationalen Faktoren in Form der Verfügbarkeit von notwendigen Opportunitäten und Ressourcen (bspw. Zeit, Geld, Fähigkeiten und Kooperationen) beeinflusst. Zusammengenommen repräsentieren diese Faktoren die tatsächliche Kontrolle, die ein Individuum über sein Verhalten hat. Sofern das Individuum über die erforderlichen nichtmotivationalen Faktoren verfügt und intendiert, ein damit in Zusammenhang stehendes Verhalten auszuüben, wird diese Verhaltensintention auch tatsächlich realisiert (Ajzen 1985, Ajzen 1991). Abbildung 3.2 veranschaulicht das Modell.

TPB wurde in zahlreichen Publikationen im Zusammenhang mit Informations- und Kommunikationstechnologien eingesetzt. Beispiele sind unter anderem George (2004), Hsu und Chiu (2004) sowie Brown und Venkatesh (2005). Im medizinischen Bereich wurde TPB insbesondere bei Vergleichen zwischen verschiedenen Akzeptanzmodellen herangezogen (Chau und Hu 2001, Chau und Hu 2002) sowie zur Entwicklung von integrierten Modellen (Yi et al. 2006).

3.2.3 Technology Acceptance Model

Das Technology Acceptance Model (TAM) wurde von Davis (1986) entwickelt und stellt eine Weiterentwicklung von TRA (Abschnitt 3.2.1) zur Modellierung von Benutzerakzeptanz im Zusammenhang mit Informationssystemen

```
┌──────────────────┐
│   Einstellung    │
│   zum Verhalten  │
└──────────────────┘
         │
         ▼
┌──────────────────┐        ┌───────────┐        ┌───────────┐
│  Subjektive Norm │───────▶│ Intention │───────▶│ Verhalten │
└──────────────────┘        └───────────┘        └───────────┘
         
┌──────────────────┐
│   Wahrgenommene  │
│ Verhaltenskontrolle│
└──────────────────┘
```

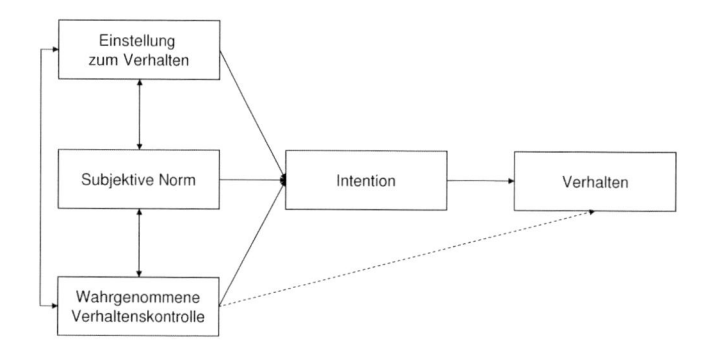

Abbildung 3.2: Theory of Planned Behavior (nach Ajzen 1991, S. 182)

dar (Davis 1989). Dabei basiert TAM auf der Relation zwischen Aufwand und Nutzen, die in einer Akzeptanzentscheidung mündet. Im Unterschied zu TRA, bei der sich die Einstellung über das Verhalten durch den Kontext bildet, werden die Nützlichkeit und die Bedienungsfreundlichkeit in TAM a priori beurteilt. Diese Einschätzungen stellen folglich eher allgemeine Determinanten der Akzeptanz dar. Die Zielsetzung von TRA und TAM ist allerdings vergleichbar, da beide Ansätze neben dem Verständnis explizit auf die Prognose von Akzeptanz abzielen (Davis, Bagozzi und Warshaw 1989). Ausgangspunkt der Betrachtung bilden im TAM externe Variablen, die allerdings nicht konkretisiert werden. Die externen Variablen beeinflussen die beiden entscheidenden Einflussfaktoren, die *wahrgenommene Nützlichkeit (Perceived Usefulness)* sowie die *wahrgenommene Bedienungsfreundlichkeit (Perceived Ease of Use)*. Die *wahrgenommene Nützlichkeit* ist als eine subjektive Größe definiert, die erfasst, inwieweit ein Individuum eine Steigerung der Arbeitsleistung (*Job Performance*) durch das System erwartet. Demgegenüber stellt die *wahrgenommene Bedienungsfreundlichkeit* einer neuen Technologie auf die Handhabung bei der Nutzung der Technologie ab. Dabei wird davon ausgegangen, dass im Vergleich zwischen zwei sonst identischen Systemen das einfacher zu bedienende aus Sicht des Anwenders als nützlicher wahrgenommen wird. Die *wahrgenommene Bedienungsfreundlichkeit* steigert folglich die *wahrgenommene Nützlichkeit* (Davis 1986, S. 26). Beide Einflussfaktoren führen zu der *Nutzungsintention (Intention to Use)* des Individuums, die zusammen mit der Einschätzung der Nützlichkeit in einer *Verhaltensintention* zum Nutzen mündet. Diese *Verhaltensintention* wiederum beeinflusst die Nutzung des aktuellen Systems seitens des Individuums (Abbildung 3.3). Zu beachten ist, dass TAM auf der (subjektiven) Wahrnehmung der Akteure basiert und nicht auf den tatsächlichen (objektiven) Nutzen abzielt. Daher wurden zur empirischen Fundierung dieses Modells Befragungen durchgeführt, in denen die verschiedenen Aspekte des Modells überprüft wurden (Davis 1986).

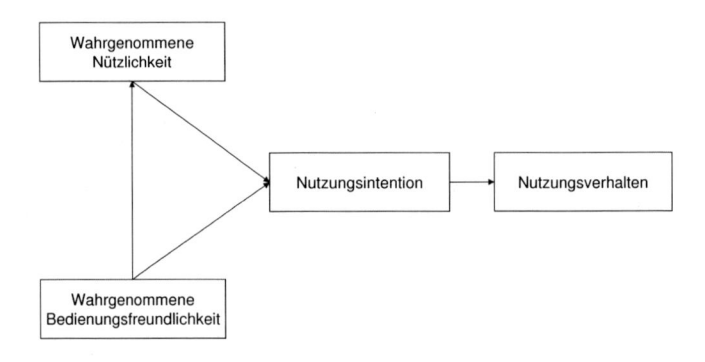

Abbildung 3.3: Technology Acceptance Model (nach Davis 1986)

TAM fand bereits in über 450 wissenschaftlichen Publikationen Anwendung und hat sich zu einem Standardansatz der *Information Systems*-Forschung[46] entwickelt. Hierbei zeigt sich, dass TAM etwa 40 % der tatsächlichen Nutzung sowie 70 % der Nutzungseinstellung zu neuen Technologien erklärt (Lattemann 2007). Zahlreiche Beiträge bauen auf TAM auf und ergänzen oder modifizieren das Modell, um den Erklärungsgehalt zu vergrößern (vgl. u. a. Agarwal und Prasad 1999, Venkatesh und Davis 2000, Chen und Tan 2004, Ong, Lai und Wang 2004). Im medizinischen Bereich verwenden beispielsweise Hu et al. (1999), Chau und Hu (2001), Chau und Hu (2002) sowie Yi et al. (2006) dieses Modell.

---

[46] Eine Abgrenzung zwischen *Wirtschaftsinformatik* und *Information Systems* ist in Abschnitt 1.4 enthalten.

3.2.4 Modified Technology Acceptance Model

Das erweiterte Technology Acceptance Model oder auch Modified Technology Acceptance Model (TAM2) von Venkatesh und Davis (2000) fokussiert wie auch TAM (Abschnitt 3.2.3) die *Nutzungsintention*, die Aussagen zur zukünftigen Nutzung eines Informationssystems ermöglicht. Die *Nutzungsintention* wird analog zu TAM durch die *wahrgenommene Nützlichkeit* sowie die *wahrgenommene Bedienungsfreundlichkeit* determiniert. Der zentrale Unterschied zu TAM besteht in den externen Stimuli (Bürg und Mandl 2004). Während diese bei TAM lediglich abstrakt als ein Bündel von relevanten Einflussfaktoren beschrieben werden, die auf die *wahrgenommene Nützlichkeit* sowie die *wahrgenommene Bedienungsfreundlichkeit* einwirken, werden diese in TAM2 innerhalb des Modells konkretisiert (Abbildung 3.4).

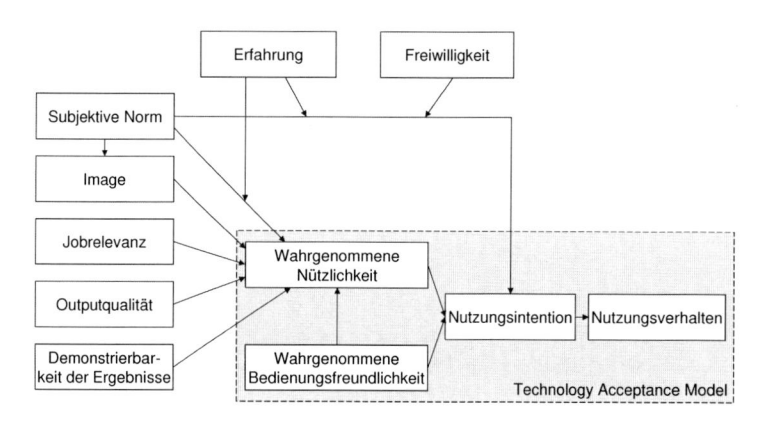

Abbildung 3.4: Modified Technology Acceptance Model (nach Venkatesh und Davis 2000)

Die externen Stimuli wirken primär auf die *wahrgenommene Nützlichkeit* ein, können allerdings auch direkt die *Nutzungsintention* beeinflussen (Bürg und Mandl 2004). Es wird zwischen sozial geprägten Prozessvariablen und kognitiv-instrumentellen Variablen unterschieden. Unter den sozial geprägten Prozessvariablen werden folgende Faktoren subsumiert (Venkatesh und Davis 2000):

1. *Subjektive Norm (Subjective Norm):* Wie bereits in TPB (Abschnitt 3.2.2) sowie den Ausführungen von Ajzen und Madden (1986) stellt die

subjektive Norm eine Variable dar, die angibt, inwieweit andere Personen ein Verhalten als wichtig und sinnvoll beurteilen oder als unwichtig ablehnen. Dabei ist der Stellenwert der externen Personen für das Individuum von erheblicher Bedeutung. Die *subjektive Norm* beeinflusst sowohl die *wahrgenommene Nützlichkeit* als auch die *Nutzungsintention*.

2. *Freiwilligkeit (Voluntariness):* Die *Freiwilligkeit* gibt das Ausmaß an, in dem ein potentieller Nutzer von einer fakultativen Nutzung des Systems ausgeht. Dabei orientieren sich Venkatesh und Davis (2000) an den Beiträgen von Moore und Benbasat (1991), Hartwick und Barki (1994) sowie Agarwal und Prasad (1997). Hartwick und Barki (1994) arbeiten zudem heraus, dass die *subjektive Norm* bei der fakultativen Nutzung eines Systems keinen messbaren Einfluss auf die *Nutzungsintention* ausübt. Dies ist lediglich bei einer obligatorischen Nutzung, d. h. also einer nicht gegebenen *Freiwilligkeit* der Fall. *Freiwilligkeit* wird daher als moderierende Variable definiert, die die Beziehung zwischen *subjektiver Norm* und *Nutzungsintention* beeinflusst (Hartwick und Barki 1994). Venkatesh und Davis (2000) übernehmen diese Ergebnisse und integrieren die *Freiwilligkeit* als externe Variable in TAM2.

3. *Erfahrung (Experience):* Der Einfluss von *Erfahrung* wird ebenfalls von Hartwick und Barki (1994) untersucht. Sie kommen zu dem Ergebnis, dass die *subjektive Norm* einen sehr hohen Einfluss ausübt, sofern keine eigenen Erfahrungen zu einem bestimmten System vorliegen. Das Individuum folgt daher zunächst den Meinungen anderer. Wenn das System über einen längeren Zeitraum genutzt wird, verfügt der Nutzer über eigene Erfahrungen hinsichtlich der Vor- und Nachteile des Systems, die den Einfluss der *subjektiven Norm* kontinuierlich ersetzen. Nach Agarwal und Prasad (1997) kann ein Verzicht auf die *Freiwilligkeit* in Form einer Anordnung zur Nutzung des Systems anfängliche Hürden verringern. Sobald jedoch negative *Erfahrungen* bestehen, können diese den Einfluss der *Freiwilligkeit* überdecken und die Akzeptanz erheblich reduzieren. Venkatesh und Davis (2000) gehen daher von einem moderierenden Einfluss der *Erfahrung* auf die Beziehung zwischen *subjektiver Norm* und *wahrgenommener Nützlichkeit* sowie *subjektiver Norm* und *Nutzungsintention* aus.

4. *Image (Image):* Dieser Einflussfaktor basiert auf Moore und Benbasat (1991) und stammt aus der Diffusionsforschung.[47] Das *Image* gibt das

---

[47]Hierbei wird deutlich, dass sich Akzeptanz- und Diffusionsforschung – obgleich sie unterschiedliche Fragestellungen thematisieren (Abschnitt 3.1.2) – gegenseitig beeinflussen.

Ausmaß an, in welchem die Nutzung einer Innovation in der Wahrnehmung des Individuums geeignet ist, den Status in einem sozialen System zu erhöhen. Nach Venkatesh und Davis (2000) wird das *Image* durch die *subjektive Norm* beeinflusst. Die Einschätzung der für das Individuum bedeutsamen Personen beeinflusst folglich die Einschätzung, ob mit einer Technologie eine Steigerung des sozialen Status verbunden ist. Das *Image* selbst wirkt auf die *wahrgenommene Nützlichkeit* ein (Venkatesh und Davis 2000).

Neben den sozial geprägten Einflussfaktoren lassen sich folgende kognitiv-instrumentelle Faktoren identifizieren:

1. *Jobrelevanz (Job Relevance):* Die Relevanz des Systems für das berufliche Arbeitsfeld wird von Venkatesh und Davis (2000) ebenfalls über die Wahrnehmung eines Individuums definiert. Dabei gibt die *Jobrelevanz* das Ausmaß an Wichtigkeit an, das die Person dem System zur Unterstützung der eigenen Arbeit beimisst. In diesem Zusammenhang wird auf die theoretischen Ausführungen zum *Image* von Beach und Mitchell (1996, 1998) verwiesen, wonach die Entscheidung hinsichtlich der *Jobrelevanz* einem Kompatibilitätstest gleicht. Sämtliche als nicht relevant beurteilten Systeme werden ausgeschlossen und somit bei zukünftigen Entscheidungen nicht als Alternativen berücksichtigt. In TAM2 wird ein direkter Einfluss der *Jobrelevanz* auf die *wahrgenommene Nützlichkeit* postuliert.

2. *Outputqualität (Output Quality):* Die Qualität des Outputs, den das System produziert, kann als die Güte des Ergebnisses des implementierten Systems aufgefasst werden (Davis, Bagozzi und Warshaw 1992, Venkatesh und Davis 2000). Während die *Jobrelevanz* angibt, ob die Aufgaben, die das System erfüllt, für die Arbeit sinnvoll sind, rückt hierbei die Frage in den Vordergrund, wie gut das System diese Aufgaben auch tatsächlich ausführt. Dabei findet nach Venkatesh und Davis (2000) ein anderer Entscheidungsprozess als bei der *Jobrelevanz* statt. Die Entscheidungsprozesse der *Outputqualität* gleichen weniger einem Kompatibilitätstest als vielmehr einem Profitabilitätstest, bei dem aus verschiedenen relevanten Systemen das mit der höchsten generierten Qualität in Bezug auf den Output ausgewählt wird (Venkatesh und Davis 2000).

3. *Demonstrierbarkeit der Ergebnisse (Result Demonstrability):* Die *Demonstrierbarkeit der Ergebnisse* basiert ebenfalls auf Moore und Benbasat (1991) und gibt die Verständlichkeit der Ergebnisse eines Systems an.

Diesem Ansatz zufolge nehmen Individuen ein System positiver wahr, wenn das Ergebnis der Nutzung klar erkennbar ist. So kann ein System zwar beruflich relevante Ergebnisse hervorbringen, diese allerdings auf eine Art und Weise präsentieren, die es dem Nutzer nicht ermöglicht den Nutzen des Systems zu erfassen.

Zusammenfassend stellt TAM2 eine Konkretisierung von TAM dar, die in einem hohen Maße geeignet ist, die Prozesse zur Entstehung von Akzeptanz zu erklären. Venkatesh und Davis (2000) bestätigen empirisch den Einfluss externer Stimuli auf die Akzeptanz. Der Erklärungsgehalt liegt in Abhängigkeit vom Untersuchungsgegenstand zwischen 40 und 60 % der Varianz in Bezug auf die *wahrgenommene Nützlichkeit* sowie zwischen 34 und 52 % der Varianz der *Nutzungsintention*.

3.2.5 Unified Theory of Acceptance and Use of Technology

Die Unified Theory of Acceptance and Use of Technology (UTAUT) wurde auf Basis eines Vergleichs von acht Akzeptanzmodellen sowie deren Erweiterungen entwickelt und anschließend empirisch überprüft (Venkatesh et al. 2003). Hierbei handelt es sich um TRA (Abschnitt 3.2.1), TPB (Abschnitt 3.2.2), TAM (Abschnitt 3.2.3), Combined TAM and TPB (C-TAM-TPB)[48], TAM2 (Abschnitt 3.2.4), IDT (Abschnitt 3.2.7), Motivational Model (MM, Abschnitt 3.2.8), Model of PC Utilization (MPCU, Abschnitt 3.2.8) sowie die Social Cognitive Theory (SCT, Abschnitt 3.2.8). Die empirischen Daten wurden in vier Unternehmen aus verschiedenen Branchen erhoben. Wie bei den anderen Modellen, die auf TRA basieren, steht auch bei UTAUT die Absicht der Nutzung im Vordergrund. Diese wird als *Verhaltensintention (Behavioral Intention)* bezeichnet und stellt auch in diesem Modell den zentralen Prädiktor des *Nutzungsverhaltens (Use Behavior)* dar. Darüber hinaus wurden aus den anderen Modellen vier zentrale Einflussgrößen übernommen, die vielfach empirisch bestätigt werden konnten. Diese vier Konstrukte werden wiederum von den vier moderierenden Variablen *Alter (Age)*, *Geschlecht (Gender)*, *Erfahrung (Experience)* und *Freiwilligkeit der Nutzung (Voluntariness of Use)* beeinflusst (Venkatesh et al. 2003).[49] Die zentralen Konstrukte werden im Folgenden beschrieben. Abbildung 3.5 veranschaulicht das Modell.

---

[48]Dieses durch TAM und TPB motivierte Modell wurde von Taylor und Todd (1995a) sowie Taylor und Todd (1995b) entwickelt.

[49]Zur Definition der Konstrukte *Erfahrung* und *Freiwilligkeit (der Nutzung)* sei auf die Ausführungen zu TAM2 verwiesen, in denen diese Konstrukte ebenfalls enthalten sind (Abschnitt 3.2.4).

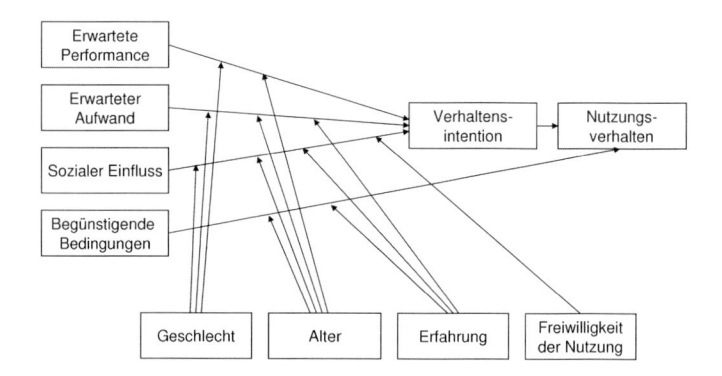

Abbildung 3.5: Unified Theory of Acceptance and Use of Technology (nach Venkatesh et al. 2003)

1. *Erwartete Performance (Performance Expectancy):* Dieses Konstrukt gibt das Ausmaß an, in welchem ein Individuum davon ausgeht, dass die Nutzung des Systems eine berufliche Leistungssteigerung bedingen wird. Dieses Konstrukt basiert unter anderem auf der *wahrgenommenen Nützlichkeit* aus TAM, TAM2 und C-TAM-TPB, der *extrinsischen Motivation* in MM, der *Arbeitseignung* in MPCU sowie dem *relativen Vorteil* in IDT. Empirisch ließ sich ein moderierender Effekt des *Geschlechts* und des *Alters* auf die Beziehung zwischen *erwarteter Performance* und der *Verhaltensintention* nachweisen. Dabei war die Beziehung bei Männern und jüngeren Angestellten stärker ausgeprägt.

2. *Erwarteter Aufwand (Effort Expectancy):* Dieses Konstrukt beschreibt, inwieweit das System hinsichtlich der Nutzung als kompliziert angesehen wird. Es basiert auf der *wahrgenommenen Benutzerfreundlichkeit* von TAM und TAM2 sowie auf der *Komplexität* aus MPCU und der *Benutzerfreundlichkeit* aus IDT. *Geschlecht, Alter* und *Erfahrung* wirken dabei auf die Beziehung zwischen *erwartetem Aufwand* und der *Verhaltensintention* ein. Es konnte gezeigt werden, dass der Effekt für Frauen, ältere Angestellte und Personen mit geringerer Erfahrung größer ist.

3. *Sozialer Einfluss (Social Influence):* Das Ausmaß, in dem das Individuum davon ausgeht, andere Personen würden wollen, dass es das System nutzt, wird in dem *sozialen Einfluss* abgebildet. Dieses Konstrukt ba-

siert auf der *subjektiven Norm* in TRA, TAM2, TPB und C-TAM-TPB, dem *sozialen Faktor* aus MPCU sowie dem *Image* aus IDT. Moderierende Variablen sind *Geschlecht, Alter, Freiwilligkeit* und *Erfahrung*. Der Wirkungszusammenhang zwischen *sozialem Einfluss* und *Verhaltensintention* war bei Frauen, älteren Angestellten, bei verpflichtender Nutzung sowie bei eingeschränkter Erfahrung stärker.

4. *Begünstigende Bedingungen (Facilitating Conditions):* Dieser Einflussfaktor bildet das Maß ab, in dem das Individuum von einer bestehenden organisationalen und technischen Infrastruktur ausgeht, die die Nutzung des Systems unterstützt. Dabei deckt diese Größe die Konstrukte *wahrgenommene Verhaltenskontrolle* aus TPB und C-TAM-TPB, die *begünstigenden Bedingungen* aus MPCU und die *Kompatibilität* aus IDT ab. Die *begünstigenden Bedingungen* wirken direkt auf das *Nutzungsverhalten* ein und nicht auf die *Verhaltensintention*. Ein moderierender Einfluss wurde bei *Alter* und *Erfahrung* vermutet, konnte allerdings nicht empirisch bestätigt werden.

Der Beitrag von Venkatesh et al. (2003) ist von wesentlicher Bedeutung für die Akzeptanzforschung, da er auf der einen Seite Zusammenhänge zwischen den verschiedenen Ansätzen aufzeigt und somit bewährte Konstrukte ansatzübergreifend herausarbeitet. Zum anderen wird der Einfluss von moderierenden Größen empirisch aufgezeigt und bestätigt. In einer Langzeitstudie konnte UTAUT insgesamt ungefähr 70 % der Varianz der *Nutzungsintention* erklären (Venkatesh et al. 2003). Dieser Wert gehört mit zu den höchsten, die bisher in der Akzeptanzforschung erzielt wurden.

3.2.6 Task Technology Fit

Dem Task Technology Fit Model (TTF) folgend müssen die Anwendungsmöglichkeiten einer Technologie und die Anforderungen an eine Aufgabe aufeinander abgestimmt sein (Goodhue 1988, Goodhue 1995). Technologien werden als Instrumente verstanden, die dazu eingesetzt werden, bestimmte Aufgaben zu erfüllen. Dies bezieht sich insbesondere auf Computersysteme einschließlich deren Soft- und Hardware sowie damit verbundene unterstützende Dienste wie beispielsweise Schulungen und Service-Hotlines. Die Genauigkeit, mit der die *Technologie (Technology)* mit den vorausgesetzten, individuellen Fähigkeiten des *Individuums (Individual)* zur Erfüllung der *Aufgaben (Tasks)* geeignet ist, definiert den jeweiligen *Task Technology Fit*, der mit der *Performance* bei der Leistungserbringung korreliert (Abbildung 3.6). Sofern sich Charakteristika der *Aufgaben* oder des *Individuums* ändern, muss die *Technologie* daran angepasst werden. Insofern ergeben sich aus den Faktoren *Aufgabe* und *Individuum* die notwendigen Eigenschaften der *Technologie* (Goodhue 1988).

```
        ┌──────────┐
        │ Aufgabe  │
        └──────────┘
                   \
                    ↘
┌──────────────┐    ┌─────────────────────┐    ┌─────────────┐
│ Technologie  │───▶│ Task Technology Fit │───▶│ Performance │
└──────────────┘    └─────────────────────┘    └─────────────┘
                    ↗
                   /
        ┌──────────┐
        │ Individuum│
        └──────────┘
```

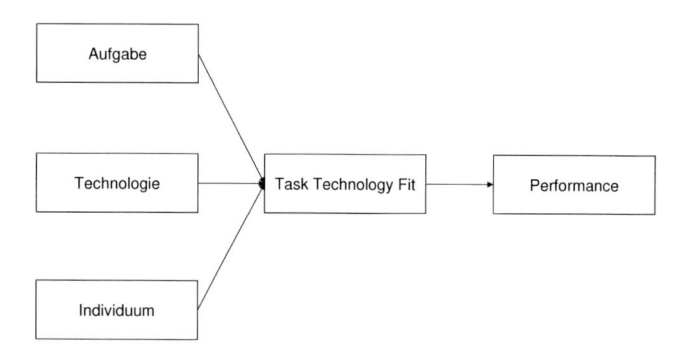

Abbildung 3.6: Task Technology Fit-Modell (in Anlehnung an Goodhue 1988)

TTF wird zur Evaluierung von Informations- und Kommunikationssystemen eingesetzt, wobei auf einen möglichst hohen *Task Technology Fit*[50] abgezielt wird, um eine hohe Arbeitseffizienz zu erreichen (Goodhue 1988). Zudem werden im Zusammenhang mit dem *Task Technology Fit* Rückschlüsse auf das Nutzungsverhalten von Individuen geschlossen (Goodhue 1995). Die Nutzung eines konkreten Systems wird in dem Modell allerdings nicht berücksichtigt. Goodhue und Thompson (1995) argumentieren jedoch, dass eine Erhöhung der Arbeitsleistung nur dann entstehen kann, wenn das System auch tatsächlich verwendet wird, und erweitern TTF daher um den Aspekt der *Nutzung (Utilization)*. Durch die Kombination des Modells mit dieser nutzungsorientierten Sichtweise wurde das Technology-to-Performance Chain Model (TPC) abgeleitet. Im Gegensatz zu TTF, welches primär auf einer organisationalen Ebene angesiedelt ist, fokussiert TPC den Einfluss auf die Arbeitsleistung auf einer individuellen Ebene (Goodhue und Thompson 1995). Allerdings bewerten TTF sowie TPC die Effizienz der gesamten Informations- und Kommunikationssysteme eines Unternehmens und nicht einzelne Anwendungen (Goodhue und Thompson 1995, Leong 2003, S. 13). Erst Dishaw und Strong (1998) nutzen TTF, um die Nutzung einzelner Softwareanwendungen

---

[50]Wie die kursive Schreibweise verdeutlicht, handelt es sich hierbei um das Konstrukt des Task Technology Fit als Element des gleichnamigen Modells.

auf der individuellen Ebene zu untersuchen. Mittels empirischer Daten konnte dabei belegt werden, dass eine bestimmte Software nur dann verwendet wird, wenn deren Funktionalität auch mit den tatsächlichen Tätigkeiten des Nutzers übereinstimmt. Rational handelnde Nutzer, die über die notwendigen Erfahrungen verfügen, werden daher die Instrumente einsetzen, die ihnen den höchsten Nutzen verschaffen. Falls die bestehende Softwareanwendung dies nicht ermöglicht, wird sie konsequenterweise auch nicht verwendet (Dishaw und Strong 1998).

Zusammenfassend handelt es sich bei TTF somit um einen vielseitig einsetzbaren Ansatz, der zwar nicht originär für die Akzeptanzforschung entwickelt wurde, dessen Grundidee allerdings verwendet werden kann, um Entscheidungsprozesse im Zusammenhang mit Akzeptanz nachzuvollziehen und zu prognostizieren.

3.2.7 Innovation Diffusion Theory

Wie bereits in Abschnitt 3.1.2 erläutert wurde, bestehen grundlegende Unterschiede zwischen der Akzeptanz- und der Diffusionsforschung. Die Innovation Diffusion Theory (IDT) stammt aus der Soziologie und beschreibt warum und auf welche Art und Weise sich Innovationen in Kulturen verbreiten (Rogers 2003). IDT wird seit den 1960er Jahren herangezogen, um eine Vielzahl von Innovationen in verschiedenen Bereichen einschließlich des Feldes der technologischen Innovationen zu untersuchen (Tornatzky und Klein 1982). Moore und Benbasat (1991) modifizieren den von Rogers (2003)[51] entwickelten Ansatz, um dadurch die individuelle Akzeptanz von Informationssystemen erklären und vorhersagen zu können. Dabei wird das Modell angepasst und um zusätzliche Einflussfaktoren ergänzt (Abbildung 3.7). Die Einführung einer Technologie wird in dem Ansatz als Adoption einer Technologie bzw. Innovation bezeichnet, wobei die Einstellung der Nutzer von zentraler Bedeutung für eine erfolgreiche Technologieadoption ist. Die folgenden Konstrukte spiegeln diese Einstellung wider (Moore und Benbasat 1991):

1. *Relativer Vorteil (Relative Advantage):* Der *relative Vorteil* erfasst inwieweit ein Individuum der Nutzung der Technologie eine Verbesserung gegenüber der bisherigen Verfahrensweise (bspw. der Nutzung eines technologischen Vorgängers) zuschreibt. Moore und Benbasat (1991) weisen in diesem Zusammenhang auf die Ähnlichkeit dieses Konstrukts mit der *wahrgenommenen Nützlichkeit* aus TAM (Abschnitt 3.2.3) hin.

---

[51]Die Erstauflage dieser Publikation erschien bereits 1962. Der Quellenverweis bezieht sich auf die 5. Auflage von 2003. Im Folgenden wird stets auf diese Auflage verwiesen.

```
┌─────────────────────────┐
│    Relativer Vorteil    │───┐
├─────────────────────────┤   │
│      Bedienungs-        │   │
│     freundlichkeit      │───┤
├─────────────────────────┤   │
│         Image           │───┤
├─────────────────────────┤   │
│    Ausprobierbarkeit    │───┤    ┌──────────────────────┐
├─────────────────────────┤   ├───▶│  Technologieadoption │
│     Beobachtbarkeit     │───┤    └──────────────────────┘
├─────────────────────────┤   │
│      Kompatibilität     │───┤
├─────────────────────────┤   │
│    Demonstrierbarkeit   │   │
│      der Ergebnisse     │───┤
├─────────────────────────┤   │
│      Freiwilligkeit     │   │
│       der Nutzung       │───┘
└─────────────────────────┘
```

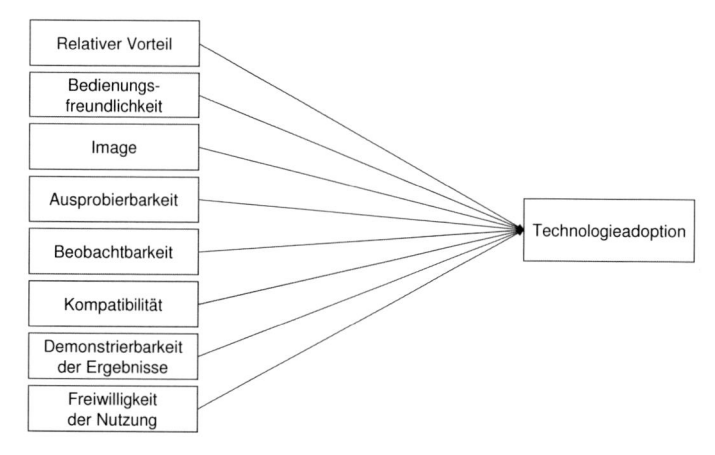

Abbildung 3.7: Innovation Diffusion Theory (nach Moore und Benbasat 1991)

2. *Bedienungsfreundlichkeit (Ease of Use):* Dieses Konstrukt gibt das Ausmaß an, in dem die Technologie als schwer zu bedienen angesehen wird. Dieses Konstrukt stellt eine Anpassung der ursprünglich von Rogers (2003) entwickelten *Komplexität* dar. Ergänzend wird auf den gleichnamigen Einflussfaktor in TAM (Abschnitt 3.2.3) verwiesen.

3. *Image (Image):* Dieser Faktor beschreibt, ob die Nutzung der Innovation in der Wahrnehmung des Individuums eine Verbesserung des Ansehens bzw. des Status assoziiert. Während Rogers (2003) diesen Faktor als ergänzenden Aspekt unter dem Konstrukt des *relativen Vorteils* subsumiert, verweisen Tornatzky und Klein (1982) auf Holloway (1977), der diesen Faktor als inhaltlich eigenständig identifiziert. Diesem Ansatz folgen auch Moore und Benbasat (1991).

4. *Ausprobierbarkeit (Trialability):* Dieser von Rogers (2003) übernommene Einflussfaktor gibt an, inwieweit es dem Individuum möglich ist, die Technologie zu testen.

5. *Beobachtbarkeit (Visibility):* Dieser Faktor beschreibt in welchem Maß es möglich ist, anderen bei der Nutzung des Systems in der Organisation zuzuschauen. Auch die *Beobachtbarkeit* wurde direkt von Rogers (2003) übernommen.

6. *Kompatibilität (Compatibility):* Dieses Konstrukt erfasst inwieweit eine Innovation in der Wahrnehmung der potentiellen Nutzer als konsistent mit den bestehenden Werten, Bedürfnissen und Erfahrungen ist. Auch dieser Faktor stammt aus dem ursprünglich von Rogers (2003) entwickelten Modell.

7. *Demonstrierbarkeit der Ergebnisse (Result Demonstrability):* Dieser Faktor gibt an, ob die Ergebnisse der Innovation für die Nutzer verständlich sind. Dies schließt sowohl die Beobachtbarkeit als auch die Kommunizierbarkeit der Ergebnisse mit ein. Im Unterschied zum Konstrukt der *Beobachtbarkeit* steht bei diesem Einflussfaktor allerdings der Output der Technologie im Vordergrund. Der Begriff *Result Demonstrability* wurde von Zaltman, Duncan und Holbek (1973, S. 39) übernommen.

8. *Freiwilligkeit (Voluntariness):* Dieses Konstrukt beschreibt das Ausmaß, in dem die Nutzung einer Innovation als eigene freie Willensentscheidung angesehen wird. Es kommt folglich nicht darauf an, ob die Nutzung tatsächlich freiwillig ist, sondern ob diese subjektiv als solche empfunden wird (Abschnitt 3.2.4).

Die Konstrukte konnten empirisch hinsichtlich ihrer Reliabilität bestätigt werden.[52] Zudem konnte belegt werden, dass es möglich ist, anhand der Merkmalsausprägungen auf das Nutzungsverhalten und somit auf die Akzeptanz zu schließen (Moore und Benbasat 1991). Auf der Untersuchung von Moore und Benbasat (1996) aufbauend wird IDT in zahlreichen Beiträgen zur Erklärung der Akzeptanz von Informations- und Kommunikationssystemen eingesetzt, deren Ergebnisse allerdings nicht eindeutig sind (Raitoharju 2007, S. 28). So identifizieren Agarwal und Prasad (1998) die *Kompatibilität* als einzigen Einflussfaktor, der in seiner Wahrnehmung eine signifikante Veränderung des Arbeitsverhaltens bedingt. Chen, Gillenson und Sherrell (2002) kommen dagegen zu dem Ergebnis, dass die *wahrgenommene Nützlichkeit* aus TAM, die sich auch in dem *relativen Vorteil* widerspiegelt, die *Bedienungsfreundlichkeit*, die *Kompatibilität* und das *Nutzungsverhalten* beeinflussen. Karahanna, Straub und Chervany (1999) hingegen identifizieren *Image, Beobachtbarkeit* und *Demonstrierbarkeit der Ergebnisse* als Schlüsselgrößen, die positiv mit der Einstellung in Bezug auf die Technologienutzung korrelieren. Im medizinischen Bereich werden oftmals Elemente der IDT in integrierte Modelle überführt (vgl. u. a. Yi et al. 2006, Wu, Wanga und Lind 2007).

---

[52]Allerdings konnten der *relative Vorteil* und die *Kompatibilität* nicht als eigenständige Konstrukte identifiziert werden, da deren Indikatoren im Rahmen einer Faktoranalyse auf einen gemeinsamen Faktor luden (Moore und Benbasat 1991).

3.2.8 Sonstige Ansätze

Neben den zuvor beschriebenen Modellen der Akzeptanzforschung werden zahlreiche weitere Ansätze in der Literatur vorgeschlagen. Im Folgenden werden fünf Ansätze vorgestellt, die entweder in einem direkten Zusammenhang zu den bereits erläuterten Modellen stehen oder hinsichtlich des Untersuchungsgegenstands der Studie von besonderer Relevanz sind:

1. *Akzeptanzmodell von Degenhardt:* Degenhardt (1986, S. 246 ff.) stellt aufbauend auf den theoretischen Ausführungen zur *Nutzbarkeit (Usability)* von Eason (1984) ein Modell vor, um die Wirkungszusammenhänge zur Bildung von Akzeptanz in Bezug auf Bildschirmtexte zu erklären. Dabei werden von Eason (1984) drei zentrale Einflussgrößen übernommen: Die *Aufgabencharakteristika (Task Characteristics)* betreffen unter anderem die Wichtigkeit und die Häufigkeit der entsprechenden Aufgaben. Die *Benutzermerkmale (User Characteristics)* umfassen Fähigkeiten, motivationale Variablen sowie das soziale Umfeld. Die *Systemkonfiguration (ursprünglich: System Functions)* enthält die Benutzerfreundlichkeit, die Erlernbarkeit sowie die Aufgabenkompatibilität (den sogenannten *Task-Match*). Diese Faktoren beeinflussen nach Degenhardt (1986, S. 246 ff.) die *wahrgenommene Nützlichkeit* des Systems. Allerdings kann ein System zwar als nützlich wahrgenommen werden, aber dennoch Grundwerte verletzen und infolgedessen nicht verwendet werden. Aus diesem Grund fügt Degenhardt (1986, S. 249) die *Akzeptierbarkeit* in sein Modell ein, wobei sich nur bei Systemen, die sowohl als nützlich als auch als akzeptierbar wahrgenommen werden, eine individuelle Akzeptanz bildet. Der Ansatz von Degenhardt (1986) zeigt Gemeinsamkeiten zu zahlreichen anderen Akzeptanzmodellen auf. So weist der Ansatz im Hinblick auf den *Task-Match* Ähnlichkeiten zum TTF (Abschnitt 3.2.6) auf, bezüglich der *wahrgenommenen Nützlichkeit* zu TAM (Abschnitt 3.2.3) und hinsichtlich der *Akzeptierbarkeit* bestehen Parallelen zu den negativen Assoziationen der Social Cognitive Theory (siehe unten). Zudem wird explizit auf die Diffusionsforschung nach Rogers (2003)[53] verwiesen, um Messinstrumente für die Nützlichkeit und die Akzeptanz zu entwickeln (Degenhardt 1986, S. 249).

2. *Model of PC Utilization:* Aufbauend auf der Theorie über menschliches Verhalten von Triandis (1977) leiten Thompson, Higgins und Howell (1991) das Model of PC Utilization (MPCU) ab, welches einen Gegenpol zu den auf TPB basierenden Ansätzen wie TRA und TAM darstellt

---

[53]Der Quellenverweis bezieht sich auf eine neuere Auflage der ursprünglich zitierten Publikation.

(Abschnitte 3.2.1, 3.2.2 und 3.2.3). Dabei werden zahlreiche der in diesen Ansätzen enthaltenen Konstrukte angepasst und erweitert. *Berufliche Passgenauigkeit (Job Fit), Langzeitkonsequenzen (Long-Term Consequences), Komplexität (Complexity), soziale Faktoren (Social Factors), begünstigende Bedingungen (Facilitating Conditions)* sowie affektive Komponenten der Nutzung (Freude, Enttäuschung, Frustration) wirken in Form des *Affekts (Affect)* auf das *Verhalten (Behavior)* ein. Auf die (Verhaltens-)Intention wird explizit verzichtet, um Differenzen zwischen beabsichtigter und tatsächlicher Nutzung zu vermeiden. Folglich handelt es sich im Gegensatz zu den TPB-basierten Ansätzen um einen rein verhaltensorientierten Ansatz (Abschnitt 3.1.3). MPCU wird unter anderem bei der Entwicklung von UTAUT (Abschnitt 3.2.5) berücksichtigt.

3. *Motivational Model:* Das Motivational Model (MM) stammt aus der (Motivations-)Psychologie und stellt einen generellen Ansatz dar, um das Verhalten von Individuen zu erklären. Zentrale Einflussfaktoren sind die *extrinsische Motivation*, die von außen auf das Verhalten einwirkt, sowie die *intrinsische Motivation*, die auf Grund eines inhärenten Motivs ein bestimmtes Verhalten bedingt. Als Beispiel für *extrinsische Motivation* können unter anderem Belohnungen angesehen werden. *Intrinsische Motivation* hingegen kann beispielsweise durch ein in der Person begründetes Interesse hervorgerufen werden, welches auch ohne externe Anreize besteht und auf kognitive und affektive Prozesse zurückzuführen ist. Ein detaillierter Überblick über diesen Ansatz ist unter anderem in Vallerand (1997) enthalten. In Bezug auf die Akzeptanz von Informationssystemen greifen beispielsweise Davis, Bagozzi und Warshaw (1992) sowie Venkatesh und Davis (2000) (Abschnitt 3.2.4) auf dieses Modell zurück.

4. *Social Cognitive Theory:* Die Social Cognitive Theory (SCT) stellt ursprünglich einen Ansatz zur Erklärung von Lernvorgängen dar (Miller und Dollard 1941). Dieser wurde von Bandura (1986) maßgeblich untersucht und auf menschliches Verhalten im Allgemeinen ausgedehnt. Es wird davon ausgegangen, dass sich das Verhalten aus drei Faktoren ergibt, die sich wechselseitig beeinflussen. Als erster Faktor werden hierbei die persönlichen kognitiven, affektiven und demografischen Charakteristika der *Person* in dem Modell abgebildet. Zudem wird das *Umfeld* in Form der sozialen und physischen Umwelt in der konkreten Situation berücksichtigt. Der dritte Faktor ist das *Verhalten*, das Handlungen und Aktionen erfasst. Compeau und Higgins (1995) beziehen diesen Ansatz auf die Nutzung von Informationssystemen. Dabei konkretisieren sie

verschiedene Konstrukte, die das Nutzungsverhalten bestimmen. Neben den Erwartungen des Individuums hinsichtlich der Performance des Systems sowie der damit verbundenen persönlichen Konsequenzen spielen die individuellen Präferenzen sowie die Einschätzung der Kompetenzen beim Umgang mit dem System eine zentrale Rolle. Darüber hinaus können Ängste in Form von emotionalen Reaktionen auftreten, wenn ein bestimmtes Verhalten (z. B. die Nutzung eines Computers) ausgeführt wird. SCT wurde unter anderem zur Entwicklung von UTAUT (Abschnitt 3.2.5) herangezogen.

5. *Ubiquitous Computing Acceptance Model:* Bei dem Ubiquitous Computing Acceptance Model (UC-AM) von Spiekermann (2008) handelt es sich um einen Ansatz, der speziell auf die Besonderheiten des Ubiquitous Computing ausgerichtet ist. Daher sind neben der *Nützlichkeit (Usefulness)*, das *Risiko (Risk)*, die *Privatsphäre (Privacy)* und die *Kontrolle (Control)* in dem Modell enthalten.[54] Sämtliche dieser Konstrukte wirken direkt auf die *Verhaltensintention der Nutzung (Behavioral Intention to Use)* ein. Zudem bestehen indirekte Wirkungszusammenhänge über die *kognitive (Cognitive Attitude)* und die *affektive Einstellung (Affective Attitude)*. Während das *Risiko* und die *Privatsphäre* auf beide Einstellungen einwirken, beeinflusst die *Nützlichkeit* lediglich die *kognitive Einstellung* und die *Kontrolle* die *affektive Einstellung*. Zudem wirken die *kognitive* und die *affektive Einstellung* auf die *Verhaltensintention der Nutzung* ein. Abbildung 3.8 verdeutlicht den Sachverhalt.

Die empirischen Ergebnisse bestätigen den Einfluss der *Kontrolle* auf die *Verhaltensintention der Nutzung* sowie die *affektive Einstellung*. Zudem konnte ein indirekter Einfluss des *Risikos* über die *affektive Einstellung* identifiziert werden. Demgegenüber deuten die Ergebnisse in Bezug auf die *Privatsphäre* auf eine untergeordnete Bedeutung für die Akzeptanz hin (Spiekermann 2008, S. 142 ff.). Obgleich sich das UC-AM auf einen anderen Anwendungsbereich[55] bezieht, wird deutlich, dass sich die bestehenden Akzeptanzmodelle nur eingeschränkt auf ambiente Technologien beziehen lassen. Im nächsten Abschnitt wird daher diskutiert, welche weiteren Aspekte für das in der vorliegenden Studie betrachtete Akzeptanzmodell erforderlich sind.

---

[54]Abschnitt 2.1.1 zeigt den Zusammenhang zwischen Ambient Intelligence und Ubiquitous Computing auf. Die Besonderheiten in Bezug auf die Privatsphäre und die damit verbundenen Risiken sowie der begrenzten Kontrolle wurden in Abschnitt 2.2 thematisiert.

[55]So wird u. a. ausschließlich auf den privaten Lebensbereich und damit verbunden auf eine freiwillige Nutzung abgezielt, bei der beispielsweise Aspekte in Bezug auf die Überwachung eine untergeordnete Rolle einnehmen (Abschnitt 2.2.3).

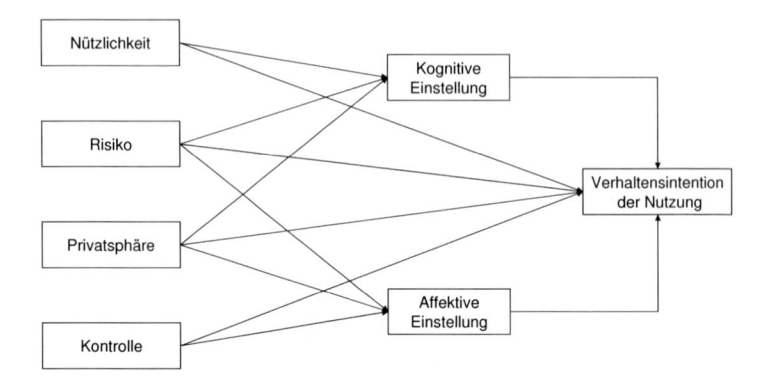

Abbildung 3.8: Ubiquitous Computing Acceptance Model (nach Spiekermann 2008, S. 138)

3.3 Erweiterungen im Zusammenhang mit Komplexität

Die meisten der zuvor erläuterten Akzeptanzmodelle beziehen sich auf vergleichsweise einfache Anwendungsbereiche. Hierzu gehören unter anderem die Nutzerakzeptanz im Zusammenhang mit Office-Produkten (Venkatesh und Davis 1996, Doll, Hendrickson und Deng 1998), E-Mail-Programmen (Davis 1989, Gefen und Straub 1997), Telekommunikationssystemen und dem Internet (Kollmann 2000, Lin und Lu 2000). Diese Anwendungen sind den Nutzern oftmals bereits aus der privaten Nutzung bekannt und vergleichsweise einfach zu erfassen. Auch der Beitrag von Spiekermann (2008, S. 102), der einen *intelligenten* Kühlschrank und die Produktrückgabe ohne Kassenbeleg mittels RFID thematisiert, kann dieser Kategorie zugeordnet werden. Auf der anderen Seite bestehen auch Forschungsansätze, die sich mit spezielleren Informations- und Kommunikationssystemen auseinandersetzen. Hierzu gehören beispielsweise die Akzeptanz von Customer Relationship Management-Systemen (Gefen und Ridings 2003) oder Group Support Systems (Zigurs et al. 1999). Aus dem medizinischen Bereich bestehen zudem Studien, die die Akzeptanz von Telemedizin (Hu et al. 1999, Chau und Hu 2002) oder mobilen Anwendungen (Yi et al. 2006, Wu, Wanga und Lind 2007) untersuchen. Um den Unterschied zwischen allgemeinen, vergleichsweise einfach zu erfassenden Systemen und speziellen, aus Nutzersicht schwerer nachvollziehbaren Systemen aufzuzeigen, wird die *Komplexität* als Merkmal von Informations- und Kommunikationssystemen eingeführt und auf den konkreten Untersuchungsgegenstand bezogen. Dies ist erforderlich, um darauf aufbauend Einflussgrößen herauszuarbeiten, die für die Akzeptanz derartiger Systeme von Bedeutung sind.

3.3.1 Komplexität als Merkmal ambienter Systeme

Komplexe Systeme werden in zahlreichen Forschungsdisziplinen thematisiert (Bar-Yam 1997, 3 ff.). Die Vielfalt reicht von neuronalen Netzwerken, wie dem Gehirn, über Wetterphänomene bis hin zu Computersystemen. Aus diesem Grund existieren in Abhängigkeit vom Untersuchungsgegenstand zahlreiche unterschiedliche Definitionen für Komplexität (Bar-Yam 1997, 3 ff.). Eine zentrale Frage in Bezug auf Komplexität besteht insbesondere darin, ob diese objektiv vorliegt oder lediglich subjektiv wahrgenommen wird (Yates 1978, Flood und Carson 1993, S. 24 f.). Im Folgenden werden diese beiden Perspektiven erläutert und auf ambiente Systeme bezogen.

Nach Wood (1986) weist die objektive (Aufgaben-)Komplexität drei zentrale Charakteristika auf. Diese beziehen Gupta und Karahanna (2004) auf komplexe Informations- und Kommunikationssysteme:

1. *Komponentenkomplexität (Component Complexity):* Neben der Anzahl und der Diversität der enthaltenen Systemkomponenten umfasst dieser Aspekt die Anzahl von unterschiedlichen Aktionen, die ausgeführt werden, sowie die Informationsmenge, die vom System zur Ausführung der Aktionen berücksichtigt wird. Ein Enterprise Resource Planning-System (ERP-System) erfüllt beispielsweise dieses Merkmal, da es über eine Vielzahl von Modulen verfügt, die verschiedene Funktionsbereiche im Unternehmen unterstützen (Gupta und Karahanna 2004).

   Wie in Abschnitt 2.1.2 erläutert, zeichnen sich ambiente Systeme durch eine hohe Anzahl heterogener Systemkomponenten aus. Hierzu gehören beispielsweise Sensoren, mobile und stationäre Geräte, die erst durch ihr Zusammenspiel in einer eingebetteten Umgebung ambiente Anwendungen ermöglichen. Dabei verarbeitet das System eine Vielzahl von Informationen, auf deren Basis selbstständig Aktionen veranlasst werden. Folglich trifft dieser Aspekt auf ambiente Systeme zu.

2. *Koordinationskomplexität (Coordinative Complexity):* Die Beschaffenheit der Beziehung zwischen Input und Output und damit das Ausmaß der Interdependenz zwischen verschiedenen Komponenten des Systems stellen ein wesentliches Merkmal komplexer Systeme dar. Auch Schneberger

(1995) und Cilliers (1998, S. 2 ff.) ziehen das Ausmaß der Interaktion zur Definition von Komplexität heran.[56] Eine Anwendung, die Informationen des Nutzers erfasst und mit weiteren Informationen aus verschiedenen Modulen eines ERP-Systems ergänzt, weist somit einen höheren Grad an Komplexität auf als eine Anwendung, die lediglich lokale Informationen verarbeitet (Gupta und Karahanna 2004).

Bei ambienten Systemen besteht sowohl ein erhebliches Ausmaß an Intensität der Interaktionen zwischen dem System und dessen Nutzern als auch unter den involvierten Komponenten (Abschnitt 2.1.2). Informationen aus der realen Welt werden zusammen mit hinterlegten und eingegebenen Daten (bspw. des Patienten) kombiniert und ausgewertet, um auf diese Weise gezielt Prozesse zu unterstützen. Folglich ist auch dieses Kriterium für ambiente Systeme zutreffend.

3. *Dynamische Komplexität (Dynamic Complexity):* Die dynamische Komplexität subsumiert und impliziert Veränderungen, die einen Effekt auf die Beziehung zwischen Input und Output aufgrund der Offenheit eines Systems aufweisen. So können beispielsweise Veränderungen in der Umwelt eine Anpassung des Systems erfordern. Ebenso weist Cilliers (1998, S. 6) auf die kontinuierliche Veränderung der Beziehungen in komplexen Systemen hin und auch Lee und Xia (2002) identifizieren die Dynamik als ein zentrales Merkmal von Komplexität.

Eine hohe Flexibilität wird im Zusammenhang von Ambient Intelligence explizit durch die Adaptivität erfasst (Abschnitt 2.1.2). Ambiente Systeme orientieren sich zudem stets an den Bedürfnissen der Nutzer und müssen daher individuell konfigurierbar sein. Ebenso können ambiente Systeme aufgrund von organisationalen oder umweltbedingten Veränderungen beliebig erweitert und modifiziert werden. Auch dieses Merkmal komplexer Systeme ist somit erfüllt.

Im Unterschied zur objektiven Komplexität zielt die subjektive Perspektive auf die individuelle Wahrnehmung der dem System zugrunde liegenden Komplexität ab. Gerade Theorien aus der Sozialpsychologie, zu denen unter anderem TPB und TAM gehören (Abschnitte 3.2.2 und 3.2.3), gehen von einer individuellen Wahrnehmung der Technologie aus. Dieser Sichtweise folgend, stimmt die Einschätzung der Nutzer hinsichtlich der Komplexität einer Technologie nicht zwingend mit den objektiven Merkmalen der Technologie

---

[56]Schneberger (1995) verbindet dabei die Merkmale der Komponenten- und Koordinationskomplexität. Danach ist die Komplexität des Systems proportional zur Anzahl der Komponenten und Interaktionen.

überein (Venkatesh et al. 2003, Gupta und Karahanna 2004). Yates (1978) führt daher als ein subjektives Merkmal der Komplexität Verständnisschwierigkeiten an. Unter diesem Aspekt kann sowohl das Verständnis des Ausmaßes der Veränderung für den Nutzer als auch das Verständnis der Technologie als solche subsumiert werden (Gupta und Karahanna 2004). So lässt sich die Einführung einer neuen Office-Software vergleichsweise einfach von den Nutzern erfassen, da diese die bisherige Software kennen und abschätzen können, welche Folgen (wie bspw. die Teilnahme an Schulungen) mit der Implementierung verbunden sind.

Die Frage, inwieweit dieses subjektiv geprägte Merkmal bei ambienten Systemen vorliegt, erfordert eine mehrschichtige Betrachtung. Bezüglich des untersuchten Medikationsunterstützungssystems kann beispielsweise seitens der Pflegekräfte vergleichsweise einfach nachvollzogen werden, dass über Sensoren an Medikament und Patient überprüft wird, ob eine Fehlmedikation aufgrund einer Verwechslung vorliegt. Die tatsächliche Funktionsweise der Sensoren sowie die Übertragungstechnologie und die Verarbeitung der Informationen sind bei dieser rein funktionalen Betrachtung aus Sicht der Nutzer irrelevant. Die Ergebnisse des AIMED-Projekts (Abschnitt 2.4) sowie der Vorstudie, in der das Medikationsszenario getestet wurde (Abschnitt 5.1.1), bestätigen diese Vermutung. Allerdings ist es bei ambienten Systemen aufgrund der Vielzahl von Komponenten und erhobenen Informationen für einen Nutzer schwierig, sämtliche Nutzungsmöglichkeiten des Systems und die damit verbundenen Auswirkungen zu verstehen. Dies wird beispielsweise deutlich, wenn es um die Weiterverwendung der Daten einer durch das System verhinderten Fehlmedikation geht. Hier besteht gegenüber einer Eingabe in einem ERP-System eine erheblich größere Ungewissheit darüber, wie diese Daten genutzt werden. Da es sich um ein neuartiges System handelt, kann der Anwender zudem nicht auf Erfahrungen hinsichtlich der Konsequenzen des Systems zurückgreifen. Vor dem Hintergrund der erheblichen Veränderung der Arbeitsabläufe, der potentiellen Gefahr für die Privatsphäre (Abschnitt 2.2.1) sowie der umfassenden Überwachungsmöglichkeiten am Arbeitsplatz (Abschnitt 2.2.3) einschließlich der damit verbundenen Ungewissheit hinsichtlich der individuellen Folgen ist es dem Nutzer kaum möglich, das System vollständig zu verstehen.

Zusammenfassend bleibt festzuhalten, dass es sich bei ambienten Systemen somit sowohl objektiv als auch subjektiv um komplexe Technologien handelt. Dies hat zur Folge, dass die Untersuchungsergebnisse zur Technologieakzeptanz nur unzureichend auf ambiente Technologien übertragbar sind. Das Akzeptanzmodell wird daher um zusätzliche Einflussgrößen erweitert, die den besonderen Problemen komplexer Systeme Rechnung tragen.

3.3.2 Innovationsbereitschaft

Für neue Technologien, die eine erhebliche Veränderung im Arbeitsumfeld der Beteiligten bewirken, kann der Ansatz der *Innovationsbereitschaft (Innovativeness)* herangezogen werden. Dieses Konstrukt erfasst das Ausmaß, in dem ein Individuum im Vergleich zu Anderen im gleichen Umfeld früher bereit ist, eine Innovation zu verwenden (Rogers und Shoemaker 1971, S. 27). Es handelt sich um eine Charaktereigenschaft, die die Bereitschaft zur Nutzung einer Technologie prägt (Leonard-Barton und Deschamps 1988, Agarwal und Prasad 1998, Thatcher et al. 2003). Bei Personen, die über ein geringes Maß an *Innovationsbereitschaft* verfügen, sind externe Anreize (bspw. in Form von Sanktionen) notwendig, um die Nutzung der Technologie durchzusetzen. Demgegenüber verwenden Individuen mit hoher *Innovationsbereitschaft* die Technologien ohne externe Anreize von sich aus, weshalb von einer erhöhten Akzeptanz auszugehen ist (Leonard-Barton und Deschamps 1988). Die *Innovationsbereitschaft* ist weiterhin mit der Risikobereitschaft des Individuums verbunden, da der Einsatz von innovativen Technologien Veränderungen bedingt, die zu einer Verschlechterung des ursprünglichen Zustands führen können (Bommer und Jalajas 1999). Gerade vor diesem Hintergrund ist die *Innovationsbereitschaft* insbesondere bei komplexen Technologien wie Ambient Intelligence von Bedeutung, da sich aus der Vielzahl von Systemkomponenten zahlreiche Funktionalitäten ergeben, die ein subjektives Risiko darstellen können (Abschnitt 3.3.1).

Die Wirkungszusammenhänge in Bezug auf die *Innovationsbereitschaft* sind in der Literatur nicht eindeutig geklärt. Dabei steht insbesondere die Frage im Vordergrund, ob dieses Konstrukt extern beeinflusst werden kann. Midgley und Dowling (1978) gehen davon aus, dass die *Innovationsbereitschaft* ein individuelles Charaktermerkmal darstellt und als solches nicht durch äußere Faktoren beeinflusst werden kann. Demgegenüber ist nach Hirschman (1980) eine soziale Beeinflussung der *Innovationsbereitschaft* durch das Umfeld möglich. In der vorliegenden Studie wird untersucht, ob eine solche Einflussnahme möglich ist. Daher wird dem Ansatz von Hirschman (1980) folgend die *Innovationsbereitschaft* als eine Charaktereigenschaft aufgefasst, auf die andere Faktoren einwirken können.

3.3.3 Überbelastung

Überbelastung (Overload) ist eng mit Stress am Arbeitsplatz verbunden und setzt sich sowohl aus persönlichen als auch aus kontextabhängigen Faktoren dynamisch zusammen (Ahuja und Thatcher 2005). Die positiven und negativen Effekte von Stress sind Gegenstand zahlreicher Forschungsbeiträge.

So untersuchen mehr als 150 Studien beruflich bedingten Stress und dessen Auswirkungen auf die Leistungserbringung (Kahn und Byosiere 1992). Rees und Redfern (2000) stellen in diesem Zusammenhang fest, dass es aufgrund der Vielzahl unterschiedlicher Interpretationen keine universell akzeptierte Definition von Stress geben kann. Zur Erläuterung der Überbelastung ist die vergleichsweise allgemeine Definition von Topper (2007) zweckmäßig. Danach ist Stress eine psychologische und physiologische Reaktion einer Person auf die wahrgenommenen Anforderungen und Herausforderungen.

Überbelastung stellt eine spezielle Form von Stress dar. Diese kann unter anderem Ängste und Depressionen auslösen, die sich negativ auf die Leistungserbringung auswirken. Die fehlerhafte Bearbeitung von Aufgaben sowie deren Weglassen stellen Beispiele für Reaktionen auf Überlastung dar (French und Caplan 1973, Frankenhaeuser und Gardell 1976, Kahn und Byosiere 1992). Sales (1970, S. 593 ff.) definiert Überbelastung als einen Zustand, in dem ein Individuum davon ausgeht, dass ein Mangel an Ressourcen die Ausführung bestimmter Aufgaben verhindert. Hierbei kann insbesondere Zeitmangel durch eine zu große Arbeitsbelastung Stress hervorrufen, der zu erhöhten Fehlern bei der Aufgabenbewältigung führt. Es handelt sich somit um externe Einflussfaktoren, die die Wahrnehmung des Individuums determinieren. Dieser Effekt wird als *quantitative Überbelastung (Quantitative Overload)* bezeichnet (French und Caplan 1973, Seward und Larsen 2007). Die Wirkung dieser Art von Überlastung auf die Akzeptanz kann negativ geprägt sein, da Individuen, die beispielsweise über zu wenig Zeit verfügen, die Informations- und Kommunikationssysteme als zusätzliche Belastung wahrnehmen können. Dies würde die Ablehnung gegenüber derartigen Technologien verstärken (Thatcher et al. 2003). Auf der anderen Seite können neue Informations- und Kommunikationssysteme eine schnellere und effizientere Aufgabenbearbeitung ermöglichen, wodurch die Akzeptanz gefördert wird. Folglich kann die Wirkung der *quantitativen Überbelastung* nicht eindeutig bestimmt werden. Bei ambienten Systemen im Krankenhausumfeld gewinnt dieser Einfluss erheblich an Relevanz, da das Individuum über keine ausreichende Kenntnis der genauen Wirkungsweise des Systems verfügt. Darüber hinaus stellt sich gerade angesichts der erheblichen Veränderungen, die mit der Einführung eines ambienten Systems verbunden sind, sowie des Zeitmangels, der beim medizinischen Personal in Krankenhäusern zu erwarten ist, die Frage, in welcher Art und Weise dieser Faktor die Akzeptanz beeinflusst.

Eine weitere Form von Überforderung stellt die *qualitative Überbelastung (Qualitative Overload)* dar. Diese beruht nicht wie die *quantitative Überbelastung* auf externen Umwelteinflüssen, sondern auf internen Größen, die sowohl die generelle Leistungsfähigkeit als auch spezielle Fähigkeiten zur Erfüllung einer konkreten Aufgabe mit einschließen (French und Caplan 1973, Seward und

Larsen 2007). Danach kann auch ein wahrgenommenes Defizit an bestimmten Fähigkeiten dazu führen, dass die Bereitschaft, eine innovative Technologie einzuführen, vermindert wird, selbst wenn objektiv ausreichende Fähigkeiten vorliegen. Die *qualitative Überbelastung* weist folglich einen negativen Einfluss auf die Akzeptanz auf (Thatcher et al. 2003). Komplexe Systeme erfordern grundsätzlich eine höhere Kompetenz hinsichtlich der Fähigkeiten in Bezug auf Informations- und Kommunikationssysteme als nicht-komplexe, wobei insbesondere die Wahrnehmung der Nutzer von Bedeutung ist. So kann die Nutzung eines ambienten Systems aufgrund des Zusammenwirkens einer Vielzahl von Komponenten einschließlich eines mobilen Geräts als überfordernd wahrgenommen werden.

Thatcher et al. (2003) weisen den Einfluss von *qualitativer* und *quantitativer Überbelastung* auf die *Innovationsbereitschaft* (Abschnitt 3.3.2) empirisch nach. Allerdings werden in der Untersuchung ausschließlich Studierende befragt, wodurch die externe Validität der Ergebnisse in Bezug auf berufsbedingten Stress fraglich erscheint. Zudem wird keine konkrete Technologie untersucht, sondern die generelle Nutzung von Informations- und Kommunikationssystemen erfragt. In der vorliegenden Studie werden die Konstrukte der *qualitativen* und der *quantitativen Überbelastung* berücksichtigt. Dies liegt primär in der Komplexität ambienter Systeme sowie den besonderen Arbeitsbedingungen innerhalb des Krankenhausumfelds begründet, welches sich durch ein hohes Maß an Zeitdruck und Flexibilität auszeichnet (Abschnitt 1.1). In diesem Arbeitsumfeld ist von einem vergleichsweise hohen Stressniveau auszugehen, wodurch die Bedeutung von Überbelastung zusätzlich erhöht wird und maßgeblichen Einfluss auf die Akzeptanz des Individuums ausüben könnte.

3.3.4 Ängste

Ängste im Zusammenhang mit Informations- und Kommunikationssystemen sind grundsätzlich kein neues Phänomen und werden seit Beginn der 1980er Jahre verstärkt untersucht (vgl. u. a. Nickerson 1981, Raub 1981, Bloom 1985). Generell sind Ängste eng mit Stress und infolgedessen mit *Überbelastung* verbunden (Abschnitt 3.3.3). So stellen Cooper und Roden (1985) einen Zusammenhang zwischen *quantitativer* und *qualitativer Überbelastung* sowie *Ängsten* fest. Ebenso gelingt es Bandura (1977) sowie Stumpf, Brief und Hartman (1987), Wirkungszusammenhänge zwischen *qualitativer Überbelastung* und *Ängsten* zu identifizieren. Darüber hinaus werden Ängste in zahlreichen Akzeptanzmodellen berücksichtigt. Compeau und Higgins (1995) ergänzen die Social Cognitive Theory (SCT, Abschnitt 3.2.8) um *Angst (Anxiety)* als Einflussfaktor des *Nutzungsverhaltens*. Dabei wird *Angst* ebenso wie der *Affekt*

(Affect) als eine emotionale Reaktion aufgefasst, die hervorgerufen wird, wenn ein bestimmtes Verhalten (z. B. die Nutzung eines Computers) erfolgt. In diesem Modell ist *Angst* negativ besetzt, während der *Affekt* einen positiven Einfluss auf das *Nutzungsverhalten* ausübt (Compeau und Higgins 1995).

Da komplexe Systeme (Abschnitt 3.3.1) das Unternehmensumfeld erheblich verändern und somit für die Betroffenen ein potentielles Risiko einer Verschlechterung der Arbeitssituation bergen, sind Ängste von hoher Relevanz. Gupta und Karahanna (2004) führen vor diesem Hintergrund das *wahrgenommene Risiko (Perceived Risk)* als Einflussgröße der Akzeptanz eines komplexen Systems ein. Dieses Konstrukt baut auf der Definition von Jarvenpaa und Tractinsky (1999) auf und erfasst die Wahrnehmung eines Nutzers hinsichtlich der Unsicherheit und des Ausmaßes an negativen Konsequenzen, die sich aus der Nutzung des Systems und dessen Erprobung ergeben. Auch Spiekermann (2008, S. 135) greift in dem speziell für Ubiquitous Computing entwickelten Akzeptanzmodell auf das Konstrukt des *wahrgenommenen Risikos* zurück. Inhaltlich besteht hierbei eine Ähnlichkeit zur *wahrgenommenen Glaubwürdigkeit* von Ong, Lai und Wang (2004), die im Ausmaß, in dem eine Person davon ausgeht, ein konkretes System sei frei von Bedrohungen für die Sicherheit und Privatsphäre, Ausdruck findet. Ong, Lai und Wang (2004) kombinieren dieses Konstrukt mit TAM (Abschnitt 3.2.3) und können bei der Untersuchung der Akzeptanz von E-Learning-Systemen einen signifikanten Wirkungszusammenhang zwischen der *wahrgenommenen Glaubwürdigkeit* und der *Nutzungsintention* feststellen.

In der vorliegenden Arbeit wird eine detaillierte Analyse der Ängste im Zusammenhang mit dem ambienten Medikationsunterstützungssystem angestrebt. Neben den allgemeinen Ängsten durch komplexe Systeme werden insbesondere die Auswirkungen der spezifischen Funktionen ambienter Technologien auf die Privatsphäre (Abschnitt 2.2.1) untersucht. Da in der Akzeptanzforschung keine Studien existieren, die die Wirkung von Ängsten auf ambiente Technologien thematisieren, wurden in einem vorgelagerten Forschungsvorhaben mittels eines Mixed-Methods-Designs[57] mit sequentieller Abfolge der Forschungsmethoden relevante Ängste identifiziert (Bick und Kummer 2010b).

---

[57]Bei diesem Ansatz ergänzen sich die gewählten Methoden und die damit verbundenen unterschiedlichen Perspektiven gegenseitig, sodass sie – dem Konzept der Methodentriangulation folgend – die Schwächen der jeweils anderen Methode ausgleichen. Dadurch wird die Validität der Ergebnisse erheblich erhöht und zudem die Wahrscheinlichkeit eines Common-Method-Bias verringert (Podsakoff et al. 2003). Eine allgemeine Einführung in das Themenfeld Mixed-Methods-Research ist unter anderem in Tashakkori und Teddlie (2003) sowie Teddlie und Tashakkori (2008) enthalten.

Zunächst wurden im Rahmen des AIMED-Projekts (Abschnitt 2.4) 16 semi-strukturierte Einzelinterviews mit leitenden Ärzten und Pflegekräften in drei Berliner Krankenhäusern durchgeführt. Dabei konnten im Rahmen der Datenanalyse die in Abbildung 3.9 dargestellten Ängste bestimmt werden.

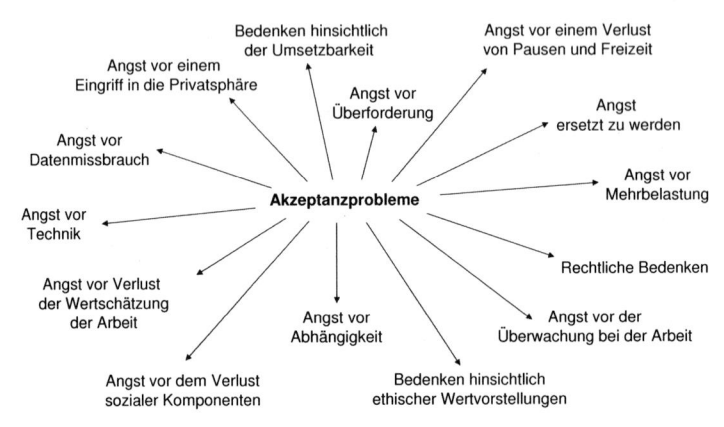

```
          Bedenken hinsichtlich          Angst vor einem Verlust
          der Umsetzbarkeit              von Pausen und Freizeit
    Angst vor einem
    Eingriff in die Privatsphäre
                          Angst vor                    Angst
                          Überforderung                ersetzt zu werden
    Angst vor
    Datenmissbrauch
                                                       Angst vor
                          Akzeptanzprobleme            Mehrbelastung
    Angst vor
    Technik
                                                       Rechtliche Bedenken
    Angst vor Verlust
    der Wertschätzung
    der Arbeit            Angst vor                    Angst vor der
                          Abhängigkeit                 Überwachung bei der Arbeit

          Angst vor dem Verlust          Bedenken hinsichtlich
          sozialer Komponenten           ethischer Wertvorstellungen
```

Abbildung 3.9: Übersicht der Ängste im Zusammenhang mit ambienten Technologien (in Anlehnung an Bick und Kummer 2010b)

Die einzelnen Ängste können vier Kategorien zugeordnet werden (Bick und Kummer 2010b).

1. *Ängste in Zusammenhang mit der Technologie:* Innerhalb dieser Kategorie werden allgemeine Ängste hinsichtlich der Nutzung des ambienten Systems und der zunehmenden Technologisierung zusammengefasst. Diese betreffen ethische Aspekte, die sich beispielsweise aus dem Verlust der persönlichen Komponente der medizinischen Behandlung, dem Eingriff in die Privatsphäre oder der Identifikation von Patienten über Sensoren ergeben. Zudem wird ein geringes Vertrauen, welches sich beispielsweise aus der erhöhten Abhängigkeit vom System ergeben kann, dieser Angstkategorie zugeordnet.

2. *Ängste in Zusammenhang mit der Arbeitssituation:* Diese Kategorie spiegelt Befürchtungen wider, die sich aus möglichen Veränderungen innerhalb des Arbeitsumfelds bzw. der Arbeitsprozesse ergeben. Dazu gehören unter anderem die Angst vor dem Verlust des Arbeitsplatzes sowie die Befürchtung einer zusätzlichen Arbeitsbelastung durch das System.

Weiterhin werden Befürchtungen hinsichtlich möglicher Einschränkungen wie beispielsweise in Bezug auf individuelle Entscheidungsfreiräume dieser Kategorie zugeordnet.

3. *Ängste in Zusammenhang mit Überwachung:* Hierbei handelt es sich um Ängste, die sich aus den erheblichen Überwachungsfunktionen ambienter Technologien ergeben. Damit verbunden ist die Befürchtung, keine Möglichkeit zu haben, sich einer Überwachung zu entziehen und nicht überprüfen zu können, welche Daten erhoben werden. Weiterhin gehören zu dieser Kategorie die Ängste, die gespeicherten Daten nicht verändern zu können und durch das System bloßgestellt zu werden.

4. *Sonstige Ängste:* Diese Kategorie fasst weitere Befürchtungen zusammen, die keiner der anderen Kategorien zugeordnet werden können. Hierbei handelt es sich beispielsweise um die Befürchtungen ambiente Technologien könnten durch die verwendete Nahfeldkommunikation gesundheitliche Schäden verursachen. Zudem werden Bedenken der rechtlichen Zulässigkeit dieser Kategorie zugeordnet.

In der darauf aufbauenden quantitativen Untersuchung wurden die identifizierten Ängste hinsichtlich ihrer Kategoriezugehörigkeit überprüft. Darüber hinaus wurde die Wirkung der Ängste auf die Akzeptanz analysiert (Kummer, Bick und Gururajan 2009, Kummer und Bick 2009, Bick und Kummer 2010b). Hierbei handelt es sich um den Pretest der Studie (Abschnitt 5.1.1), in den auch das in dieser Arbeit thematisierte Medikationsunterstützungsszenario mit einbezogen wurde (Abschnitt 2.5). Im Ergebnis konnten sowohl die Angstkategorien bestätigt werden, als auch Einflüsse der Kategorien auf die *Nutzungsintention* und die *wahrgenommene Nützlichkeit* identifiziert werden. Dementsprechend stellen Ängste einen Schwerpunkt der vorliegenden Arbeit dar.

3.4 Anpassungen aufgrund der Prognosefähigkeit

Auch die Phase des Adoptionsprozesses einer Technologie[58] beeinflusst die Auswahl der Konstrukte für das Akzeptanzmodell sowie deren konkrete Ausgestaltung. In Anlehnung an Karahanna, Straub und Chervany (1999) können die folgenden Phasen unterschieden werden.

---

[58] In der Studie wird der Begriff der Technologieadoption (*Technology Adoption*) für die Einführung einer Technologie in einer Organisation verwendet (vgl. u. a. Moore und Benbasat 1991, Karahanna, Straub und Chervany 1999).

1. *Präadoptive Phase:* In dieser Phase ist die Technologie noch nicht verfügbar, so dass die Informationen der Nutzer in Bezug auf die Technologie heterogen und unvollständig sind. Die Akzeptanz wird in dieser Phase vor allem durch die subjektive Erwartungshaltung beeinflusst.

2. *Adoptive Phase:* Im Rahmen dieser Phase erfolgt die Implementierung der Technologie. Die Anwender gewinnen in Rahmen der erstmaligen Nutzung einen Eindruck von dem System. Dieser basiert allerdings noch nicht auf Erfahrungen mit der Technologie, die unter realen Arbeitsbedingungen gewonnen werden können. Ergänzend werden oftmals Vorführungen oder auch Schulungen eingesetzt, um die Nutzer mit dem neuen System vertraut zu machen. Erwartungshaltung und Ersteindruck prägen in dieser Phase die Akzeptanz.

3. *Postadoptive Phase:* In dieser Phase erfolgt der tatsächliche Einsatz der Technologie unter realen Bedingungen. Die Implementierung der Technologie ist abgeschlossen. Zu diesem Zeitpunkt verfügt der Nutzer über Erfahrungen in Bezug auf die Technologie, die dessen Akzeptanz prägen.

Konsequenterweise existiert nicht *eine* Nutzerakzeptanz, sondern es können mehrere Formen unterschieden werden, die sich im Verlauf der Implementierung und der anschließenden Nutzung gegebenenfalls verändern. Bereits Davis, Bagozzi und Warshaw (1989) stellten einen erheblichen zeitlichen Effekt in Bezug auf die Wirkung der *Benutzerfreundlichkeit* (Abschnitt 3.2.3) fest. Nach dieser Studie besteht eine Stunde nach der Implementierung ein signifikanter Effekt der *Benutzerfreundlichkeit* auf die Akzeptanz. Allerdings verringert sich dieser Wirkungszusammenhang im Zeitablauf, so dass nach einer Nutzungsdauer von 14 Tagen kein signifikanter Einfluss mehr identifiziert werden kann (Davis, Bagozzi und Warshaw 1989). Ebenso kann die Erfahrung, die durch die Nutzung der Technologie gewonnen wird, einen Einfluss auf die *soziale Norm* ausüben. Aus diesem Grund ist der Effekt der *sozialen Norm* auf das *Nutzungsverhalten* bei unerfahrenen Nutzern größer als bei Nutzern, die auf weitreichende Erfahrungen in Bezug auf die Technologie zurückgreifen (Thompson, Higgins und Howell 1991).

Die meisten Studien, die die Einstellung und Akzeptanz gegenüber einer neuen Technologie thematisieren, analysieren die adoptive und die postadoptive Phase (vgl. u. a. Pavri 1988, Mathieson 1991, Moore und Benbasat 1991, Taylor und Todd 1995b). Demgegenüber findet die präadoptive Phase, in der die Technologie noch nicht verfügbar ist, bisher vergleichsweise wenig Beachtung (vgl. u. a. Karahanna, Straub und Chervany 1999, Spiekermann 2008, S. 138). Eine mögliche Ursache hierfür könnte darin bestehen, dass Studien in der präadoptiven Phase ausschließlich die einstellungsorientierte Akzeptanz erfassen, die allerdings nicht zwangsweise mit dem tatsächlichen Verhalten übereinstimmen muss (Abschnitt 3.1.3). Zudem erscheint bei vergleichsweise einfachen Technologien, die nicht die Merkmale der Komplexität aus Abschnitt 3.3.1 aufweisen, und die die Anwender bereits kennen und gegebenenfalls anderweitig nutzen, die Relevanz dieses Aspekts fraglich. Dies ist bei dem in Abschnitt 2.5.2 vorgestellten ambienten Medikationsunterstützungssystem nicht der Fall. Da es sich um ein fiktives System handelt, ist es der präadoptiven Phase zuzuordnen. Das Ergebnis stellt folglich eine Prognose der zu erwartenden Akzeptanz dar. Die Ausrichtung der Studie hat erheblichen Einfluss auf die Auswahl und Ausgestaltung der Konstrukte, da die zuvor vorgestellten Akzeptanzmodelle überwiegend auf andere Phasen der Implementierung ausgerichtet sind. Bei der Entwicklung des Akzeptanzmodells im folgenden Abschnitt wird dieser Aspekt entsprechend berücksichtigt.

3.5 Ableitung des inneren Akzeptanzmodells

Aufbauend auf den Ausführungen zur Akzeptanzforschung und zu den Besonderheiten des Untersuchungsgegenstands wird in diesem Abschnitt ein Teilmodell entwickelt, das als *inneres Akzeptanzmodell* bezeichnet wird. Es bildet den Kern des Gesamtmodells, welches sich aus der Erweiterung um kulturelle Einflussgrößen im nächsten Kapitel ergibt. Im Folgenden werden zunächst die ausgewählten Konstrukte definiert (Abschnitt 3.5.1), bevor die Hypothesen erläutert werden, aus denen das Akzeptanzmodell gebildet wird (Abschnitt 3.5.2).

3.5.1 Auswahl der Einflussfaktoren

Wie aus den Ausführungen zu den Akzeptanzmodellen (Abschnitt 3.2) hervorgeht, handelt es sich hierbei oftmals um Modifikationen bzw. Kombinationen vorhergehender Modelle. Diese Vorgehensweise wird allerdings in der Literatur mitunter kritisch betrachtet. Lattemann (2007) beispielsweise referiert über einen Beitrag von Premkumar und Bhattacherjee (2008), in dem TAM (Abschnitt 3.2.3) mit der Expectation Disconfirmation Theory[59] von Oliver (1980) kombiniert wird, um dadurch die Nutzung von Computer-Based Tutorials zu analysieren: „[Die Autoren] [...] demonstrieren anschaulich eine in den USA

---

[59]Die Expectation Disconfirmation Theory (EDT) basiert auf der Abwägung zwischen *Erwartung (Expectation)* und der *Diskonfirmation (Disconfirmation)* im Sinne einer positiven oder negativen Abweichung der *Erwartung* durch eigene Erfahrungen, aus der sich die *Zufriedenheit (Satisfaction)* ergibt (Oliver 1980).

häufige und erfolgreiche IS-Publikationsstrategie. Wohlbekannte Theorien werden mit marginalen Änderungen auf oft eher zweitrangige Forschungsfragen angewendet." Um dieser Kritik in der vorliegenden Studie entgegen zu wirken, wurde bereits in Abschnitt 1.1 die Relevanz von ambienten Technologien zur Unterstützung von Medikationsprozessen erläutert. Darüber hinaus wurde in Abschnitt 2.2 auf die speziellen Probleme hinsichtlich der Akzeptanz ambienter Technologien eingegangen. Ergänzend erfolgt in diesem Abschnitt eine gezielte Auswahl von geeigneten Konstrukten aus der Literatur. Diese wird anschließend um weitere Konstrukte ergänzt, die die besonderen Merkmale des Untersuchungsgegenstands berücksichtigen.[60]

Da in der präadoptiven Phase der Einführung einer Technologie lediglich ein einstellungsorientierter Ansatz verwendet werden kann (Abschnitte 3.1.3 und 3.4), wird die Akzeptanz nicht über das Verhalten, sondern über die *Nutzungsintention*, die bereits in TRA (Abschnitt 3.2.1) enthalten ist, als abhängige Variable bestimmt. Als zentraler Einflussfaktor wird die *wahrgenommene Nützlichkeit* aus TAM (Abschnitt 3.2.3) herangezogen. Dieses Konstrukt lässt sich in einer Vielzahl von Akzeptanzmodellen bestätigen. Zudem wird die *Freiwilligkeit* aus IDT (Abschnitt 3.2.7) übernommen, da im Krankenhausumfeld verbindlichen Richtlinien eine entscheidende Bedeutung zukommt. In diesem Zusammenhang ist fraglich, ob das Individuum das System von sich aus verwenden würde und inwieweit dies andere Konstrukte des Modells beeinflusst. Weiterhin wird mit der *Jobrelevanz* ein Konstrukt übernommen, das die Eignung für die konkrete Arbeitssituation bzw. die konkrete Aufgabe erfasst. Dieser Ansatz wird insbesondere im *Task Technology Fit* im gleichnamigen Modell (Abschnitt 3.2.6) berücksichtigt und stellt ein Konstrukt in TAM2 dar (Abschnitt 3.2.4). Des Weiteren wurde bei Interviews mit Pflegekräften und Ärzten im Rahmen des vorgelagerten AIMED-Projekts (Bick, Kummer und Rössig 2008a) ein erheblicher sozialer Einfluss identifiziert. Konsequenterweise werden das *Image* aus IDT (Abschnitt 3.2.7) sowie die *subjektive Norm* aus TRA (Abschnitt 3.2.1) in das Akzeptanzmodell integriert.

Auf Konstrukte, die für ein fiktives System in der präadoptiven Phase nicht geeignet sind, wird verzichtet. Hierzu gehören unter anderem die *Benutzerfreundlichkeit* sowie die *Outputqualität* aus TAM und TAM2 (Abschnitte 3.2.3 und 3.2.4). Demgegenüber wird die in IDT (Abschnitt 3.2.7) enthaltene *Demonstrierbarkeit der Ergebnisse* zur *Nachvollziehbarkeit* uminterpretiert. Dieses Konstrukt gibt im Sinne der vorliegenden Arbeit an, inwieweit die

---

[60] Aufgrund der inhaltlichen Gemeinsamkeiten der in der Literatur beschriebenen Einflussfaktoren, wird im Folgenden lediglich das jeweils ursprüngliche Akzeptanzmodell angeführt.

Tabelle 3.2: Übersicht der verwendeten Konstrukte

Bezeichnung	Definition	Verwandte Konstrukte (mit Abschnittsverweisen)
Nutzungsintention (NI)	Ausmaß, in dem ein Individuum bereit ist, eine bestimmte Technologie zu verwenden.	• Intention (TRA, 3.2.1) • Intention (TPB, 3.2.2) • Nutzungsintention (TAM, 3.2.3) • Nutzungsintention (TAM2, 3.2.4) • Verhaltensintention (UTAUT, 3.2.5)
Wahrgenommene Nützlichkeit (WN)	Ausmaß, in dem das System als nutzenstiftend beurteilt wird.	• Wahrgenommene Nützlichkeit (TAM, 3.2.3) • Erweiterte Performance (UTAUT, 3.2.5) • Relativer Vorteil (TTF, 3.2.6) • Relativer Vorteil (IDT, 3.2.7)
Freiwilligkeit (FW)	Ausmaß, inwieweit das Individuum das System in Folge einer freien Willensentscheidung nutzen würde.	• Freiwilligkeit (IDT, 3.2.7) • Freiwilligkeit (TAM2, 3.2.4) • Freiwilligkeit (UTAUT, 3.2.5)
Jobrelevanz (JR)	Ausmaß, in dem das Individuum davon überzeugt ist, dass das untersuchte System bei der Arbeit sinnvoll anwendbar ist.	• Jobrelevanz (TAM2, 3.2.4) • Task-Technology-Fit (TTF, 3.2.6) • Arbeitsbedingte Wichtigkeit (Leonard-Barton und Deschamps 1988) • Kognitive Eignung (Vessey 1991)

Bezeichnung	Definition	Verwandte Konstrukte (mit Abschnittsverweisen)
Image (IM)	Ausmaß, inwieweit die Nutzung als Möglichkeit zur Verbesserung des Ansehens beurteilt wird.	• Image (IDT, 3.2.7) • Image (TAM2, 3.2.4) • Image (TTF, 3.2.6)
Subjektive Norm (SN)	Die subjektive Norm gibt an, welches Verhalten von dem sozialen Umfeld erwartet wird.	• Subjektive Norm (TRA, 3.2.1) • Subjektive Norm (TPB, 3.2.2) • Subjektive Norm (TAM2, 3.2.4) • Sozialer Einfluss (UTAUT, 3.2.5) • Sozialer Faktor (MPCU, 3.2.8)
Nachvollziehbarkeit (NV)	Ausmaß, in dem das Individuum die Ergebnisse einer bestimmten Technologie versteht und anderen erklären kann.	• Demonstrierbarkeit der Ergebnisse (IDT, 3.2.7) • Demonstrierbarkeit der Ergebnisse (TAM2, 3.2.4) • Demonstrierbarkeit der Ergebnisse (Zaltman, Duncan und Holbek 1973)

potentiellen Nutzer das System in Hinblick auf die damit verbundenen Ergebnisse verstehen und anderen erklären können. Die Definition der einzelnen Konstrukte in dieser Arbeit ist zusammen mit einer Übersicht inhaltlich verwandter Konstrukte in Tabelle 3.2 enthalten.

Aufbauend auf den in Abschnitt 3.3 erläuterten Besonderheiten für komplexe bzw. ambiente Systeme erfolgt die Auswahl ergänzender Konstrukte. Dabei werden zum einen die Konstrukte von Thatcher et al. (2003) zur Wirkung der *Innovationsbereitschaft* (Abschnitt 3.3.2) sowie der *quantitativen* und *qualitativen Überbelastung* (Abschnitt 3.3.3) übernommen, da diese besonders für komplexe Systeme von Bedeutung sind. Darüber hinaus werden die Ängste (Abschnitt 3.3.4), die seitens des Nutzers im Zusammenhang mit dem ambienten System bestehen, in das Modell integriert. Die *Ängste im Zusammenhang mit der Technologie* werden dabei um den Aspekt der Rechtmäßigkeit[61] erweitert. Es wird folglich nicht nur erfragt, in welchem Ausmaß das System ethische Werte verletzt, sondern auch, ob dies rechtlich als zulässig erachtet wird und inwieweit Arbeitnehmervertreter dies verhindern sollten. Aus diesem Grund wird dieses Konstrukt als *ethisch-rechtliche Ängste* bezeichnet. Die Zugehörigkeit dieses Teilaspekts zu dem Konstrukt konnte anhand der Daten aus der (quantitativen) Vorstudie bestätigt werden (Kummer, Bick und Gururajan 2009). Da allerdings die in Abschnitt 3.3.4 identifizierten *sonstigen Ängste* eher ein Sammelbecken verschiedener negativer Aspekte darstellen als ein eigenständiges Konstrukt, wird auf diesen Einflussfaktor verzichtet. Tabelle 3.3 stellt die Definitionen der berücksichtigten Konstrukte zusammenfassend dar und zeigt deren jeweiligen Ursprung auf.

Neben den zuvor erläuterten Einflussfaktoren können auch Moderatoren die Akzeptanz des ambienten Medikationsunterstützungssystems beeinflussen. Moderierende Effekte basieren auf der Annahme, dass die Beziehung zwischen einer unabhängigen Variablen und einer abhängigen Variablen nicht immer in der gleichen Intensität vorliegt. Vielmehr wird dieser Zusammenhang durch Moderatorvariablen in seiner Stärke beeinflusst (Sharma, Durand und Gur-Arie 1981, Arnold 1982, Darrow und Kahl 1982). Moderatoren wie beispielsweise *Alter* und *Geschlecht* sind bereits ausführlich in der Literatur analysiert worden und finden unter anderem in TAM2 (Abschnitt 3.2.4) und UTAUT (Abschnitt 3.2.5) Berücksichtigung. Weiterhin identifizieren Morris und Venkatesh (2000) diese Variablen auch als Moderatoren im Zusammenhang mit TPB (Abschnitt 3.2.2). Ein weiterer möglicher Moderator stellt das *Ausbildungsniveau* der Nutzer dar. Auch der Einfluss dieser Variablen wird in zahlreichen Studien nachgewiesen (vgl. u. a. Zmud 1979, Igbaria und

---

[61] Aufbauend auf den Ergebnissen der vorgelagerten qualitativen Studie wurde die Rechtmäßigkeit zunächst den *sonstigen Ängsten* zugeordnet (Abschnitt 3.3.4).

Tabelle 3.3: Übersicht der ergänzenden Einflussfaktoren für ambiente Systeme

Bezeichnung	Definition	Ursprung
Innovationsbereitschaft (IB)	Ausmaß, in dem ein Individuum früher als Andere im gleichen Umfeld bereit ist, eine Innovation zu adoptieren.	Rogers und Shoemaker (1971)
Quantitative Überbelastung (QN)	Ausmaß, in dem das Individuum davon ausgeht, dass ein Mangel an internen Ressourcen (z. B. Fähigkeiten) die Ausführung bestimmter Aufgaben verhindert.	French und Caplan (1973)
Qualitative Überbelastung (QL)	Ausmaß, in dem das Individuum davon ausgeht, dass ein Mangel an externen Ressourcen (z. B. Zeit) die Ausführung bestimmter Aufgaben verhindert.	French und Caplan (1973)
Ethisch-rechtliche Ängste (ER)	Ausmaß, in dem das Individuum von generellen und konkreten negativen Folgen im Zusammenhang mit der Technologie ausgeht.	Kummer und Bick (2009)
Arbeitsängste (AÄ)	Ausmaß, in dem das Individuum von negativen Auswirkungen der Technologienutzung auf das Arbeitsverhältnis ausgeht.	Kummer und Bick (2009)
Überwachungsängste (ÜÄ)	Ausmaß, in dem das Individuum die Beobachtung und deren Konsequenzen durch das System fürchtet.	Kummer und Bick (2009)

Parsuraman 1989, Agarwal und Prasad 1999). In Bezug auf die intendierte Studie wird allerdings auf Moderatoren im Akzeptanzmodell verzichtet. Dies liegt darin begründet, dass die Besonderheiten von ambienten Technologien sowie kulturell geprägte Einflüsse den Schwerpunkt der Arbeit bilden. Der Einfluss von Moderatoren weist hinsichtlich des Untersuchungsgegenstands keine expliziten Besonderheiten auf, weshalb auf die bestehenden Beiträge verwiesen wird (siehe oben). Sozialstatistische Daten wie Alter, Geschlecht und Ausbildungsniveau werden zwar erhoben, allerdings lediglich zum Vergleich der Datenbasis zwischen den beteiligten Ländern (Abschnitt 5.1.3).

3.5.2 Ableitung der Hypothesen des inneren Modells

Aufbauend auf den zuvor erläuterten Akzeptanzmodellen (Abschnitt 3.2) sowie den Besonderheiten ambienter Systeme und dem Untersuchungsgegenstand (Abschnitte 3.3 und 3.4) wurden die Konstrukte für die Studie ausgewählt und angepasst. Auf diesen Konstrukten aufbauend erfolgt anhand von Hypothesen die Entwicklung des inneren Akzeptanzmodells. Bei der Ableitung der Hypothesen werden die aus der Literatur übernommenen Wirkungszusammenhänge auf das untersuchte ambiente Medikationsunterstützungssystem übertragen und um selbstentwickelte Hypothesen ergänzt. Im Folgenden werden abschnittsweise eine oder mehrere endogene Variablen thematisiert. Nach den Abschnitten erfolgt jeweils eine Auflistung der mit diesen Variablen verbundenen Wirkungszusammenhänge in Form von gerichteten Hypothesen.

Die Bestimmung der Akzeptanz erfolgt, wie bereits erläutert, anhand der *Nutzungsintention* (Abschnitt 3.5.1). Als zentrale Einflussgröße auf die *Nutzungsintention* wird die *wahrgenommene Nützlichkeit* herangezogen. Dabei wird, analog zu TAM (Abschnitt 3.2.3), eine positive Beziehung zwischen *wahrgenommener Nützlichkeit* und *Nutzungsintention* postuliert (**H1**). Sofern die potentiellen Nutzer das System auch ohne verbindliche Anordnung – von sich aus – verwenden möchten, ist von einer hohen Akzeptanz auszugehen. Folglich wird von einem positiven Einfluss der *Freiwilligkeit* auf die *Nutzungsintention* ausgegangen (**H2**). Die Ängste bilden einen Schwerpunkt der vorliegenden Arbeit, da diese eine Besonderheit ambienter Systeme darstellen. Aus diesem Grund wird davon ausgegangen, dass *ethisch-rechtliche Ängste* (**H3**), *Arbeitsängste* (**H4**) sowie *Überwachungsängste* (**H5**) einen negativen Einfluss auf die *Nutzungsintention* aufweisen.

Tabelle 3.4: Einflüsse auf die Nutzungsintention

Hyp.	Wirkungszusammenhang
H1	Die wahrgenommene Nützlichkeit weist einen signifikant positiven Effekt auf die Nutzungsintention auf.
H2	Die Freiwilligkeit weist einen signifikant positiven Effekt auf die Nutzungsintention auf.
H3	Die ethisch-rechtlichen Ängste weisen einen signifikant negativen Effekt auf die Nutzungsintention auf.
H4	Die Arbeitsängste weisen einen signifikant negativen Effekt auf die Nutzungsintention auf.
H5	Die Überwachungsängste weisen einen signifikant negativen Effekt auf die Nutzungsintention auf.

Die *wahrgenommene Nützlichkeit* wird analog zu TAM2 (Abschnitt 3.2.4) von der Einschätzung Dritter in Form der *subjektiven Norm* (**H6**), des *Images* (**H7**) und der *Jobrelevanz* (**H8**) beeinflusst. Eine weitere Vermutung ist, dass je besser ein Nutzer in der Lage ist, die Ergebnisse eines Systems nachzuvollziehen, desto eher kann er die Nützlichkeit der Technologie erfassen. Dieser positive Wirkungszusammenhang zwischen *Nachvollziehbarkeit* und *wahrgenommener Nützlichkeit* wird in **H9** abgebildet. Ergänzend wird eine Beziehung zwischen den Ängsten und der *wahrgenommenen Nützlichkeit* vermutet. Sowohl die *ethisch-rechtlichen Ängste* (**H10**) als auch die *Arbeitsängste* (**H11**) und die *Überwachungsängste* (**H12**) weisen dabei einen negativen Einfluss auf die *wahrgenommene Nützlichkeit* auf.

Tabelle 3.5: Einflüsse auf die wahrgenommene Nützlichkeit

Hyp.	Wirkungszusammenhang
H6	Die subjektive Norm weist einen signifikant positiven Effekt auf die wahrgenommene Nützlichkeit auf.
H7	Das Image weist einen signifikant positiven Effekt auf die wahrgenommene Nützlichkeit auf.
H8	Die Jobrelevanz weist einen signifikant positiven Effekt auf die wahrgenommene Nützlichkeit auf.
H9	Die Nachvollziehbarkeit weist einen signifikant positiven Effekt auf die wahrgenommene Nützlichkeit auf.
H10	Die ethisch-rechtlichen Ängste weisen einen signifikant negativen Effekt auf die wahrgenommene Nützlichkeit auf.
H11	Die Arbeitsängste weisen einen signifikant negativen Effekt auf die wahrgenommene Nützlichkeit auf.
H12	Die Überwachungsängste weisen einen signifikant negativen Effekt auf die wahrgenommene Nützlichkeit auf.

Inwieweit die potentiellen Nutzer bereit sind, das aufgezeigte Medikationsunterstützungssystem freiwillig zu verwenden, wird maßgeblich durch die *ethisch-rechtlichen Ängste* (**H13**) und die *Innovationsbereitschaft* (**H14**) beeinflusst. Die *ethisch-rechtlichen Ängste* wurden hierbei ausgewählt, da diese eine generelle Abneigung gegenüber der Technologie widerspiegeln. Je stärker diese Ängste bei dem potentiellen Nutzer ausgeprägt sind, desto geringer ist die *Freiwilligkeit*. Demgegenüber werden Personen, die generell eine hohe *Innovationsbereitschaft* aufweisen, eher bereit sein, das System freiwillig einzusetzen. Zudem ist davon auszugehen, dass das System und insbesondere die dabei verwendeten mobilen Geräte den Status der Person erhöhen könnten, weshalb das System als relevant wahrgenommen wird und es folglich zu einer Steigerung der *Jobrelevanz* kommt (**H15**). Auch die *Nachvollziehbarkeit* steigert die *Jobrelevanz*, da ein hohes Verständnis der durch das System bedingten Vorteile eine bessere Einschätzung der *Jobrelevanz* ermöglicht (**H16**). *Arbeitsängste* hingegen wirken negativ auf die *Jobrelevanz* ein, da aufgrund der befürchteten negativen Konsequenzen die Zweckmäßigkeit des Systems in Frage gestellt wird (**H17**).

Tabelle 3.6: Einflüsse auf die Freiwilligkeit und die Jobrelevanz

Hyp.	Wirkungszusammenhang
H13	Die ethisch-rechtlichen Ängste weisen einen signifikant negativen Effekt auf die Freiwilligkeit auf.
H14	Die Innovationsbereitschaft weist einen signifikant positiven Effekt auf die Freiwilligkeit auf.
H15	Das Image weist einen signifikant positiven Effekt auf die Jobrelevanz auf.
H16	Die Nachvollziehbarkeit weist einen signifikant positiven Effekt auf die Jobrelevanz auf.
H17	Die Arbeitsängste weisen einen signifikant negativen Effekt auf die Jobrelevanz auf.

Auf die *Nachvollziehbarkeit* wirken zwei Einflussfaktoren ein. Dies sind zum einen die *Arbeitsängste*, da Nutzer, die negative Auswirkungen auf ihre Arbeitssituation durch die Einführung des Systems fürchten, weniger in der Lage sind, anderen die Vorteile des Systems zu erläutern (**H18**). Zum anderen wirkt die *Innovationsbereitschaft* auf die *Nachvollziehbarkeit* ein. Nutzer, die eine größere Technikaffinität aufweisen, können folglich besser die Vorteile des Systems erfassen und diese anderen kommunizieren (**H19**). Weiterhin wird die positive Beziehung zwischen *subjektiver Norm* und *Image* aus TAM2 (Abschnitt 3.2.4) übernommen. Die Einschätzung, ob für den Befragten wichtige Personen das System positiv wahrnehmen würden, steigert somit den Status, der dem System und insbesondere der Nutzung der mobilen

Endgeräte beigemessen wird (**H20**). Die *subjektive Norm* selbst wird durch die *qualitative Überbelastung* gesteigert, da Personen, die nicht über die für ihre Arbeit erforderlichen Fähigkeiten verfügen, eher dazu neigen, sich an für sie relevanten Personen zu orientieren (**H21**).

Tabelle 3.7: Einflüsse auf die Nachvollziehbarkeit, das Image und die subjektive Norm

Hyp.	Wirkungszusammenhang
H18	Die Arbeitsängste weisen einen signifikant negativen Effekt auf die Nachvollziehbarkeit auf.
H19	Die Innovationsbereitschaft weist einen signifikant positiven Effekt auf die Nachvollziehbarkeit auf.
H20	Die subjektive Norm weist einen signifikant positiven Effekt auf das Image auf.
H21	Die qualitative Überbelastung weist einen signifikant positiven Effekt auf die subjektive Norm auf.

In vorgelagerten Forschungsprojekten konnten bereits erhebliche Abhängigkeiten zwischen den Ängsten festgestellt werden (Kummer, Bick und Gururajan 2009, Bick und Kummer 2010b). In der vorliegenden Untersuchung wird auf diese Erkenntnisse zur Entwicklung des Modells zurückgegriffen, weshalb von einem verstärkenden Einfluss der *ethisch-rechtlichen Ängste* (**H22**) sowie der *Arbeitsängste* (**H23**) auf die *Überwachungsängste* ausgegangen wird. Ethische Aspekte im Hinblick auf das System sowie die vermuteten negativen Auswirkungen auf die Arbeitssituation werden dabei durch die *Überwachungsängste* konkretisiert. Zudem wird davon ausgegangen, dass die *quantitative Überbelastung* generell verstärkend auf Ängste einwirkt. Personen, die hinsichtlich ihres Arbeitspensums überfordert sind, werden demnach eher befürchten, dass das System die Mitarbeiter permanent überwacht, um die Erfüllung der Aufgaben sicherzustellen (**H24**). Dabei könnten die überforderten Mitarbeiter beispielsweise davon ausgehen, dass notwendige Pausen aufgrund der Überwachung wegfallen, wodurch sich die Situation weiter verschlechtern würde. Die *Arbeitsängste* werden zudem durch die *ethisch-rechtlichen Ängste* verstärkt. Die Nutzer übertragen ihre Befürchtungen hinsichtlich der Technologie im Allgemeinen auf ihre Arbeitssituation, weshalb sie eine Verschlechterung ebendieser fürchten (**H25**). Weiterhin steigert die *quantitative Überbelastung* die *Arbeitsängste*, da, wenn bereits ein zu hohes Arbeitspensum besteht, ein weiteres technisches Gerät (in diesem Fall das mobile Endgerät) sowie das damit verbundene System als eine zusätzliche Belastung wahrgenommen werden, die zu einer Verschlechterung der Arbeitssituation führt (**H26**).[62]

Tabelle 3.8: Einflüsse auf die Überwachungs- und Arbeitsängste

Hyp.	Wirkungszusammenhang
H22	Die ethisch-rechtlichen Ängste weisen einen signifikant positiven Effekt auf die Überwachungsängste auf.
H23	Die Arbeitsängste weisen einen signifikant positiven Effekt auf die Überwachungsängste auf.
H24	Die quantitative Überbelastung weist einen signifikant positiven Effekt auf die Überwachungsängste auf.
H25	Die ethisch-rechtlichen Ängste weisen einen signifikant positiven Effekt auf die Arbeitsängste auf.
H26	Die quantitative Überbelastung weist einen signifikant positiven Effekt auf die Arbeitsängste auf.

Weiterhin könnten Personen, die aufgrund der Menge an übertragenen Aufgaben überbelastet sind, das System generell eher als Bedrohung ethischer Werte wahrnehmen. Die schlechte Arbeitssituation würde in diesem Fall neben den konkreten *Arbeitsängsten* auch die Sensibilität bezüglich ethischer Werte und der Privatsphäre (bspw. durch entsprechende negative Erfahrungen) verstärken. Dieser positive Wirkungszusammenhang zwischen der *quantitativen Überbelastung* und den *ethisch-rechtlichen Ängsten* wird in **H27** abgebildet. Zudem kann die *Innovationsbereitschaft* die ethisch-rechtlichen Ängste reduzieren, da besonders innovationsbereite Personen vermutlich weniger Vorbehalte im Hinblick auf die Technologisierung am Arbeitsplatz und die damit verbundenen ethischen Aspekte aufweisen (**H28**).

---

[62] Wie bei zahlreichen der hier aufgeführten Hypothesen sind weitere Argumentationen, die zu anderen Wirkungsrichtungen führen, denkbar. So könnte gerade bei einer *quantitativen Überbelastung* das betrachtete System aufgrund seiner Unterstützungsmöglichkeiten die Arbeitssituation verbessern. In diesem Fall würde es sich um einen negativen Zusammenhang handeln, da die *Arbeitsängste* gemindert werden würden. In der vorliegenden Arbeit wurden jeweils die als plausibler eingeschätzten Wirkungsrichtungen gewählt, um eindeutige Hypothesen zu entwickeln. Ergänzend wird im Rahmen der empirischen Studie die Uneindeutigkeit der Wirkungsrichtungen problematisiert (Abschnitt 5.3.2).

Tabelle 3.9: Einflüsse auf die ethisch-rechtlichen Ängste

Hyp.	Wirkungszusammenhang
H27	Die quantitative Überbelastung weist einen signifikant positiven Effekt auf die ethisch-rechtlichen Ängste auf.
H28	Die Innovationsbereitschaft weist einen signifikant negativen Effekt auf die ethisch-rechtlichen Ängste auf.

Die *Innovationsbereitschaft* wird durch die *qualitative Überbelastung* reduziert, da Personen, die über die für ihre Arbeit notwendigen Fähigkeiten verfügen, eher dazu bereit sind, neue Technologien auszuprobieren, um eben diese Fähigkeiten bei der Arbeitsausführung zu unterstützen (**H29**). Die Bewältigung von Aufgaben dauert zudem bei Personen, die keine ausreichenden Fähigkeiten besitzen, länger als bei Personen mit besseren Kenntnissen. Aus diesem Grund können qualitativ überbelastete Personen in der gleichen Zeit weniger Arbeit erledigen. Folglich steigert die *qualitative Überbelastung* die *quantitative Überbelastung* (**H30**).

Tabelle 3.10: Einflüsse auf die Innovationsbereitschaft und die quantitative Überbelastung

Hyp.	Wirkungszusammenhang
H29	Die qualitative Überbelastung weist einen signifikant negativen Effekt auf die Innovationsbereitschaft auf.
H30	Die qualitative Überbelastung weist einen signifikant positiven Effekt auf die quantitative Überbelastung auf.

Kapitel 4

Kulturelle Einflüsse

In der Kulturforschung werden Differenzen und Gemeinsamkeiten von Menschen mit unterschiedlichem kulturellem Hintergrund analysiert, um dadurch ein besseres Verständnis der mit Kultur verbundenen Wirkungsprozesse zu erhalten (Hills 2002). Ziel dieses Kapitels ist es, das zuvor entwickelte innere Akzeptanzmodell (Abschnitt 3.5) um kulturell bedingte Einflüsse zu erweitern. Bezogen auf das ambiente Medikationsunterstützungssystems ermöglicht dies die Gewinnung von Kenntnissen über den Zusammenhang zwischen Kultur und Akzeptanz (Abschnitt 2.5.2). Dafür wird im Folgenden zunächst das Phänomen der Kultur erläutert. Da die vorliegende Studie sowohl die nationale als auch die organisationale Kultur berücksichtigt, wird zudem ein entsprechender theoretischer Rahmen beschrieben, der beide Arten von Kultur vereint. Anschließend werden für das Forschungsvorhaben relevante Ansätze der organisationalen Kulturforschung vorgestellt. Aus diesen Ansätzen werden für die Untersuchung geeignete Konstrukte ausgewählt und Hypothesen für das Forschungsmodell abgeleitet. Diesem Vorgehen wird auch bei der Auswahl der Konstrukte der nationalen Kultur gefolgt, wobei das Modell abschließend um relevante Einflüsse der nationalen Kultur ergänzt wird.

4.1 Verständnis von Kultur

Ausgehend von der vorherrschenden Heterogenität des Kulturbegriffs werden in Folgenden anhand von Werten und Normen sowie Kulturebenen zentrale Aspekte dieses Phänomens erläutert. Darauf aufbauend wird der Ansatz der sozialen Identität vorgestellt, der in dieser Arbeit Anwendung findet.

4.1.1 Werte und Normen

In der Literatur wird Kultur zwar umfassend thematisiert, eine eindeutige und vor allem allgemeingültige Definition besteht jedoch nicht (Reimer 2005, S. 8). Als Grund wird unter anderem die hohe Komplexität angeführt sowie die damit verbundene schwere Erfassbarkeit des Kulturbegriffs (Müller und Gelbrich 2004, S. 64). Zudem ergeben sich aus den unterschiedlichen Zielen der Analyse in den Forschungsgebieten verschiedene Wortbedeutungen (Perlitz 1997, S. 304). So identifizieren beispielsweise Kroeber und Kluckhohn (1952, S. 77 ff.) im Rahmen einer Literaturrecherche 162 unterschiedliche Definitionen von Kultur.

Ein zentrales Kriterium, welches zahlreiche Definitionen zur Identifizierung und Beschreibung von Kultur aufgreifen, besteht in geteilten Normen und gemeinsamen Werten (Straub et al. 2002, Raitoharju 2007, S. 43). Auch in der Definition von Kutschker und Schmid (2008, S. 672) wird dieser Aspekt mit aufgegriffen. Danach ist Kultur „[...] die Gesamtheit der Grundannahmen, Werte, Normen, Einstellungen und Überzeugungen einer sozialen Einheit, die sich in einer Vielzahl von Verhaltensweisen und Artefakten ausdrückt und sich als Antwort auf die vielfältigen Anforderungen, die an diese soziale Einheit gestellt werden, im Laufe der Zeit herausgebildet hat."

Bei Kultur handelt es sich um komplexe und schwer greifbare Phänomene, die sowohl Orientierungsmuster als auch die damit verbundenen Vermittlungsmechanismen und Ausdrucksformen umfassen (Schreyögg 1999, S. 439, Hofstede 2001, S. 9 ff.). Dabei kann generell zwischen dem Einfluss der organisationalen und der nationalen Kultur unterschieden werden (Gallivan und Srite 2005). Der Wirkungszusammenhang zwischen Kultur und dem Adoptionsprozess sowie der Nutzung von Technologien wird bereits seit den 1970er Jahren untersucht und stellt somit grundsätzlich keine neuartige Fragestellung dar (Gallivan und Srite 2005). Um die Schwierigkeiten im Zusammenhang mit der Analyse von Kultur zu veranschaulichen und den gewählten Forschungsansatz kritisch zu hinterfragen, wird im Folgenden das Kulturebenenmodell von Schein (1992) herangezogen.

4.1.2 Kulturebenen

Um die Herausforderungen der Kulturforschung aufzuzeigen, wird der Erklärungsansatz von Schein (1992) vorgestellt. Hierbei handelt es sich um einen der bekanntesten Ansätze[63] zur Erklärung von Kultur. Obgleich dieser Ansatz primär auf die Organisationskultur abzielt, werden auch Einflüsse der nationalen Kultur erläutert (Schein 1992, S. 139 f.). Konsequenterweise

---

[63]Zur Einordnung des Kulturebenenmodells von Schein siehe Zielowski (2006, S. 64).

kann der Ansatz als eine generelle Erklärung der Wirkungszusammenhänge von Kultur in Unternehmen interpretiert werden. Dabei erfolgt eine Unterscheidung verschiedener Ebenen von Kultur, mittels deren Anordnung sowie deren Wirkungsbeziehungen zueinander ein grundlegendes Verständnis des Problembereichs ermöglicht wird (Schein 1995, S. 29 ff.). Dem Modell von Schein (1992) folgend verteilt sich Unternehmenskultur auf mehrere Ebenen. Diese umfassen die sichtbaren *Artefakte*, die damit verbundenen *Werte* sowie die in den Organisationsmitgliedern verwurzelten unbewussten *Grundannahmen* (Abbildung 4.1). Kultur stellt somit ein *Oberflächenphänomen* dar, dem Prämissen zugrunde liegen, die den tatsächlichen Kern der Kultur bilden. Allerdings können diese Prämissen nicht beobachtet werden, sondern erschließen sich ausschließlich über Interpretationsprozesse (Schreyögg 1991, S. 1527). Die drei im Modell von Schein (1992)[64] enthaltenen Ebenen werden im Folgenden erläutert und voneinander abgegrenzt:

Artefakte
Strukturen, Prozesse

Sichtbarer Bereich

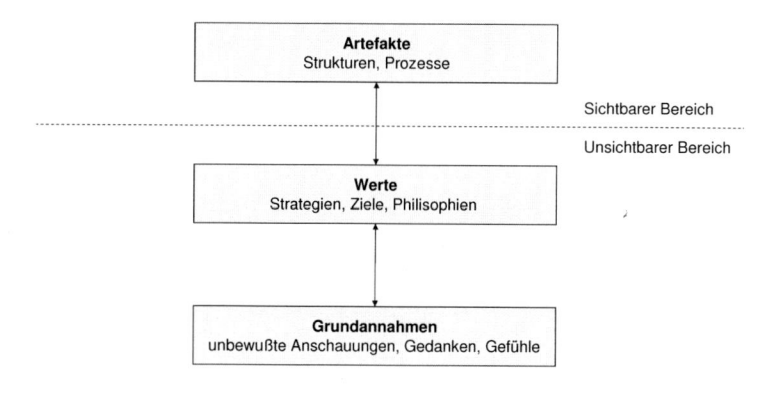

Unsichtbarer Bereich

Werte
Strategien, Ziele, Philisophien

Grundannahmen
unbewußte Anschauungen, Gedanken, Gefühle

Abbildung 4.1: Ebenen der Organisationskultur (nach Schein 1992, 28 ff.)

1. *Artefakte:* Hierbei handelt es sich um sämtliche sichtbaren, hörbaren und fühlbaren Phänomene, die in ihrer Gesamtheit die *Oberfläche* der Kultur darstellen. Hierzu gehören unter anderem die Gestaltung der Arbeitsumgebung, der Stil der Kleidung der Mitarbeiter, Rituale und Zeremonien sowie Geschichten, die über das Unternehmen erzählt werden, die verwendete Sprache sowie die eingesetzten Produkte und Technologien

---

[64]Der Quellenverweis bezieht sich auf die zweite Auflage. Die Erstauflage erschien 1985.

(Schein 1992, S. 17 f.). Obgleich die Ebene der *Artefakte* vergleichsweise einfach zu beobachten ist, ist es schwer, ihre tatsächliche Bedeutung zu erfassen. Als Beispiel werden in diesem Zusammenhang die Pyramiden der Maya-Kultur angeführt, die zwar für alle sichtbar sind, aber deren Hintergründe und Bedeutung bis heute weitestgehend unbekannt sind. Folglich können *Artefakte* lediglich von Personen interpretiert werden, die mit der gesamten Organisationskultur vertraut sind. Da dies jedoch für Außenstehende nur eingeschränkt möglich ist, kommt es zu einem generellen Dilemma im Bereich der Organisationsforschung (Schein 1992, S. 17 f.).

2. *Werte:* Unter den *Artefakten* befindet sich die Ebene der *Werte*. Wird eine Organisation vor neuartige Herausforderungen bzw. Probleme gestellt, so spiegeln die Einschätzung der Situation und der entwickelte Lösungsansatz oftmals die Wertevorstellungen einer einzelnen Person in einer Führungsposition wider. Führungskräfte, die mittels ihrer Entscheidungen die gesamte Organisation lenken können, werden als *Leader* bezeichnet (Schein 1992, S. 17 f.). Gelingt es der Person die Mitarbeiter von einer Handlung zu überzeugen und führt diese Handlung zu einem positiven Ergebnis, hat dies einen sogenannten *kognitiven Transformationsprozess* zur Folge. Das bedeutet, die ursprünglich einmalige Handlung wird in das gemeinsame organisationale Wertesystem integriert. Sofern die Handlungsempfehlung über einen längeren Zeitraum erfolgreich eingesetzt wird, festigt dies die damit verbundenen *Werte* innerhalb der Organisation. Gemeinsame Wertevorstellungen reduzieren die Unsicherheit der Organisationsmitglieder beim Treffen von Entscheidungen in neuen Situationen und dienen daher als ein Orientierungsrahmen. Den Organisationsmitgliedern müssen die Handlung und deren positive Wirkung anhand eines greifbaren und validierbaren Ergebnisses bewusst werden. Führt die Handlung nicht zu einem direkt messbaren und nachvollziehbaren Ergebnis, senkt dies die Wahrscheinlichkeit, dass die damit verbundenen Wertevorstellungen von den anderen Organisationsmitgliedern übernommen werden (Schein 1992, S. 19 f.).

3. *Grundannahmen:* Sofern sich Handlungsempfehlungen aufgrund ihres Erfolgs über einen längeren Zeitraum bewähren, beeinflussen diese nach den Wertevorstellungen letztlich auch die unterste Ebene der *Grundannahmen*. Die Organisationsmitglieder entwickeln ein Bild der Realität, welches sie zunehmend als die tatsächliche Realität wahrnehmen. Die *Grundannahmen* werden als selbstverständlich von sämtlichen Mitglie-

dern der Organisation angenommen und infolgedessen auch nicht mehr hinterfragt. Es besteht somit ein wesentlicher Unterschied gegenüber den *Werten* in Bezug auf das Ausmaß an Verankerung innerhalb der Organisation. Bei den *Grundannahmen* ist diese Verankerung so stark, dass eine kritische Diskussion nicht mehr möglich ist und Organisationsmitglieder, die sich nicht an die *Grundannahmen* halten, aus der Organisationsgemeinschaft ausgeschlossen werden (Schein 1992, S. 16 ff.).

Das Kulturebenenmodell ermöglicht ein grundlegendes Verständnis von Organisationskultur. Das Sichtbare, welches sich durch Artefakte und Verhalten manifestiert, stellt lediglich einen kleinen Teil der gesamten Kultur dar.[65] Aus diesem Grund müssen Forschungsinstrumente eingesetzt werden, um auch die darunter liegenden Schichten zu erfassen. Die Kulturforschung zeichnet hierbei ein ambivalentes Bild miteinander konkurrierender Konzepte. Die Frage, welche Dimensionen zur Unternehmenskultur gehören, ist ebenso ungeklärt wie die Frage der Bestimmung der Dimensionen (Unterreitmeier 2004, S. 49). In Bezug auf das Forschungsinstrument können grundsätzlich sowohl quantitative als auch qualitative Forschungsansätze unterschieden werden. Vor diesem Hintergrund muss der Forschungsansatz der vorliegenden Studie kritisch hinterfragt werden. Schein (1995, S. 35 ff.) favorisiert in diesem Zusammenhang qualitative Forschungsmethoden und begründet dies mit der Komplexität von Unternehmenskultur und dem damit verbundenen Erfordernis, diese nicht nur oberflächlich, sondern in ihrer gesamten Tiefe zu analysieren. Da Kultur primär im Unterbewusstsein der Organisationsmitglieder verankert ist, kann nur unter Berücksichtigung der besonderen Charakteristika der Organisation auf deren individuelle Grundannahmen vorgedrungen werden. Der Einsatz eines standardisierten Forschungsinstruments für eine Vielzahl von Unternehmen ist problematisch (Schein 1995, S. 35 ff.). Auf der anderen Seite besteht ein wesentlicher Nachteil des Einsatzes qualitativer Forschungsmethoden darin, dass die Ergebnisse kaum verallgemeinert werden können, da es sich jeweils um Einzelfälle handelt. Vergleiche zwischen verschiedenen Organisationen oder auch Ländern sind kaum realisierbar (Sackmann 1991, Xenikou und Furnham 1996). Für einen interkulturellen Vergleich, der den Untersuchungsgegenstand der vorliegenden Studie darstellt, ist ein qualitatives Forschungsdesign daher nicht zweckmäßig. Um sicherzustellen, dass nicht nur die Oberfläche der Kultur analysiert wird, sondern zu der Ebene der Werte vorgedrungen wird, kommt der Auswahl von Einflussfaktoren (den Kulturdimensionen) eine entscheidende Bedeutung zu.

---

[65]Dieser Aspekt wird u. a. auch in dem Eisbergmodell von Sackmann (2002, S. 27) thematisiert.

Da allerdings neben der organisationalen auch die nationale Kultur berücksichtigt wird, ist darüber hinaus eine theoretische Fundierung notwendig, die beide Kulturformen vereint. Diese wird mit der Theorie der sozialen Identität im nächsten Abschnitt erläutert.

4.1.3 Nationale und organisationale Kultur

Eine Besonderheit der vorliegenden Studie besteht darin, dass sowohl Einflüsse der nationalen als auch der organisationalen Kultur berücksichtigt werden. Um die Wirkungsweisen und die Unterschiede dieser Kulturformen zu verstehen, wird im Folgenden die Theorie der sozialen Identität von Tajfel (1972) sowie Tajfel und Turner (1979) erläutert. Darauf aufbauend wird das virtuelle Zwiebelmodell von Karahanna, Evaristo und Srite (2005) vorgestellt, welches zusammen mit der Theorie der sozialen Identität den theoretischen Rahmen der Studie bildet.

Theorie der sozialen Identität

Die Theorie der sozialen Identität (Social Identity Theory – SIT) basiert auf dem sogenannten *Selbst-Konzept*. Das *Selbst* eines Individuums definiert sich über Gruppenmitgliedschaften, wobei sozial kognitive Prozesse verbunden mit der durch Gruppenmitgliedschaften geprägten Definition des Selbst charakteristisches Gruppenverhalten hervorbringen. Gruppenzugehörigkeit und Gruppenverhalten spiegeln sich unter anderem in gemeinsamen Normen und Werten wider, weshalb dieses Konzept auch zur Erklärung der Wirkungsweisen von Kultur herangezogen werden kann (Hogg und Terry 2000). Der Theorie der sozialen Identität folgend verfügt ein Mensch nicht nur über eine starre Persönlichkeit, sondern über zahlreiche Persönlichkeitsfacetten, die mit den verschiedenen Gruppenzugehörigkeiten des Individuums korrespondieren (Tajfel 1972, 1974, Tajfel und Turner 1979). Durch Veränderungen des sozialen Kontexts ist das Individuum gezwungen, auf Basis dieser unterschiedlichen Facetten zu denken, zu fühlen und zu handeln. Die sozialen Kategorien, wie beispielsweise Nationalität, Berufsgruppe, Organisation, Abteilung oder auch Sportverein, denen ein Individuum angehört, determinieren somit dessen soziale Identität (Raitoharju 2007, S. 45, Tajfel und Turner 1979). Daraus ergibt sich die Definition für soziale Identität als: „[...] the individual's knowledge that he belongs to certain social groups together with some emotional and value significance to him of this group membership." (Tajfel 1972, S. 292). Jede Gruppenkategorie repräsentiert eine andere soziale Identität in dem Bewusstsein des Individuums (Hogg und Terry 2000). Wenn das Individuum Mitglied einer bestimmten Gruppe ist, wird es als *ingroup* bezeichnet. Ist es kein Mitglied der Gruppe, ist es *outgroup* (Straub et al. 2002). Neben der sozialen Identität existiert parallel die persönliche Identität, die den eigenständigen und einzigartigen Charakter des Individuums umfasst. Einstellung und Verhalten eines Individuums in einer konkreten Situation ergeben sich folglich aus dessen eigenständigem Charakter sowie den bestehenden Gruppenzugehörigkeiten (Terry 2003, S. 225).

Um die Beziehung zwischen dem Selbst-Konzept und dem Gruppenverhalten besser zu erklären, wurde die Theorie der sozialen Identität um die Theorie der Selbstkategorisierung erweitert.[66] Dies ermöglicht es, die Effekte sozial kognitiver Prozesse auf die soziale Identität besser zu erklären (Hogg und McGarty 1990, Hogg, Terry und White 1995, Hogg und Abrams 2006). Danach dominiert in Abhängigkeit von sozialer Identität und sozialem Kontext stets die am besten passende Kategorie. So kann beispielsweise in einem Arbeitsumfeld die Mitgliedschaft zur Berufsgruppe oder zu einer bestimmten Abteilung in den Vordergrund treten, die dann zu einem bestimmten Verhalten führt. Die Selbstkategorisierung des Selbst sowie der Gruppe funktioniert über wahrgenommene Gemeinsamkeiten, die über die Bildung von Prototypen innerhalb sowie außerhalb der Gruppe zu deren Abgrenzung eingesetzt werden. Hierbei kommt es zum Prozess der sogenannten Depersonalisierung, da die Beteiligten nicht mehr als einzelne Individuen angesehen werden, sondern als Prototypen (Hogg und McGarty 1990, Hogg, Terry und White 1995, Hogg und Abrams 2006). Die Selbstkategorisierung umfasst folglich die kognitive Anpassung des Selbst an den gruppeninternen Prototypen sowie die damit verbundene Depersonalisierung. Dieser Transformationsprozess des Selbst beruht ebenfalls auf Gruppenphänomenen, bei denen versucht wird, die Selbstwahrnehmung und das eigene Verhalten mit den kontextspezifisch relevanten Prototypen der Gruppe abzugleichen. Dadurch kommt es unter anderem zu normativem Verhalten zur Bildung von Stereotypen, kollektivem Verhalten, geteilten Normen und gegenseitiger Beeinflussung (Hogg und Abrams 2006). Der Identifikationsprozess selbst wird durch verschiedene Motive wie die Steigerung des Selbst und die Vermeidung von Unsicherheit beschleunigt (Hogg und Abrams 2006).

Zwiebelmodell

Nach Hofstede und Hofstede (2004, S. 10) besteht Kultur aus einer Vielzahl von Schichten, die das Verhalten einer Person beeinflussen. Gallivan und Srite (2005) sowie Karahanna, Evaristo und Srite (2005) verwenden in diesem

---

[66]Die Theorie der Selbstkategorisierung basiert ebenfalls auf den frühen Ideen von Tajfel und Turner (1979) und erweitert die ursprüngliche Theorie der sozialen Identität. Inkompatibilitäten zwischen beiden Theorien bestehen nach Hogg und Terry (2000) nicht.

Zusammenhang die Theorie der sozialen Identität, um das Zusammenwirken von nationaler und organisationaler Kultur zu erklären. Dieser Vorgehensweise wird auch in der vorliegenden Studie gefolgt. Aufgrund der zunehmenden Bedeutung von multinationalen Konzernen und länderübergreifenden Fusionen wird die organisationale Kultur teilweise auch als Makro-Kultur und die nationale Kultur als Mikro-Kultur verstanden (Janz und Wetherbe 1998, Gallivan und Srite 2005). Die organisationale Kultur stellt folglich eine Teilmenge (Mikro-Kontext) der nationalen Kultur (Makro-Kontext) dar. Dieses Verständnis von Kultur lehnen Gallivan und Srite (2005) als irreführend ab. Begründet wird dies mit der falschen Grundauffassung, kulturelle Vorstellungen und Verhaltensweisen könnten in einem starren Verhältnis hierarchisch geordnet werden. Da der Theorie der sozialen Identität folgend zahlreiche Kulturen Einstellung und Verhalten eines Individuums prägen, ist dieser Erklärungsansatz unzureichend. Kulturen wirken demnach nicht in starren, sondern in flexiblen Beziehungen, die letztlich Vorstellungen und Verhaltensweisen beeinflussen. Eine generelle Hierarchie einer Dimension gegenüber einer anderen spiegelt folglich nicht die Komplexität der Realität wider. Aus diesen Überlegungen wurde das virtuelle Zwiebelmodell (*Virtual Onion Model*) für Kultur entwickelt (Karahanna, Evaristo und Srite 2005). In diesem Modell umgeben die kulturellen Schichten wie bei einer Zwiebel das Individuum (Abbildung 4.2). Die Schichten sind dabei nicht starr und immer vorhanden, sondern dynamisch, das heißt sie können sich verschieben und treten lediglich in Abhängigkeit von der konkreten Situation in Erscheinung. So muss nicht zwangsweise die organisationale Kultur der nationalen Kultur unterstellt sein, da die nationale Identität unter Umständen in einer spezifischen Situation nicht Teil der sozialen Identität ist (Gallivan und Srite 2005, Karahanna, Evaristo und Srite 2005). Nach Karahanna, Evaristo und Srite (2005) sind folgende Schichten in dem Modell enthalten:

1. *Supranationale Schicht:* Diese Schicht beinhaltet kulturelle Werte, die über die Ländergrenzen einer Nation hinausgehen. Die Werte können durch regionale Faktoren geprägt sein, da Menschen, die in einer Region leben (bspw. dem Mittelmeerraum), gemeinsame Werte aufweisen können. Auch ethische Faktoren, die beispielsweise auf religiösen Einflüssen beruhen, können dieser Schicht zugeordnet werden. Zudem können sprachliche Faktoren die supranationale Schicht beeinflussen und so länderübergreifende Werte schaffen.

2. *Nationale Schicht:* In dieser Schicht werden kulturelle Determinanten zusammengefasst, die sich einzelnen Ländern zuordnen lassen. Diese Einflussfaktoren stellen den zentralen Untersuchungsgegenstand der

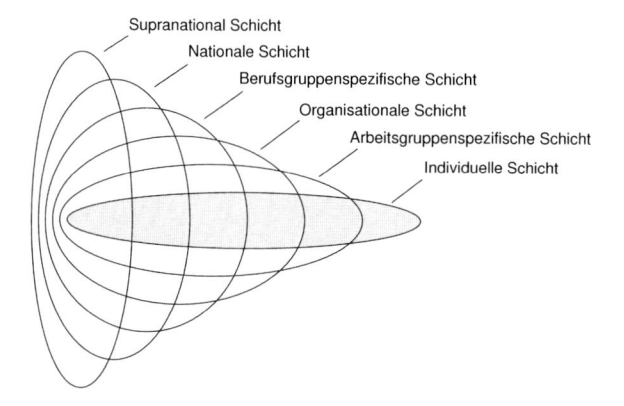

Abbildung 4.2: Das virtuelle Zwiebelmodell (in Anlehnung an Karahanna, Evaristo und Srite 2005)

nationalen Kulturforschung dar. In Abschnitt 4.3 werden verschiedene Ansätze der nationalen Schicht vorgestellt, aus denen geeignete Einflussfaktoren ausgewählt werden.

3. *Berufsgruppenspezifische Schicht:* Die Zugehörigkeit zu einer Berufsgruppe bestimmt die Wertvorstellungen, die in dieser Schicht zusammengefasst sind. So weist beispielsweise die in dieser Untersuchung im Mittelpunkt stehende Berufsgruppe der Pflegekräfte bestimmte Wertevorstellungen auf, die von deren Mitgliedern geteilt werden.

4. *Organisationale Schicht:* Hierbei handelt es sich um die Kultur der Organisation, der ein Individuum angehört. Diese ist Gegenstand der Unternehmenskulturforschung, die in Abschnitt 4.2 vertieft wird.

5. *Arbeitsgruppenspezifische Schicht:* In einem Unternehmen kann die Gruppe von Kollegen, mit denen ein Individuum intensiv in Kontakt steht, ebenfalls eine spezifische Kultur aufweisen. Es handelt sich folglich um die Kultur einer Teilmenge der Organisation. Dies kann beispielsweise eine bestimmte Abteilung (wie die Chirurgie oder Geburtshilfe in einem Krankenhaus), eine Projektgruppe oder eine andere Gruppierung von Individuen innerhalb des Unternehmens sein.

6. *Individuelle Schicht:* Die individuelle Schicht spiegelt die persönliche Identität wider. Diese wird von den anderen Schichten beeinflusst,

woraus sich Einstellung und Verhalten des Individuums im jeweiligen Kontext ergeben.

Das Modell folgt einer Hierarchie, die sich aus dem Wirkungsfeld der jeweiligen Kulturschicht ergibt. So weist die supranationale Schicht gemeinsame Werte auf, die auch über nationale Grenzen hinweg bestehen. Demgegenüber wirkt die organisationale Kulturschicht lediglich in der Organisation und wird daher von einer kleinen Gruppe von Menschen geteilt, weshalb diese Schicht der supranationalen untergeordnet wird. In dem virtuellen Zwiebelmodell wird zudem davon ausgegangen, dass Schichten mit einer größeren Reichweite generell weniger dominant auf die soziale Identität wirken als Schichten mit einer geringen Reichweite (Straub et al. 2002).

Die Theorie der sozialen Identität bildet in Bezug auf nationale und organisationale Kultur einen Gegensatz zur dominierenden interkulturellen Vergleichsforschung, die sich oftmals lediglich auf die nationale Kultur bezieht, während die Unternehmenskultur ignoriert wird. Gerade bei Publikationen im Bereich der *Information Systems* (Abschnitt 1.4) dominiert der Ansatz, dass ein Individuum durch die Determinanten (Aufenthalts-)Ort und Zeit einer einzigen Kultur zugeordnet werden kann. Dies stellt nach Straub et al. (2002) eine zu stark vereinfachte Klassifizierung der realen Gegebenheiten dar, weshalb die Autoren den Einsatz der Theorie der sozialen Identität im Zusammenhang mit Informationssystemen und Kultur empfehlen. Durch die Berücksichtigung mehrerer Kulturarten in einem ganzheitlichen Ansatz ergibt sich ein umfassendes Verständnis von Kultur, das zahlreiche Einflüsse von Kulturen und Subkulturen erklärt, die unter anderem national, organisational oder ethisch geprägt sein können (Straub et al. 2002). Karahanna, Evaristo und Srite (2005) sowie Gallivan und Srite (2005) veranschaulichen, dass die Theorie der sozialen Identität eine geeignete theoretische Basis für kulturbezogene Studien innerhalb der *Information Systems*-Forschung darstellt. Darüber hinaus wurde die Theorie der sozialen Identität bereits mehrfach im Bereich der Technologieadoption eingesetzt (Gefen und Ridings 2003, Raitoharju 2007). Der Ansatz zielt zudem auf Werte ab und steht folglich in Einklang mit der in Abschnitt 4.1.1 beschriebenen Definition von Kultur (Straub et al. 2002). Konsequenterweise werden die Theorie der sozialen Identität sowie das darauf aufbauende virtuelle Zwiebelmodell in der vorliegenden Studie als theoretischer Rahmen zur Erklärung der Wirkungsprozesse im Zusammenhang mit organisationaler und nationaler Kultur eingesetzt.

4.1.4 Veränderbarkeit

Ein weiterer zentraler Aspekt des Verständnisses von Kultur bezieht sich auf deren Veränderbarkeit. Dies umfasst sowohl die organisationale als auch die nationale Kultur. In Bezug auf die organisationale Kultur stehen dabei insbesondere die Möglichkeiten der Einflussnahme seitens des Managements im Vordergrund, während auf der nationalen Ebene primär die grundsätzliche Veränderung im Zeitablauf von Bedeutung ist. Die beiden Aspekte werden im Folgenden erläutert, um darauf aufbauend die damit verbundenen Annahmen innerhalb der Studie zu begründen.

Beeinflussung durch das Management

Hinsichtlich der Einflussnahme auf die organisationale Kultur durch das Management können nach Raitoharju (2007, S. 49) drei Ansätze unterschieden werden:

1. *Metapheransatz:* Nach dem Metapheransatz, der der Systemtheorie zugeordnet wird, stellt Kultur eine Metapher der organisationalen Realität dar (Burrell und Morgan 1979, Pondy und Mitroff 1979). Kultur ist demnach eine Variable, die sich in einem Abhängigkeitsverhältnis zur Organisation befindet. Das primäre Ziel des Ansatzes ist es, Kulturphänomene zu verstehen und zu erklären, ohne dabei eine normative Position zu beziehen. Eine Beeinflussung seitens des Managements wird in diesem Ansatz ausgeschlossen.

2. *Variablenansatz:* Demgegenüber beruht der Variablenansatz der Organisationskultur auf der Managementtheorie. Diesem Ansatz folgend ist Organisationskultur eine Variable, die gezielt vom Management beeinflusst werden kann (Deal und Kennedy 1983, Schein 1992, Trice und Beyer 1984). Dabei wird explizit eine normative Position bezogen, nach der das Management die Hauptdeterminante der Organisationskultur darstellt.

3. *Dynamisches Konstrukt:* Im diesem dritten Ansatz werden die beiden zuvor erläuterten Ansätze miteinander kombiniert. Danach stellt Kultur ein dynamisches Konstrukt dar (Hatch 1993, Sackmann 1992). Bei der Organisation und deren Kultur handelt es sich um zwei interdependente Konstrukte, die nur integrativ beeinflusst werden können. Die Kultur weist in diesem Zusammenhang einen relativ beständigen Kern auf. Allerdings bedingen sämtliche organisationalen Veränderungen bestimmte Implikationen auf die Kultur, die insbesondere in Form von Langzeiteffekten deutlich werden. Organisationale Veränderungen können vom

Management vorgenommen werden und beeinflussen daher auch indirekt die Unternehmenskultur.

Dieser Studie wird ein auf dem Ansatz des dynamischen Konstrukts basierendes Verständnis von Kultur zugrunde gelegt. Dementsprechend wird davon ausgegangen, dass die innerhalb der Analyse identifizierten Einflussfaktoren der organisationalen Kultur grundsätzlich durch das Management beeinflusst werden können, um dadurch die Nutzerakzeptanz zu erhöhen. Allerdings erscheint fraglich, ob für die Einführung eines neuen Systems die Organisationskultur verändert werden sollte, da dies vermutlich mit zahlreichen weiteren Implikationen verbunden ist. Eine Beeinflussung der Organisationskultur könnte daher negative Auswirkungen in anderen Bereichen bedingen, die nicht Gegenstand der Untersuchung sind. Aus diesem Grund steht das Verständnis der Zusammenhänge zwischen der Kultur und der Akzeptanz im Vordergrund. Dieses Verständnis ermöglicht Rückschlüsse auf sich abzeichnende Akzeptanzprobleme bei einem konkreten Implementierungsvorhaben. Die Frage, ob das Management bei bestehenden Akzeptanzproblemen versuchen sollte auf die Kultur einzuwirken, kann mit der Studie nicht abschließend beantwortet werden (Abschnitt 5.4).

Langfristige Veränderung der nationalen Kultur

Inwieweit sich Kultur im Zeitablauf weiterentwickelt, ist insbesondere bei Ländervergleichen kritisch zu hinterfragen (Gallivan und Srite 2005, S. 316 ff.). Oftmals werden in entsprechenden Untersuchungen von Hofstede (1980) identifizierten Dimensionen (Abschnitt 4.3.1) übernommen, ohne diese selbst zu bestimmen. Beispiele hierfür stellen unter anderem die Beiträgen von Watson, Ho und Raman (1994) sowie Straub (1994) dar. Diese greifen auf die Dimensionen von Hofstede (1980) zurück, obgleich die dabei verwendeten Daten über 20 Jahre alt sind und folglich auf der Annahme basieren, Kultur sei monolithisch geprägt und somit unveränderlich (Gallivan und Srite 2005). Andere Forscher wie Plinskin et al. (1993) oder Gallivan und Srite (2005, S. 317) gehen demgegenüber davon aus, dass Kultur nur kurzfristig stabil ist. Langfristig können sich kulturelle Wertvorstellungen auf Länderebene beispielsweise durch Immigration, religiöse Einflüsse, die Wirkung globaler Medien sowie andere soziale und technische Trends durchaus verändern. Dieses Problem besteht insbesondere in Kulturen, die sich durch starke Veränderungsprozesse auszeichnen (McSweeney 2002, Myers und Tan 2002, Baskerville 2003). Aus diesem Grund ist eine explizite Bestimmung der kulturellen Werte der untersuchten Gruppe erforderlich. Nur durch diese Vorgehensweise können entsprechende Verzerrungen durch Kulturdimensionen, die nicht für die Grundgesamtheit repräsentativ sind, vermieden werden (Martinsons und Davison 2003).

In der vorliegenden Arbeit wird von einer nicht-monolithischen Kultur ausgegangen, die lediglich kurzfristig unveränderlich ist. Die Kulturdimensionen werden daher, wie von Martinsons und Davison (2003) gefordert, innerhalb der Datenerhebung über die Befragten bestimmt.

4.2 Einflussfaktoren der organisationalen Kultur

In der vorliegenden Studie wird zwischen Konstrukten zur Erfassung der organisationalen und der nationalen Kultur unterschieden.[67] Im Folgenden werden ausgewählte Ansätze der Organisationskultur vorgestellt, die anschließend im Hinblick auf ihre Eignung bezüglich des Untersuchungsgegenstands diskutiert werden. Darauf aufbauend erfolgen Auswahl und Definition der verwendeten Konstrukte sowie die Erweiterung des inneren Akzeptanzmodells um die korrespondierenden Hypothesen.

4.2.1 Ansätze der organisationalen Kultur

Aufgrund der Vielzahl bestehender Beiträge[68] werden exemplarisch sechs Ansätze ausgewählt, bei denen Kulturdimensionen quantitativ untersucht werden. Die Ansätze weisen einen vergleichsweise hohen Kontrast auf und ermöglichen daher einen Überblick in Bezug auf die Ambivalenz des Forschungsfelds. Die Ansätze werden anschließend einander gegenübergestellt, um die Schwierigkeiten ihrer Verwendung in der vorliegenden Arbeit zu verdeutlichen.

O'Reilly III, Chatman und Caldwell (1991)

O'Reilly III, Chatman und Caldwell (1991) untersuchen die Übereinstimmung zwischen der Einstellung von Individuen und der Unternehmenskultur, dem

---

[67]Es ist zu beachten, dass die Grenze zwischen organisationaler und nationaler Kultur fließend ist. Dies liegt u. a. daran, dass auch Unterschiede der Organisationskultur zwischen Ländern untersucht werden (vgl. bspw. Hofstede et al. 1990). In der vorliegenden Arbeit erfolgt die Abgrenzung anhand der beteiligten Länder. Studien, die die Unterschiede zwischen Personen aus verschiedenen Ländern thematisieren, werden der nationalen Kultur zugeordnet.

[68]Eine ausführliche Gegenüberstellung verschiedener Ansätze zur Operationalisierung von Unternehmeskultur ist u. a. in Scott et al. (2003) oder Unterreitmeier (2004, S. 58 ff.) enthalten.

sogenannten *Person Culture Fit*. Diesem Ansatz liegt die Annahme zugrunde, Individuen würden dazu neigen, sich Organisationskulturen auszuwählen, die ihren eigenen Werten und Normen am besten entsprechen.[69] Auf der anderen Seite wählen Unternehmen diejenigen Mitarbeiter aus, die ihre Wertvorstellungen am besten teilen. Neue Mitarbeiter werden von der Organisation sozialisiert und assimiliert, wodurch sich die Werte der Person weiter dem Unternehmen annähern. O'Reilly III, Chatman und Caldwell (1991) greifen explizit psychologische Ansätze zum Gruppenverhalten und den Prozess der sozialen Identität auf, um ihren Ansatz theoretisch zu begründen.

Zur Bestimmung des *Person Culture Fit* verwenden die Autoren das sogenannte *Organizational Culture Profile*, das von Caldwell und O'Reilly (1990) entwickelt wurde. Konkret handelt es sich hierbei um 54 Aussagen (*Statements*), die individuelle und organisationsbezogene Werte abbilden. Dabei werden zunächst die Werte der Organisation beschrieben, woraufhin die Charakteristika des Unternehmens bewertet und in einem weiteren Schritt die individuellen Präferenzen des Probanden erfragt werden. Mittels einer Faktoranalyse werden sowohl die individuellen als auch die unternehmensbezogenen Werte untersucht, wobei fünf inhaltlich nahezu identische Faktoren festgestellt werden, die sich sowohl in den Individuen als auch in der Unternehmenskultur identifizieren lassen. Diese Faktoren werden im Folgenden vorgestellt:[70]

1. *Innovationsfähigkeit (Innovation):* Dieser Faktor betrifft die Bereitschaft der Mitarbeiter zu experimentieren und Risiken einzugehen.

2. *Outputorientierung (Output Orientation):* Hierbei handelt es sich um das Gewicht, das den Ergebnissen der Arbeit beigemessen wird.

3. *Beachtung von Details (Attention to Detail):* Dies umfasst die Genauigkeit, mit der die Arbeit erledigt wird.

4. *Teamorientierung (Team Orientation):* Die Bereitschaft, mit Kollegen eigenverantwortlich zusammenzuarbeiten, wird in diesem Faktor zusammengefasst.

5. *Aggressivität (Aggressiveness):* Die *Aggressivität* spiegelt die Ausprägung von Konkurrenzdruck auf der einen und sozialer Verantwortung auf der anderen Seite wider.

---

[69] Der Ansatz weist diesbezüglich Parallelen zum Konzept des Task Technology Fit auf (Abschnitt 3.2.6).

[70] Da O'Reilly III, Chatman und Caldwell (1991) keine genaue Definition der Konstrukte angeben, werden die Faktoren anhand der zugeordneten Aussagen erläutert.

Für die Unternehmenskultur können weiterhin folgende Faktoren identifiziert werden:

1. *Stabilität (Stability):* Dieser Faktor misst die Kontinuität der Arbeitsabläufe sowie die Bedeutung von Regeln und Sicherheit.
2. *Respekt gegenüber Menschen (Respect for People):* Hierbei wird der Stellenwert von Fairness und Toleranz im Umgang mit Kollegen erfasst.

Demgegenüber werden auf der Seite des Individuums zusätzlich folgende Faktoren nachgewiesen:

1. *Unterstützungsbereitschaft (Supportiveness):* Die *Unterstützungsbereitschaft* zielt sowohl auf die Weitergabe von Informationen als auch auf verlängerte Arbeitszeiten ab.
2. *Gewichtung von Belohnungen (Emphasis on Rewards):* Hierbei handelt es sich um das Ausmaß, mit dem eine überdurchschnittliche Arbeitsleistung finanziell belohnt wird.
3. *Entschlussfreudigkeit (Decisiveness):* Dieser Faktor erfasst die Geschwindigkeit, mit der Entscheidungen getroffen werden, und das Ausmaß der damit verbundenen Konflikte.

Über die Korrelation zwischen den individuellen Präferenzen und dem Profil des Unternehmens wird anschließend der *Person Culture Fit* bestimmt. Dabei gelingt es einen signifikanten Zusammenhang zwischen dem *Person Culture Fit* zum Zeitpunkt einer ersten Datenerhebung sowie dem individuellen Engagement und der Zufriedenheit nach 12 Monaten nachzuweisen. Weiterhin besteht eine positive Beziehung zwischen dem *Person Culture Fit* in den ersten Tagen nach Antritt des Arbeitsverhältnisses und dem generierten Umsatz 24 Monate später. Es zeigt sich zudem, dass Mitarbeiter mit einem niedrigen *Person Culture Fit* das Unternehmen eher wieder verlassen als Personen mit einem hohen *Person Culture Fit*. Die von O'Reilly III, Chatman und Caldwell (1991) entwickelten Faktoren werden allerdings nicht näher definiert. Stattdessen werden lediglich die korrespondierenden Aussagen aufgelistet. Die Zuordnung ist jedoch inhaltlich nicht immer nachvollziehbar, wodurch eine Übernahme der Konstrukte erschwert wird.

Fletcher und Jones (1992)

Fletcher und Jones (1992) gehen davon aus, dass jedes Unternehmen eine einzigartige Kultur aufweist, die die Personen in der Organisation beeinflusst und sich auf die Performance des Unternehmens auswirkt. Da die Kultur selbst allerdings nur schwer fassbar ist, müssen zu deren Erschließung die zugrunde liegenden Werte, Vorstellungen und Prinzipien herangezogen werden. Diese werden durch Managementstrukturen und -praktiken beeinflusst und manifestieren sich in dem Verhalten sowie der Einstellung in sämtlichen Ebenen der Organisation. Das Kulturverständnis weist somit Ähnlichkeiten zu dem Kulturebenenmodell von Schein (1992) auf (Unterreitmeier 2004, S. 75, Abschnitt 4.1.2). Mit dem Konzept des *Cultural Audit* folgen Fletcher und Jones (1992) einem vergleichsweise praxisnahen Ansatz, der auf vorgelagerten Forschungsprojekten basiert (Fletcher 1991). Es werden Ergebnisse einer Faktoranalyse präsentiert, die Kulturdimensionen auf drei Ebenen umfassen.

1. *Ursachen für Probleme:*

    (a) *Arbeitsanspruch (Work Demands):* Dies umfasst Aspekte des Arbeitsumfangs, der Komplexität, der Abwechslung und der Schwierigkeit, vorgegebene Standards einzuhalten.

    (b) *Interpersonelle Beziehungen am Arbeitsplatz (Interpersonal Relationships in the Workplace):* Dieser Faktor zielt auf die Wahrnehmung von Beziehungen zu Kollegen, Vorgesetzten und Untergebenen ab, wobei die Arbeitsweise beispielsweise isoliert, kooperativ oder durch Delegation geprägt sein kann.

    (c) *Arbeitsunterstützung und -beschränkung (Work Supports and Constraints):* Hierzu gehören Feedback, die intellektuelle Herausforderung, die Einbindung in Entscheidungen, Autonomie sowie die Klarheit der definierten Ziele.

    (d) *Physisches Umfeld (Physical Environment):* Dies umfasst Aspekte der Beleuchtung, des Geräuschpegels sowie das wahrgenommene physische Risiko.

2. *Resultate:*

    (a) *Performance:* Die *Performance* bestimmt die eigene Einschätzung hinsichtlich der Effizienz der Arbeit.

    (b) *Organisationale Beteiligung (Organizational Commitment):* Dieser Faktor ergibt sich aus der Zufriedenheit mit dem Karriereprofil und der Intention im Unternehmen zu verbleiben.

    (c) *Berufliche Unzufriedenheit (Job Dissatisfaction):* Dieser Faktor spiegelt die Zufriedenheit mit dem Beruf als Ganzes inklusive Management, Bezahlung und Beziehungen zu Kollegen wider.

3. *Moderator:*

   Persönlichkeit (Personality): Ausgewählte Aspekte der Persönlichkeit wie Selbstwertgefühl und Autonomie werden in diesem Faktor zusammengefasst.

Die Messung der Indikatoren erfolgt jeweils über die Wahrnehmung des Befragten in Bezug auf die eigene Situation im Unternehmen, die Wahrnehmung der Situation durch andere Organisationsmitglieder sowie die Idealsituation. Allerdings führen Fletcher und Jones (1992) weder konkrete Werte noch die verwendeten Frageitems an. Durch diese methodischen Schwächen ist es nicht möglich, anhand von Gütekriterien die Analyse zu beurteilen und es lassen sich keine Bestandteile des Beitrags für weiterführende Untersuchungen übernehmen. Inhaltlich kann zudem kritisiert werden, dass die Konstrukte teilweise dieselben Aspekte (wie bspw. die Autonomie in 1.c und 3.) enthalten. Dies erschwert die Abgrenzung der Konstrukte voneinander.

Sieveking, Bellet und Marston (1993)

Dieser Ansatz zielt explizit auf die Organisationskultur von Krankenhäusern ab. Sieveking, Bellet und Marston (1993) untersuchen Arbeitserfahrungen anhand von Fragebögen aus zehn privaten Krankenhäusern. Die Autoren betonen, dass Leitungsfunktionen in diesem Arbeitsumfeld aufgrund der Belastung durch Stress sowie der generellen Komplexität erheblich erschwert werden. Weiterhin hängt die Qualität der Behandlung maßgeblich von den Mitarbeitern ab, weshalb der Motivation der Mitarbeiter eine besondere Bedeutung zukommt. Da Krankenhäuser oftmals lediglich anhand betriebswirtschaftlicher Kenngrößen geführt werden, versuchen die Autoren mit ihrem Ansatz ein besseres Verständnis der Unternehmenskultur und der damit verbundenen Probleme zu erreichen und eine Beeinflussung der Arbeitsleistung zu ermöglichen. Insgesamt werden aus 1349 Datensätzen mittels einer Faktoranalyse sieben Faktoren identifiziert:

1. *Leitung (Supervision):* Der Faktor thematisiert primär Eigenschaften des Vorgesetzten. Diese umfassen dessen Kompetenzen, die Offenheit der Kommunikation einschließlich des Einbringens von Verbesserungsvorschlägen durch Mitarbeiter und das generelle Verhältnis zwischen Vorgesetztem und Mitarbeitern.

2. *Arbeitgeber (Employer):* Mit dem *Arbeitgeber* wird auf die Krankenhausleitung abgezielt. Dabei weist das Konstrukt zahlreiche unterschiedliche Facetten auf. Hierzu gehören zum einen die Einschätzung, inwieweit der

Arbeitgeber positiv beurteilt wird, zum anderen wird erfragt, ob die Arbeit durch ein hohes Maß an Bürokratie geprägt ist. Weiterhin werden unter anderem die Einschätzung in Bezug auf Karrieremöglichkeiten und die Höhe des Gehalts dem Konstrukt zugeordnet.

3. *Rollenbedeutung (Role Significance):* Mit der *Rollenbedeutung* wird erfasst, inwieweit die Befragten ihre Arbeit als wichtig ansehen, um Kranken zu helfen und ob die Arbeit vor diesem Hintergrund als etwas Besonderes wahrgenommen wird. Darüber hinaus wird erfragt, ob die Mitarbeiter gerne zur Arbeit kommen.

4. *Krankenhausimage (Hospital Image):* Auch dieser Faktor weist verschiedene Facetten auf. Diese umfassen unter anderem die Sauberkeit im Arbeitsumfeld sowie die Professionalität und die Freundlichkeit der Arbeitsatmosphäre. Zudem wird die Zufriedenheit der Patienten erfragt sowie ob der Mitarbeiter sich selbst in dem Krankenhaus behandeln lassen würde.

5. *Wettbewerbsfähigkeit (Competitiveness):* Die Wettbewerbsfähigkeit zielt insbesondere auf betriebswirtschaftliche Aspekte ab. Hierzu zählt, in welchem Ausmaß die Mitarbeiter es für bedeutsam erachten, dass das Krankenhaus Profit erwirtschaftet. Weiterhin wird erfragt, wie Berater wahrgenommen werden und ob die Mitarbeiter davon ausgehen, dass eine schlechte Behandlungsqualität zu weniger Patienten führen wird.

6. *Bezüge (Benefits):* Im Hinblick auf die Bezüge wird erfragt, ob die Mitarbeiter diese kennen und in welchem Ausmaß diese im Vergleich zu anderen Arbeitgebern als positiv wahrgenommen werden. Darüber hinaus werden die Kenntnisse über Pensionsleistungen ermittelt.

7. *Gruppenzusammenhalt (Cohesiveness):* Der *Gruppenzusammenhalt* betrifft primär die Abteilungsebene. So werden die Kenntnisse über Mitarbeiter anderer Abteilungen und deren Arbeit erfragt. Weiterhin wird erfasst, ob der Mitarbeiter die Anzahl von gemeinsamen Veranstaltungen (*Get-Togethers*) für ausreichend erachtet.

8. *Arbeitsbelastung (Workload):* Dieser Faktor erfasst, inwieweit die Mitarbeiter die Arbeitsbelastung als zu hoch oder zu niedrig einschätzen und ob genügend Personal in der Abteilung vorhanden ist, um das Arbeitspensum zu erledigen.

Kritisch an der Studie ist insbesondere die erhebliche Anzahl an Frageitems einzelner Konstrukte zu beurteilen. So laden auf die *Leitung* beispielsweise

13 Frageitems. Da diese teilweise erhebliche Unterschiede aufweisen, stellt sich die Frage, ob es sich nicht statt einem um mehrere stark korrelierende Konstrukte handelt. Die Studie beschränkt sich zudem auf die Identifikation der Konstrukte und analysiert keine Zusammenhänge zur Behandlungsqualität oder einer anderen Größe zur Bestimmung der Arbeitsleistung. Daher zielt die Studie primär auf eine Erhöhung des Verständnisses der Unternehmenskultur von Krankenhäusern ab.

Denison und Mishra (1995)

Auf der Grundlage von fünf Fallstudien, die die Entwicklung verschiedener Großunternehmen aufzeigen, identifizieren Denison und Mishra (1995) vier Kulturdimensionen, die einen Einfluss auf die Effektivität aufweisen. Die Konstrukte wurden empirisch anhand der Daten von 764 Mitarbeitern im Top-Management verschiedener Unternehmen überprüft. Mittels der Faktoranalyse und der multidimensionalen Skalierung gelang es die vier Konstrukte zu bestätigen. Darüber hinaus lassen sich Korrelationen zwischen diesen Faktoren und subjektiven Effektivitätsmaßen identifizieren. Bei den vier Dimensionen, die die Effektivität erhöhen, handelt es sich nach Denison und Mishra (1995) um:

1. *Engagement (Involvement):* Dieses Konstrukt gibt an, inwieweit Organisationsmitglieder individuelle und organisationale Interessen miteinander verbinden. Mit dem *Engagement* steigt das Verantwortungsbewusstsein, weshalb Organisationsmitglieder mit hohem *Engagement* selbstständiger arbeiten. Ebenso werden die Qualität und die Umsetzung von Entscheidungen durch ein hohes Maß an *Engagement* seitens der Mitarbeiter gefördert.

2. *Konsistenz (Consistency):* Hierbei handelt es sich um die Konformität der Unternehmensangehörigen mit den kollektiv geteilten Werten und Verhaltensmustern. Diese wirken wie ein implizites Kontrollsystem über das Verhalten der Mitarbeiter und erfordern weniger Koordinations- und Integrationsbemühungen als ein externes Kontrollsystem, welches auf expliziten Regeln und Richtlinien basiert.

3. *Anpassungsfähigkeit (Adaptability):* Dieses Konstrukt spiegelt das Ausmaß wider, in dem das Unternehmen seine grundlegenden Charakteristika (bspw. geteilte Normen und Werte) bedingt durch externe Einflüsse ändern kann. Das Unternehmen sollte folglich Signale aus dem Umfeld empfangen, interpretieren und in interne kognitive, strukturelle und verhaltensbedingte Veränderungen überführen.

4. *Mission (Mission):* Im Gegensatz zur *Anpassungsfähigkeit*, die Veränderungspotentiale betrifft, thematisiert die *Mission* die Stabilität der zentralen Absichten im Sinne von langfristigen strategischen Zielen der Organisation. Sofern die Beschäftigten die Ausrichtung des Unternehmens in Bezug auf dessen Ziele als nicht sinnvoll erachten, reduziert dies die Schwungkraft der Unternehmung und damit verbunden deren Effizienz.

Engagement und *Konsistenz* bilden die interne Integration der Organisation ab, während *Anpassungsfähigkeit* und *Mission* die externe Ausrichtung des Unternehmens widerspiegeln. Als weiteres Unterscheidungsmerkmal zwischen den Dimensionen wird das Ausmaß an Veränderung herangezogen. Während *Anpassungsfähigkeit* und *Engagement* für Veränderung und Flexibilität stehen, sind *Mission* und *Konsistenz* der Stabilität und der Ausrichtung des Unternehmens zuzuordnen. Abbildung 4.3 stellt die Dimensionen anhand dieser Abgrenzung als Matrix dar.

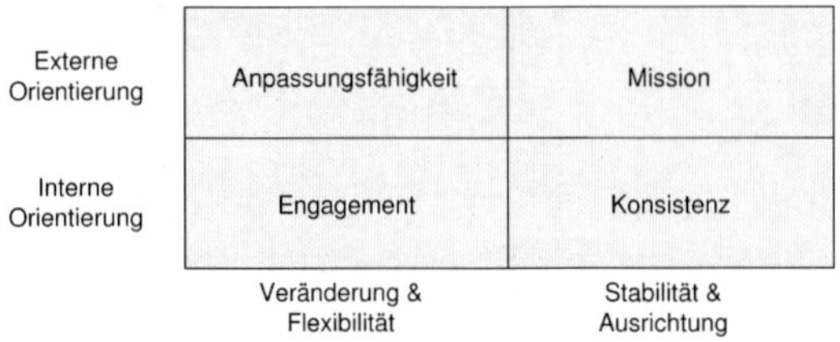

	Anpassungsfähigkeit	Mission
Externe Orientierung	Anpassungsfähigkeit	Mission
Interne Orientierung	Engagement	Konsistenz
	Veränderung & Flexibilität	Stabilität & Ausrichtung

Abbildung 4.3: Unternehmenskulturmatrix (nach Denison und Mishra 1995)

Kritisiert werden kann an dem Ansatz von Denison und Mishra (1995) insbesondere die Auswahl der Teilnehmer, da es sich ausschließlich um Personen aus hohen Führungspositionen handelt. Die von der Unternehmensleitung erfahrene und gelebte Unternehmenskultur muss allerdings nicht mit der Kultur der untergeordneten Mitarbeiter übereinstimmen. Da nach Denison und Mishra (1995) lediglich zwei Frageitems zur Bestimmung der Kulturdimensionen notwendig sind, liegt ein vergleichsweise einfacher Ansatz zur Operationalisierung von Unternehmenskultur vor. Darüber hinaus ermöglicht die relativ allgemeine Formulierung der Dimensionen die Übertragbarkeit auf eine Vielzahl von Anwendungsbereichen.

Xenikou und Furnham (1996)

Xenikou und Furnham (1996) unterscheiden bei Kultur zwischen Verhaltensnormen und organisationalen Werten. Die Verhaltensnormen werden über die *Organizational Culture Inventory* von Cooke und Lafferty (1989) sowie die *Culture Gap Survey* von Kilmann und Saxton (1991) erfasst. Die gemeinsamen organisationalen Werte werden demgegenüber mittels des *Organizational Beliefs Questionnaire* von Sashkin (1984) sowie der *Corporate Culture Survey* von Glaser (1983) bestimmt. Die Frageitems der verwendeten Konstrukte werden nahezu unverändert übernommen und von insgesamt 157 Angestellten beantwortet. Mittels einer Faktoranalyse über sämtliche erhobenen Frageitems werden sechs Faktoren der Unternehmenskultur identifiziert:

1. *Offenheit zur Veränderung in einer kooperativen Kultur (Openness to Change in a Cooperative Culture):* Dieser Faktor enthält Verhaltensnormen, die Anreize zur Unterstützung der Beziehungen zwischen den Mitarbeitern bieten und die Zusammenarbeit fördern. Gleichzeitig wird die Innovationsbereitschaft erhöht und Wandel ermöglicht.

2. *Aufgabenorientiertes organisationales Wachstum (Task-Oriented Organizational Growth):* Dieser Faktor spiegelt eine Philosophie der kontinuierlichen Verbesserung und organisationalen Entwicklung wider, wobei das Konstrukt stark technokratisch geprägt ist.

3. *Der menschliche Faktor in einer bürokratischen Kultur (The Human Factor in a Bureaucratic Culture):* Das Konstrukt gibt an, inwieweit Entscheidungen konventionell und zentralisiert getroffen werden und erlaubt Rückschlüsse auf einen hohen Formalisierungsgrad sowie die persönliche Freiheit am Arbeitsplatz.

4. *Artefakte (Artifacts):* Hierunter fallen Traditionen, Rituale, Zeremonien des organisationalen Lebens sowie die Existenz von Vorbildern und einem Kommunikationsnetzwerk, das diese Vorbilder fördert. Xenikou und Furnham (1996) vermuten, dass dieser Faktor weder Normen noch Werten, sondern einer eigenen kulturellen Schicht zuzuordnen ist.

5. *Negative Einstellung und Ablehnung von neuen Ideen (Negativism and Resistance to New Ideas):* Hierzu gehört, in welchem Ausmaß Ideen von Individuen negativ bewertet werden sowie die Einstellung in Bezug auf Konkurrenz, Perfektionismus und Macht.

6. *Positive soziale Beziehungen am Arbeitsplatz (Positive Social Relations in the Work Place):* Dieser Faktor gibt neben der Belastbarkeit von

sozialen Beziehungen in der Organisation auch die Entwicklung von Freundschaften zwischen Kollegen sowie generelle Aspekte der Sozialisierung im Arbeitsumfeld wieder.

An dem Ansatz von Xenikou und Furnham (1996) ist positiv hervorzuheben, dass dieser konsequent versucht, wesentliche Aspekte aus verschiedenen Beiträgen zusammenzufassen. Allerdings werden die konkret verwendeten Frageitems nicht angegeben, wodurch auch hier die Übernahme bzw. Weiterentwicklung der abgeleiteten Konstrukte erschwert wird.

Raitoharju (2007)

In dem Beitrag von Raitoharju (2007) wird explizit der Einfluss der organisationalen Kultur auf die Akzeptanz von Informationstechnologien untersucht. Dabei steht keine konkrete Anwendung im Vordergrund, sondern es wird auf die generelle Nutzung von Informationstechnologien abgezielt. In Kooperation mit dem *Finnish Institute of Occupational Health* wurden mittels eines Fragebogens Daten von Angestellten aus dem finnischen Sozial- und Gesundheitswesen erhoben. Da die Befragung in eine regelmäßig durchgeführte Zufriedenheitsstudie[71] des Instituts eingebettet wurde, konnte mit 2870 Teilnehmern eine vergleichsweise hohe Stichprobengröße erreicht werden (Raitoharju 2007, S. 72).

Als Determinanten der Akzeptanz zieht Raitoharju (2007, S. 74) die *wahrgenommene Nützlichkeit* sowie die *wahrgenommene Bedienungsfreundlichkeit* aus TAM (Abschnitt 3.2.3) heran. Statt der *Nutzungsintention* wird die tatsächliche *Verwendung von IT (IT Use)* genutzt, um die Akzeptanz zu bestimmen. Im Mittelpunkt der Untersuchung steht der Einfluss von *Schulungs- und Unterstützungsmaßnahmen* auf die Akzeptanz von Informations- und Kommunikationssystemen, wobei der Einfluss der Organisationskultur in Form von Moderatoren erfasst wird. Die Entwicklung der Kulturdimensionen erfolgt anhand von theoretischen Vorüberlegungen, die unter anderem auf dem Ansatz von Denison und Mishra (1995) aufbauen. Allerdings werden nicht nur performanceorientierte sondern zusätzlich auch soziale Dimensionen in die Untersuchung integriert (Raitoharju 2007, S. 53 ff., 75):

1. *Anpassungsfähigkeit (Adaptability):* Diese performanceorientierte Variable spiegelt das Ausmaß wider, in dem das Unternehmen kontinuierlich nach Verbesserungen strebt.

---

[71]Bei der Zufriedenheitsstudie handelt es sich um Laine et al. (2005).

2. *Mission (Mission):* Die *Mission* erfasst, inwieweit die Ziele der Organisation den Mitarbeitern transparent und nachvollziehbar erläutert werden. Auch diese Dimension ist performanceorientiert.

3. *Funktionsfähigkeit (Functionality):* Diese performanceorientierte Variable gibt an, inwieweit die Befragten die Organisation als effektiv bei der Aufgabenbewältigung beurteilen. Dies umfasst auch die Zusammenarbeit mit Kollegen.

4. *Autonomie (Autonomy):* Diese soziale Dimension gibt das Ausmaß an, in dem die Befragten davon ausgehen, dass sie selbstständig Einfluss auf die Arbeitserbringung innerhalb der Organisation nehmen können.

5. *Gleichheit (Equality):* Bei der *Gleichheit* handelt es sich ebenfalls um eine soziale Dimension. Diese gibt den Grad an, in dem die Befragten den Umgang mit den Mitarbeitern als gleichberechtigt einschätzen.

Obgleich Raitoharju (2007, S. 108 ff.) den Einfluss der Organisationskultur auf zahlreiche Wirkungszusammenhänge innerhalb des entwickelten Akzeptanzmodells untersucht, kann lediglich ein signifikanter Einfluss der *Autonomie* auf die Beziehung zwischen *wahrgenommener Bedienungsfreundlichkeit* und *wahrgenommener Nützlichkeit* festgestellt werden. Sämtliche anderen moderierenden Effekte der organisationalen Kultur sind nicht signifikant. Der Beitrag könnte somit darauf hinweisen, dass kulturelle Einflüsse weniger die unmittelbaren Beziehungen der Akzeptanz moderieren, sondern vielmehr mittelbar einen Einfluss auf die Akzeptanz ausüben. Diese Ergebnisse werden bei der Formulierung der Hypothesen in Abschnitt 4.2.3 berücksichtigt. Kritisch erscheint an dem Ansatz von Raitoharju (2007) die Methodik in Bezug auf die Entwicklung und Auswahl der Konstrukte, da insbesondere die sozialen Dimensionen nicht ausreichend erläutert werden. Allerdings gelingt es die Validität und Reliabilität der verwendeten Konstrukte im Rahmen einer Faktoranalyse zu bestätigten, weshalb die Konstrukte grundsätzlich zur Operationalisierung von Kultur geeignet erscheinen.

Zusammenfassung

Die zuvor vorgestellten Ansätze zur Operationalisierung von organisationaler Kultur weisen zwar mitunter Gemeinsamkeiten auf, allerdings werden auch erhebliche Differenzen deutlich. Diese Unterschiede stehen exemplarisch für weitere Beiträge in diesem Forschungsbereich. Um die damit verbundenen Probleme zu verdeutlichen, werden im Folgenden die zentralen Aspekte der Ansätze gegenübergestellt:

1. *Zielsetzung:* Die Zielsetzung der Beiträge ist heterogen. Xenikou und Furnham (1996) versuchen, Kultur auf verschiedenen Ebenen zu erfassen, um dadurch das Verständnis zu erhöhen. Auch Sieveking, Bellet und Marston (1993) zielen auf das generelle Verständnis von Kultur ab, wenngleich dies mittelbar eine Beeinflussung der Effektivität der Arbeitsleistung ermöglichen soll. Die Beiträge von O'Reilly III, Chatman und Caldwell (1991), Denison und Mishra (1995) sowie Fletcher (1991) fokussieren den Einfluss der organisationalen Kultur auf Leistungsindikatoren, während bei dem Ansatz von Raitoharju (2007) der Einfluss auf die Akzeptanz im Mittelpunkt steht.

2. *Branche:* Die Untersuchungen wurden in der Industrie (Denison und Mishra 1995, Xenikou und Furnham 1996), bei Wirtschaftsprüfungsgesellschaften und Behörden (O'Reilly III, Chatman und Caldwell 1991) sowie im Gesundheits- und Sozialwesen durchgeführt (Raitoharju 2007). Der Ansatz von Sieveking, Bellet und Marston (1993) thematisiert als einziger direkt Krankenhäuser, während Fletcher und Jones (1992) keine Angaben über die Branche der untersuchten Unternehmen tätigen.

3. *Verständnis von Kultur:* Xenikou und Furnham (1996) unterscheiden zwischen Werten und Verhaltensnormen und berücksichtigen explizit beides. In den meisten Studien wird Kultur ebenfalls als geteilte Normen und Werte aufgefasst, wenngleich die Untersuchungen diese nicht separat erfassen (O'Reilly III, Chatman und Caldwell 1991, Fletcher und Jones 1992, Sieveking, Bellet und Marston 1993, Raitoharju 2007). Lediglich Denison und Mishra (1995) erläutern das verwendete Konzept von Kultur nicht.

4. *Dimensionen:* Die Anzahl der Dimensionen reicht von vier Dimensionen bei Denison und Mishra (1995) bis zu zehn Dimensionen bei O'Reilly III, Chatman und Caldwell (1991). Es werden allerdings teilweise erhebliche Gemeinsamkeiten zwischen den Konstrukten der verschiedenen Ansätze deutlich.[72]

5. *Herleitung der Indikatoren:* Während Denison und Mishra (1995) die Frageitems qualitativ anhand von Fallstudien herleiten, übernehmen die meisten Ansätze bestehende Items (O'Reilly III, Chatman und Caldwell 1991, Fletcher und Jones 1992, Xenikou und Furnham 1996). Bei Sieveking, Bellet und Marston (1993) und Raitoharju (2007) bleibt die Herkunft der Frageitems unklar.

---

[72]Die Gemeinsamkeiten zwischen den Konstrukten werden im nächsten Abschnitt 4.2.2 näher betrachtet.

6. *Transparenz der Indikatoren:* In vier der sechs betrachteten Ansätze werden die Indikatoren hinter den Konstrukten offengelegt (O'Reilly III, Chatman und Caldwell 1991, Sieveking, Bellet und Marston 1993, Denison und Mishra 1995, Raitoharju 2007). Dies verdeutlicht, dass es nicht bei allen bestehenden Ansätzen möglich ist, diese in das Modell der vorliegenden Untersuchung zu integrieren.

7. *Stichprobengröße:* Die Ansätze weisen erhebliche Unterschiede in Bezug auf die Stichprobengröße auf. Zwei Beiträge enthalten diesbezüglich keine genauen Angaben (O'Reilly III, Chatman und Caldwell 1991, Fletcher und Jones 1992). Bei den anderen Studien liegt die Stichprobengröße zwischen 157 (Xenikou und Furnham 1996) und 2870 (Raitoharju 2007).

8. *Datenanalyse:* In sämtlichen Studien wird eine Faktoranalyse verwendet, um die Konstrukte zu identifizieren oder auch in Bezug auf Validität und Reliabilität zu überprüfen.

Es wird deutlich, dass die Auswahl geeigneter Konstrukte für die vorliegende Untersuchung mit erheblichen Schwierigkeiten verbunden ist. So enthalten die meisten Ansätze eine andere Zielsetzung und die Beiträge beziehen sich auf andere Branchen. Die Übernahme der Konstrukte für ein Akzeptanzmodell im Gesundheitswesen erscheint daher fraglich.[73] Vor diesem Hintergrund weisen lediglich die Ansätze von Sieveking, Bellet und Marston (1993) sowie Raitoharju (2007) einen Bezug zum Gesundheitswesen auf. Bei Sieveking, Bellet und Marston (1993) werden allerdings neben medizinischem Personal (Ärzte und Pflegekräfte) auch Mitarbeiter der Verwaltung befragt, während Raitoharju (2007) Daten von Personen aus dem Gesundheits- und Sozialwesen und somit beispielsweise auch von Sachbearbeitern in Behörden berücksichtigt. Auch diese Zielgruppen weisen folglich Unterschiede zu den in dieser Studie fokussierten Pflegekräften in Krankenhäusern auf.[74] Weiterhin legen nicht alle Studien die verwendeten Frageitems offen, wodurch es weder möglich ist, die Güte der Konstrukte einzuschätzen, noch die Konstrukte in das entwickelte Akzeptanzmodell zu integrieren. Dennoch weisen die

---

[73]Zu den Schwierigkeiten zur Übernahme von Konstrukten aus anderen Branchen in das Gesundheitswesen siehe auch Scott et al. (2003).

[74]Neben den angeführten Ansätzen besteht mit dem Nursing Unit Cultural Assessment Tool (NUCAT) von Coeling und L. (1993) ein Ansatz, der ausschließlich auf die Unternehmenskultur von Pflegekräften abzielt. Allerdings wird die Kultur in diesem Ansatz nicht über Konstrukte erfasst, sondern über 50 voneinander unabhängige Frageitems, die jeweils ein bestimmtes Verhalten erfragen. Da in der vorliegenden Studie Werte als zentraler Bestandteil der Unternehmenskultur angesehen werden (Abschnitt 4.1) und eine Verdichtung verschiedener Aspekte zu Kulturdimensionen die Komplexität des Akzeptanzmodells reduziert, wird dieser Ansatz im Folgenden nicht weiter berücksichtigt.

Ansätze auch Gemeinsamkeiten auf. So ist das Kulturverständnis in vielen Ansätzen vergleichbar und es wird stets die Faktoranalyse zur Ermittlung und Überprüfung der Konstrukte eingesetzt. Weiterhin bestehen inhaltliche Gemeinsamkeiten zwischen den Konstrukten. Vor diesem Hintergrund werden im nächsten Abschnitt die Konstrukte für die Untersuchung ausgewählt und entsprechend angepasst.

4.2.2 Auswahl organisationaler Einflussfaktoren

Um den Einfluss der organisationalen Kultur auf die Akzeptanz in Bezug auf das ambiente Medikationsunterstützungssystem zu untersuchen, werden im Folgenden geeignete Dimensionen ausgewählt. Diese sind in einer Vielzahl von Beiträgen identifiziert und bestätigt worden und berücksichtigen die Besonderheiten des Krankenhausumfelds. Darüber hinaus lassen sich hypothetische Wirkungszusammenhänge zwischen den Kulturdimensionen und den Konstrukten des inneren Akzeptanzmodells (Abschnitt 3.5.1) konstruieren. Folglich werden auch keine Konstrukte für die organisationale Kultur ausgewählt, die bereits in anderen Konstrukten des inneren Akzeptanzmodells enthalten sind.

Wie aus den in Abschnitt 4.2.1 erläuterten Ansätzen ersichtlich, ist keiner dieser Ansätze uneingeschränkt auf die vorliegende Untersuchung übertragbar. Um zu gewährleisten, dass die Kulturdimensionen im Krankenhausumfeld bestehen, wird ein Ansatz aus diesem Umfeld als Ausgangspunkt zur Übernahme und Anpassung der Konstrukte herangezogen. Da die Konstrukte von Sieveking, Bellet und Marston (1993) in Bezug auf die Spezifikation Probleme aufweisen, wird auf den Ansatz von Raitoharju (2007) zurückgegriffen. Im Folgenden wird die Auswahl der Konstrukte im Einzelnen begründet. Tabelle 4.1 zeigt inhaltliche Parallelen zu Konstrukten in der Literatur auf und beinhaltet zusammenfassende Definitionen der jeweiligen Konstrukte.

1. *Anpassungsfähigkeit:* Diese Dimension könnte die Akzeptanz positiv beeinflussen, da die Mitglieder von Organisationen, die schneller auf Veränderungen reagieren, gegebenenfalls auch eher bereit sind, ein neues Informations- und Kommunikationssystem einzusetzen. Die *Anpassungsfähigkeit* weist zudem eine erhebliche inhaltliche Nähe zur *Innovationsbereitschaft* auf. Beide Dimensionen sind mit dem Risiko verbunden, von etwas Bestehendem abzuweichen und etwas Neues auszuprobieren (Abschnitt 3.3.2). Allerdings ist die *Anpassungsfähigkeit* allgemeiner definiert, da diese sämtliche Veränderungen aufgrund von externen und internen Einflüssen umfasst. Die Bereitschaft zur Nutzung von Innovationen kann daher als eine Facette der *Anpassungsfähigkeit* aufgefasst

Tabelle 4.1: Verwendete Dimensionen der organisationalen Kultur

Kultur-dimension	Definition	Verwandte Konstrukte
Anpassungs-fähigkeit	Fähigkeit einer Unternehmung, auf neue Gegebenheiten zu reagieren und sich auf diese einzustellen.	• Anpassungsfähigkeit (Calori und Sarnin 1991) • Anpassungsfähigkeit (Kotter und Heskett 1992) • Anpassungsfähigkeit (Denison und Mishra 1995) • Offenheit zur Veränderung in einer kooperativen Kultur (Xenikou und Furnham 1996) • Anpassungsfähigkeit (Raitoharju 2007)
Autonomie	Ausmaß, in dem die Arbeit selbstbestimmt ist bzw. durch andere determiniert wird.	• Zentrale vs. dezentrale Entscheidungsfindung (Reynolds 1986) • Bedürfnis nach Autorität (Hofstede et al. 1990) • Persönliche Freiheit (Kilmann und Saxton 1991) • Autonomie und Entscheidungsfindung (Chatterjee et al. 1992) • Der menschliche Faktor in einer bürokratischen Kultur (Xenikou und Furnham 1996) • Autonomie (Raitoharju 2007)
Gleichbehandlung	Ausmaß an Gleichbehandlung verschiedener Mitarbeitergruppen im Unternehmen.	• Menschlichkeit (Kern 1991) • Respekt gegenüber Menschen (O'Reilly III, Chatman und Caldwell 1991) • Geschlechtliche Aspekte (Hofstede 1998) • Gleichheit (Raitoharju 2007)

Teamfähigkeit	Ausmaß, in dem die Mitarbeiter effizient zusammenarbeiten.	• Kooperation vs. Konkurrenz (Reynolds 1986) • Teamorientierung (O'Reilly III, Chatman und Caldwell 1991) • Interpersonelle Beziehungen am Arbeitsplatz (Fletcher und Jones 1992) • Teamkultur (Poech 2003) • Funktionalität (Raitoharju 2007)
Transparenz der Unternehmenszielsetzung	Ausmaß, in dem die Mitarbeiter über Ziele und die langfristige Vision des Unternehmens in Kenntnis gesetzt werden.	• Organisationale Klarheit (Gordon und Cummins 1979) • Klarheit der strategischen/geteilten Ziele (Gordon und Ditomaso 1992) • Leitung (Sieveking, Bellet und Marston 1993) • Mission (Denison und Mishra 1995) • Mission (Raitoharju 2007)

werden, bei der die Verfügbarkeit einer neuen Technologie in Form eines externen Einflusses die Veränderung ermöglicht. In der vorliegenden Analyse wird davon ausgegangen, dass die *Anpassungsfähigkeit* maßgeblich durch die Unternehmensführung beeinflusst werden kann, während die *Innovationsbereitschaft* eine Charaktereigenschaft darstellt. Die *Anpassungsfähigkeit* wird daher der Organisationskultur zugeordnet, die wiederum die *Innovationsbereitschaft* auf der Ebene des Individuums beeinflussen kann (Abschnitt 4.2.3).

2. *Autonomie:* Auch bei dieser Dimension werden Einflüsse auf Konstrukte des inneren Akzeptanzmodells vermutet, wobei konkret auf Ängste und Überbelastung abgezielt wird. *Autonomie* findet sich in einer Vielzahl von Ansätzen wieder, weshalb es sich um ein bewährtes Konstrukt der Organisationskultur handelt (Tabelle 4.1). Zudem stellen Eigenverantwortlichkeit und Einflussnahme auf Entscheidungen zentrale Aspekte des *Engagements* von Denison und Mishra (1995) dar. Wie bereits erläutert ist die *Autonomie* zudem bei Fletcher und Jones (1992) sowohl in der *Arbeitsunterstützung und -beschränkung* als auch in der *Persönlichkeit* enthalten. Raitoharju (2007) gelingt es, einen Einfluss der *Autonomie* auf die Akzeptanz nachzuweisen. Das Ausmaß, in dem die Mitarbeiter Einfluss auf die Leistungserbringung innerhalb der Organisation nehmen können, wird in der vorliegenden Arbeit der Unternehmenskultur zuge-

ordnet. Dies begründet sich insbesondere durch die hohe Einflussnahme seitens der Unternehmensführung.

3. *Gleichbehandlung:* Die *Gleichbehandlung* könnte ebenfalls über die *Überbelastung* auf die Akzeptanz einwirken. Dabei ist dieses Konstrukt eng mit der Fairness des Arbeitgebers im Hinblick auf den Umgang mit den Arbeitnehmern verbunden. So wird in der Untersuchung von Holmes und Marsden (1996) erfragt, ob die Vergabe von Belohnungen in Hinblick auf die Position der Arbeitnehmer im Unternehmen sowie deren Leistungen gerechtfertigt ist. Zu beachten ist jedoch, dass in dieser Arbeit ein wertfreier Umgang mit dem Begriff der *Gleichbehandlung* angestrebt wird. Daher gehen auch Aspekte wie die *Gleichbehandlung* im Hinblick auf die Dauer des Arbeitsverhältnisses in diesen Einflussfaktor mit ein. Personen, die bereits lange für das Unternehmen arbeiten und gegebenenfalls schon zahlreiche verantwortungsvolle Aufgaben durchgeführt haben, würden demnach anders behandelt werden als Personen, die gerade erst ihr Arbeitsverhältnis begonnen haben. Da diese Form der Diskriminierung weniger auf unveränderlichen Faktoren basiert als beispielsweise eine Diskriminierung auf Basis von Alter, Geschlecht oder Ethnie, ist hierbei generell von einer höheren gesellschaftlichen Billigung auszugehen (Weise et al. 2004, S. 19 ff.).

4. *Teamfähigkeit:* Es ist davon auszugehen, dass die *Teamfähigkeit* einen Einfluss auf Konstrukte wie die *Überbelastung* und die *subjektive Norm* des inneren Akzeptanzmodells aufweist und folglich indirekt die Akzeptanz beeinflusst. Die *Teamfähigkeit* verbindet zwei zentrale Konzepte der Organisationskultur. Zum einen wird die Intensität der Zusammenarbeit erfasst, zum anderen wird dieser Aspekt um eine leistungsorientierte Beurteilung erweitert. Neben den in Tabelle 4.1 aufgelisteten Beiträgen, die dieses Konstrukt beinhalten, weist diese Kulturdimension auch eine inhaltliche Nähe zum *Engagement* auf, wie es von Reynolds (1986), Denison und Mishra (1995) sowie Holmes und Marsden (1996) formuliert wird. Bringen sich die Organisationsmitglieder in die Gruppe mit ein und arbeiten kooperativ im Team, so spiegelt dies eine hohes *Engagement* im Unternehmen wider. Die leistungsorientierte Bewertung, die in der vorliegenden Arbeit mit in dieses Konstrukt integriert wurde, findet sich beispielsweise in der *Leistungsorientierung* von Gordon und Cummins (1979) sowie als *Resultats- und Leistungsorientierung* im Ansatz von Kobi und Wüthrich (1986). Die Intensität der Zusammenarbeit weist weiterhin eine inhaltliche Nähe zum *Kollektivismus* in Bezug auf Gruppen auf. Dieser *(Gruppen-)Kollektivismus* gibt im Rahmen der

GLOBE-Studie die Verbundenheit mit einer Gruppe beispielsweise der Familie oder den unmittelbaren Kollegen wider.[75] Wie bereits bei anderen Konstrukten der organisationalen Kultur stellt sich auch bei der *Teamfähigkeit* die Frage, welcher Schicht diese Dimension zugeordnet werden sollte. In der vorliegenden Arbeit wird der generelle *(institutionelle) Kollektivismus* der nationalen Kulturebene zugeordnet. Der *Gruppenkollektivismus* hingegen wird nicht separat erfasst, sondern in Form der *Teamfähigkeit* der Ebene der Organisationskultur zugeordnet (Abschnitt 4.3.2). Hintergrund dieser Zuordnung ist, dass es sich bei dem *(institutionellen) Kollektivismus* um ein abstrakteres Konstrukt handelt. Dieses wird durch die *Teamfähigkeit* auf der Stationsebene in Abhängigkeit von der Organisationskultur konkretisiert (Abschnitt 4.3.3).

5. *Transparenz (der Unternehmenszielsetzung):* Die Verankerung der Unternehmenszielsetzung bei den Mitarbeitern (im Folgenden auch nur als *Transparenz* bezeichnet) wird in dieser Arbeit um die Fragestellung erweitert, ob die Mitarbeiter diese Zielsetzung als sinnvoll und nachvollziehbar erachten. Hiermit verbunden ist der Ansatz, dass eine offene und klare Kommunikation im Hinblick auf Entscheidungen auch zu einer verbesserten Akzeptanz ebendieser Entscheidungen führt. Wird allerdings nicht erläutert, inwieweit diese Entscheidungen dem Unternehmen langfristig zur Erreichung der Unternehmensziele nutzen, sinkt die Bereitschaft, die Entscheidungen zu unterstützen. Bezogen auf die Entscheidung das ambiente Medikationsunterstützungssystem einzuführen, könnte die *Transparenz* (der Unternehmenszielsetzung) folglich die Akzeptanz erhöhen. Da diese Dimension direkt durch die Unternehmensführung beeinflusst werden kann, wird sie in der vorliegenden Analyse als Teil der Unternehmenskultur interpretiert.

Die ausgewählten Dimensionen werden im nächsten Abschnitt auf die Konstrukte des inneren Akzeptanzmodells bezogen.

4.2.3 Ableitung der Hypothesen der organisationalen Ebene

Generell wird in dieser Arbeit nicht davon ausgegangen, dass kulturelle Einflüsse direkt auf die Akzeptanz in Form von der *Nutzungsintention* einwirken, da sich derartige Wirkungsbeziehungen bisher nur in geringem Umfang empirisch nachweisen ließen und demzufolge vermutlich eine zu starke Vereinfachung

---

[75]Siehe ausführlich in Abschnitt 4.3.1.

der Realität darstellen (vgl. Raitoharju 2007, S. 108 ff., Abschnitt 4.2.1). Vielmehr wird eine Beeinflussung durch die Unternehmenskultur auf ausgewählte Faktoren des inneren Akzeptanzmodells vermutet, die einem indirekten Einfluss der Kultur auf die Akzeptanz entspricht. Im Vordergrund stehen hierbei die Einflussgrößen, die insbesondere für komplexe Systeme relevant sind (Abschnitte 3.3, 3.5.1). Im Folgenden werden die vermuteten Wirkungsbeziehungen sowie deren Wirkungsrichtungen abschnittsweise für jedes Konstrukt entwickelt und in einer Tabelle zusammengefasst. Dabei ist zu beachten, dass die Hypothesen mitunter einen explorativ geprägten Charakter aufweisen und die Wirkungsrichtungen nicht immer eindeutig sind.[76]

Die *Teamfähigkeit* erfasst die Effizienz der Zusammenarbeit im unmittelbaren Kollegenkreis. Allerdings kann die *Teamfähigkeit* auch eine verstärkte Abhängigkeit der Gruppenmitglieder untereinander bedingen. Meinungsführer innerhalb der Gruppen haben infolgedessen einen erheblichen Einfluss auf das einzelne Individuum, der sich in der *subjektiven Norm* widerspiegelt. Konsequenterweise ist von einem verstärkenden Einfluss der *Teamfähigkeit* auf die *subjektive Norm* auszugehen (**H31**). Andererseits führt eine hohe *Teamfähigkeit* zu einer effizienteren Leistungserbringung, da sich die Aufgaben gleichmäßig auf mehrere Angestellte verteilen. Infolgedessen können in der gleichen Zeit mehr Aufgaben bewältigt werden, ohne einzelne Personen zu überfordern. Folglich verringert die *Teamfähigkeit* die *quantitative Überbelastung* (**H32**). Die effiziente Ressourcenallokation umfasst allerdings auch das Wissen der Personen einer Unternehmenseinheit. Individuelle Fähigkeiten können besser genutzt werden, wodurch die *qualitative Überbelastung* gesenkt werden kann, da Personen nur Aufgaben erledigen, zu denen sie auch die notwendige Qualifikation aufweisen. Daher reduziert die *Teamfähigkeit* auch die *qualitative Überbelastung* (**H33**).

Tabelle 4.2: Einfluss der Teamfähigkeit

Hyp.	Wirkungszusammenhang
H31	Die Teamfähigkeit weist einen signifikant positiven Effekt auf die subjektive Norm auf.
H32	Die Teamfähigkeit weist einen signifikant negativen Effekt auf die quantitative Überbelastung auf.
H33	Die Teamfähigkeit weist einen signifikant negativen Effekt auf die qualitative Überbelastung auf.

---

[76]Die wissenschaftstheoretische Begründung dieses Vorgehens ist in Abschnitt 1.4 enthalten. Die Auswirkungen auf die empirische Überprüfung der Hypothesen werden in Abschnitt 5.3.2 thematisiert.

Die *Gleichbehandlung* gibt an, inwieweit bestimmte Mitarbeitergruppen bevorzugt bzw. benachteiligt werden. So könnten beispielsweise junge Arbeitnehmer in niedrigen hierarchischen Positionen mit einem höheren Arbeitspensum belastet werden als ältere Arbeitnehmer in höheren Positionen. Ebenso könnten den bevorzugt behandelten Personen Aufgaben zugeordnet werden, obgleich sie für diese eigentlich nicht qualifiziert sind, wodurch die *qualitative Überbelastung* gesteigert wird (**H34**). Eine niedrige *Gleichbehandlung* kann zudem dazu führen, dass die benachteiligten Mitarbeiter mehr Aufgaben zugewiesen bekommen als die bevorzugten Mitarbeiter, wodurch die *quantitative Überbelastung* verstärkt wird (**H35**).

Tabelle 4.3: Einfluss der Gleichbehandlung

Hyp.	Wirkungszusammenhang
H34	Die Gleichbehandlung weist einen signifikant negativen Effekt auf die qualitative Überbelastung auf.
H35	Die Gleichbehandlung weist einen signifikant negativen Effekt auf die quantitative Überbelastung auf.

Wie bereits erläutert, stellt die *Innovationsbereitschaft* eine Konkretisierung der *Anpassungsfähigkeit* dar. Es wird daher die Hypothese aufgestellt, dass die generelle Fähigkeit des Unternehmens, sich auf neue Gegebenheiten einzustellen die *Innovationsbereitschaft* des Einzelnen beeinflusst. Aus diesem Grund wird ein positiver Einfluss der *Anpassungsfähigkeit* auf die *Innovationsbereitschaft* erwartet (**H36**). Ein zu geringes Maß an *Anpassungsfähigkeit* kann zudem Auswirkungen auf die Überbelastung aufweisen. Dieser Argumentation folgend könnten beispielsweise hinsichtlich der Arbeitsabläufe Entwicklungen im Unternehmen zu spät bemerkt werden, um zeitnah darauf zu reagieren, wodurch die *quantitative Überbelastung* gesteigert werden würde (**H37**). Ebenso könnten veränderte Qualifikationsanforderungen zu spät erkannt werden, um Schulungsmaßnahmen zur adäquaten Erfüllung der bestehenden Aufgaben einzuleiten. In der vorliegenden Untersuchung wird daher ergänzend ein negativer Zusammenhang zwischen der *Anpassungsfähigkeit* und der *qualitativen Überbelastung* erwartet (**H38**).

Tabelle 4.4: Einfluss der Anpassungsfähigkeit

Hyp.	Wirkungszusammenhang
H36	Die Anpassungsfähigkeit weist einen signifikant positiven Effekt auf die Innovationsbereitschaft auf.
H37	Die Anpassungsfähigkeit weist einen signifikant negativen Effekt auf die quantitative Überbelastung auf.
H38	Die Anpassungsfähigkeit weist einen signifikant negativen Effekt auf die qualitative Überbelastung auf.

Ein hohes Maß an *Autonomie* bei der betrieblichen Leistungserbringung führt dazu, dass die Mitarbeiter einen wesentlichen Teil der Entscheidungen selbst treffen und dadurch ihre Vorgesetzten entlasten. Diese Eigenverantwortlichkeit kann Ängste in Bezug auf das ambiente Medikationsunterstützungssystem reduzieren. Da die Mitarbeiter daran gewöhnt sind, die Arbeit selbstständig zu verteilen und diese Entscheidungen vor Vorgesetzten zu rechtfertigen, könnten sie weniger sensibel auf eine höhere Transparenz der Arbeitsabläufe reagieren. Folglich wird von einem negativen Einfluss der *Autonomie* auf die *Überwachungsängste* ausgegangen (**H39**). Weiterhin treffen Mitarbeiter, die ein hohes Maß an *Autonomie* aufweisen, oftmals Entscheidungen bei denen sie abwägen müssen, ob die positiven Aspekte die negativen überwiegen. Die Verletzung ethischer Werte sowie der Eingriff in die Privatsphäre könnte daher vor dem Hintergrund der mit dem System verbundenen Vorteile akzeptiert werden. Dieser negative Zusammenhang zwischen der *Autonomie* und den *ethisch-rechtlichen Ängsten* wird in **H40** abgebildet. Organisationsmitglieder, die über ein hohes Maß an *Autonomie* verfügen, können die Arbeit allerdings ihren Fähigkeiten anpassen, weshalb ergänzend von einem negativen Wirkungszusammenhang der *Autonomie* auf die *qualitative Überbelastung* ausgegangen wird (**H41**).

Tabelle 4.5: Einfluss der Autonomie

Hyp.	Wirkungszusammenhang
H39	Die Autonomie weist einen signifikant negativen Effekt auf die Überwachungsängste auf.
H40	Die Autonomie weist einen signifikant negativen Effekt auf die ethisch-rechtlichen Ängste auf.
H41	Die Autonomie weist einen signifikant negativen Effekt auf die qualitative Überbelastung auf.

Die *Transparenz* von Unternehmensentscheidungen könnte die Bereitschaft zur Nutzung eines unterstützenden Systems positiv beeinflussen, da die Mitarbeiter dieses System in einem größeren Zusammenhang mit der Zielsetzung des Unternehmens beurteilen. Bezogen auf die vorliegende Untersuchung könnten Personen, die über ein hohes Maß an *Transparenz* verfügen, die Vorteile, die das System für den Patienten und das Krankenhaus insgesamt bedingt, in den Vordergrund stellen. Demgegenüber werden Personen, die lediglich über ein geringes Maß an *Transparenz* in Hinblick auf Unternehmensentscheidungen verfügen, eher die negativen Aspekte wahrnehmen. In dem entwickelten Modell senkt die *Transparenz* folglich die Ängste, da diese die negativen Aspekte des Systems abbilden. Da hierbei Ängste in Bezug auf die Überwachungsfunktion, die Arbeitssituation und generelle ethische Werte betroffen sein können, werden die Wirkungszusammenhänge zu sämtlichen Ängsten untersucht. Der negative Einfluss der *Transparenz* auf die *Überwachungsängste*, die *Arbeitsängste* sowie die *ethisch-rechtlichen Ängste* wird in den Hypothesen **H42**, **H43** und **H44** abgebildet. Verfügen die Mitarbeiter über sehr genaue Kenntnisse hinsichtlich der Anforderungen, die langfristig an ihre Arbeit im Unternehmen gestellt werden, können sie sich besser auf diese einstellen. Dieser Wirkungszusammenhang wird über die *qualitative Überbelastung* abgebildet. Ein hohes Verständnis der Entscheidungen im Unternehmen senkt demnach die *qualitative Überbelastung* (**H45**).

Tabelle 4.6: Einfluss der Transparenz

Hyp.	Wirkungszusammenhang
H42	Die Transparenz weist einen signifikant negativen Effekt auf die Überwachungsängste auf.
H43	Die Transparenz weist einen signifikant negativen Effekt auf die Arbeitsängste auf.
H44	Die Transparenz weist einen signifikant negativen Effekt auf die ethisch-rechtlichen Ängste auf.
H45	Die Transparenz weist einen signifikant negativen Effekt auf die qualitative Überbelastung auf.

4.3 Dimensionen der nationalen Kultur

Wie bereits deutlich wurde, haben sich die nationale und die organisationale Kulturforschung zu zwei weitgehend getrennten wissenschaftlichen Strömungen entwickelt. Die nationale Kulturforschung verfolgt dabei primär das Ziel einer Klassifizierung, wobei Dimensionen zur Abgrenzung der Kulturen herangezogen werden. Diese Dimensionen werden zudem verwendet, um das Verhalten von Menschen mit unterschiedlichem kulturellem Hintergrund zu verstehen, zu prognostizieren und die Zusammenarbeit zwischen Angehörigen verschiedener Kulturkreise zu verbessern. Auch im *Information Systems*-Umfeld (Abschnitt 1.4) dominiert die nationale Forschung im Zusammenhang mit kulturellen Einflussfaktoren (Leidner und Kayworth 2006, S. 360, Myers und Tan 2002). In diesem Abschnitt wird exemplarisch ein Überblick über ausgewählte Ansätze zur Abgrenzung von nationalen Kulturen gegeben, um darauf aufbauend analog zur organisationalen Kultur geeignete Konstrukte für die vorliegende Untersuchung zu übernehmen.

4.3.1 Ansätze der nationalen Kultur

Ebenso wie in der organisationalen Kulturforschung bestehen auch in der nationalen Kulturforschung konkurrierende Ansätze, die Differenzen und Gemeinsamkeiten von Individuen thematisieren. Im Folgenden werden vier Ansätze der nationalen Kulturforschung einander gegenübergestellt. Hierbei handelt es sich um zentrale Studien in diesem Bereich, anhand derer die Vielfalt der Forschungsaktivitäten exemplarisch verdeutlicht wird.

Hofstede (1980)

Der bis heute populärste Beitrag zur nationalen Kulturforschung ist Hofstede (1980). So beeinflussten die Ergebnisse dieser Studie mehrere hundert Forschungsarbeiten in unterschiedlichen Fachgebieten wie dem internationalen Management, dem Personalmanagement oder auch den *Information Systems* (Gallivan und Srite 2005, S. 302). Insgesamt erhob Hofstede zwischen 1967 und 1973 mehr als 116.000 verwertbare Fragebögen von IBM-Mitarbeitern[77] in zahlreichen Ländern (Hofstede 1980, S. 54 ff.). Auf Basis der erhobenen Daten identifiziert Hofstede mittels einer Faktoranalyse Kulturdimensionen, die die Mitarbeiter in den verschiedenen Standorten voneinander abgrenzt (Hofstede 1980, Hofstede 1983, Hofstede 2001). Diese sind im Einzelnen:

1. *Machtdistanz (Power Distance):* Diese Dimension betrifft die Verteilung von Macht im Unternehmen. Das Ausmaß, inwieweit eine ungleiche Verteilung von Macht erwartet bzw. erwünscht wird, steht im Vordergrund. Verschiedene Faktoren wie beispielsweise die Angst, dem Vorgesetzten zu widersprechen, oder die Grundlage, um Entscheidungen durchzusetzen (hierarchische Macht oder Überzeugungskraft), fließen in diese Dimension mit ein (Hofstede 1980, S. 92 ff.).

2. *Unsicherheitsvermeidung (Uncertainty Avoidance):* Die *Unsicherheitsvermeidung* gibt an, ob sich Individuen durch ungewisse oder unbekannte Situationen bedroht fühlen oder ob sie solche Situationen eher als

---

[77]Hofstede verwendete für IBM ursprünglich das Synonym HERMES (Jones 2007).

Chance wahrnehmen. Der Umgang mit Unsicherheit in Organisationen spiegelt sich in zahlreichen Bereichen, wie dem Technologieeinsatz, der Erarbeitung und Exekution von Regeln, rituellen Verhaltensweisen sowie dem Umgang mit Stress wider (Hofstede 1980, S. 153 ff.).

3. *Individualismus-Kollektivismus (Individualism-Collectivism):* Diese Dimension beschreibt die Beziehung zwischen dem Individuum und dem Kollektiv. Während in einigen Kulturen Individualismus positiv als Quelle des Wohlstands angesehen wird, kann dies in anderen Kulturen als Entfremdung wahrgenommen werden. Ein hohes Maß an *Kollektivismus* impliziert eine hohe Verbundenheit zwischen Mitarbeiter und Organisation. Gleichzeitig besteht ein hohes Verantwortungsbewusstsein seitens der Vorgesetzten. Dies beeinflusst unter anderem die langfristige Karriereplanung der Mitarbeiter und reduziert die Personalfluktuation (Hofstede 1980, S. 213 ff.).

4. *Maskulinität-Femininität (Masculinity-Femininity):* Die zentrale Frage dieser Dimension ist, ob die biologisch bedingten Unterschiede zwischen den Geschlechtern Auswirkungen auf deren Rollen in der Gesellschaft haben. Bestimmte Eigenschaften, wie beispielsweise das Streben nach Beförderungen oder nach einem hohen Gehalt sind *maskulin* geprägt. Im Gegensatz dazu ist das Bemühen um eine freundliche Atmosphäre und um Kooperation *feminin* ausgerichtet. Je nachdem, welche dieser Eigenschaften im Vordergrund stehen, ergibt sich eine maskuline oder feminine Ausrichtung der Kultur (Hofstede 1980, S. 261 ff.).

5. *Langfristige-Kurzfristige Orientierung (Short-Term vs. Long-Term Orientation):* Diese Dimension wurde in nachgelagerten Studien in Zusammenarbeit mit chinesischen Wissenschaftlern entwickelt (Hofstede und Bond 1998). Die Dimension weist daher insbesondere Unterschiede zwischen westlichen und asiatischen Wertevorstellungen auf. So sind die Zeiträume für Planungs- und Entscheidungsprozesse in zahlreichen asiatischen Ländern erheblich länger.

Die von Hofstede entwickelten Kulturdimensionen werden allerdings auch kritisiert. Ein zentraler Kritikpunkt besteht darin, dass zwar eine erhebliche Datenbasis herangezogen wurde, allerdings sämtliche Beteiligten demselben Unternehmen angehören. Hofstedes Studie impliziert die Annahme, die weltweiten Mitarbeiter von IBM seien für die Kultur des Landes repräsentativ. Da diese Personen jedoch durch IBM selektiert wurden[78] und zudem dem sozialen

---

[78]Vgl. Ausführungen zum Person Culture Fit (Abschnitt 4.2.1).

Einfluss der Unternehmenskultur unterliegen (Abschnitt 4.1), kann eine durch die organisationale Kultur bedingte Verzerrung nicht ausgeschlossen werden (Erez und Earley 1993, S. 55). Ein weiteres Problem ergibt sich aus dem Alter des verwendeten Datensatzes, welcher inzwischen über 30 Jahre alt ist. Es ist daher fraglich, ob die festgestellten Charakteristika der Kulturen heute noch in diesen Ausprägungen bestehen (Abschnitt 4.1.4). House, Wright und Aditya (1997) führen zudem an, dass ein Unterschied zwischen Werten und Verhaltensweisen besteht. Dieser wird von Hofstede nicht erfasst. So können Verhaltensweisen zwar praktiziert, allerdings gleichzeitig negativ beurteilt werden, weshalb Unterschiede zwischen Werten und Verhaltensweisen bestehen. Dieser Aspekt bildet einen zentralen Unterschied zwischen dem Ansatz von Hofstede (1980) und der GLOBE-Studie (siehe unten).

Hall und Hall (1990)

Hall untersuchte seit den 1950er Jahren die nationale Kultur. Dabei setzte er neben der Auswertung von Literatur und Medien in verschiedenen Kulturen verstärkt Interviews und Fallstudien ein.[79] Das dadurch entwickelte Verständnis von Kultur erweiterte Hall kontinuierlich um zusätzliche Kulturdimensionen. Die folgenden Ausführungen beziehen sich auf Hall und Hall (1990). Ergänzend werden jeweils die ursprünglichen Referenzen angegeben:

1. *Raumverständnis (Space):* Bereits Hall (1966) beschrieb kulturelle Differenzen bezüglich der persönlichen Distanz und dem benötigten Territorium eines Individuums. Die persönliche Distanz definiert den Abstand, den eine Person um sich herum gegenüber anderen hält. Im Unterschied dazu ist das benötigte Territorium das Gebiet bzw. der Platz, den ein Individuum für sich und Objekte in seinem Besitz beansprucht (Hall und Hall 1990, S. 10 ff.).

2. *Kontextbezug (High and Low Context):* Diese erstmals in Hall (1976) vorgestellte Dimension thematisiert die Frage, wie viel Kommunikation für das Verständnis innerhalb der zwischenmenschlichen Beziehungen erforderlich ist. Bei einem geringen *Kontextbezug* werden bei der Interaktion unter den Angehörigen eines Kulturkreises weitreichende Hintergrundinformationen ausgetauscht. Demgegenüber funktioniert die Interaktion bei einem hohen *Kontextbezug* wesentlich direkter (Hall und Hall 1990, S. 6 ff.).

---

[79]Es handelt sich somit um einen qualitativen Ansatz der nationalen Kulturforschung. Obgleich die vorliegende Studie quantitativ ausgerichtet ist, wird dieser Ansatz vorgestellt, da Hall zu den *Gründungsvätern* der Kulturforschung zählt und seine Arbeit eine erhebliche Bedeutung für die nationale Kulturforschung aufweist (vgl. u. a. Zaharna 2000).

3. *Zeitverständnis (Time):* Das *Zeitverständnis* wurde schwerpunktmäßig in Hall (1983) thematisiert. Dabei wird zwischen monochronem und polychronem *Zeitverständnis* unterschieden. Bei einem monochronen *Zeitverständnis* werden Aufgaben nacheinander sukzessiv erledigt. Im Gegensatz dazu wird das *Zeitverständnis* bei polychroner Ausprägung durch das gleichzeitige Verrichten einer Vielzahl von Aufgaben charakterisiert. Die Individuen zeichnen sich dabei durch eine höhere Flexibilität aus, die allerdings eine strikte Zeitplanung erschwert (Hall und Hall 1990, S. 13 ff.).

4. *Geschwindigkeit von Nachrichten (Fast and Slow Messages):* Diese Dimension wurde vergleichsweise spät in Hall und Hall (1990, S. 4 f.) eingeführt. Sie behandelt die Geschwindigkeit, mit der eine Nachricht von einem Sender seitens des Empfängers dekodiert und verstanden wird. Die *Geschwindigkeit von Nachrichten* wird auch auf zwischenmenschliche Beziehungen übertragen, wobei diese Dimension beispielsweise die Möglichkeiten, in ein bestehendes Netzwerk einzudringen, beeinflusst.

Die Kulturdimensionen von Hall und Hall (1990) beziehen sich insbesondere auf Individuen, die im beruflichen oder sozialen Umfeld mit Menschen aus anderen Kulturkreisen interagieren. Aufbauend auf den Dimensionen werden Rückschlüsse auf das Verhalten in unterschiedlichen Kulturen abgeleitet. Demnach beeinflusst beispielsweise der *Kontextbezug* die Geschwindigkeit des Informationsflusses in einer Organisation (Hall und Hall 1990, S. 22 ff.). Da es sich allerdings um einen induktiv geprägten Ansatz zur Identifikation und Analyse von Kultur handelt, der nicht mittels einer quantitativen Forschungsmethode bestätigt wurde, können die Konstrukte für die vorliegende Studie lediglich Hinweise auf relevante Aspekte der nationalen Kultur geben.

Trompenaars und Hampden-Turner (1998)

Das Konzept von Trompenaars und Hampden-Turner (1998) basiert auf den Daten von Managern und Verwaltungspersonal aus 30 Unternehmen in 50 Ländern. In jedem Land wurden Daten von mindestens 100 Personen mit vergleichbarem beruflichen Hintergrund erhoben. Hierbei handelt es sich um die Teilnehmer von mehr als 1000 interkulturellen Trainingsveranstaltungen, die Trompenaars durchführte. Insgesamt wurden Daten von 30.000 Personen erhoben, die zu ungefähr 75 % dem Management und zu 25 % dem Verwaltungsbereich zugeordnet werden können (Trompenaars und Hampden-Turner 1998, S. 1 f.). In dem Beitrag werden sieben Dimensionen identifiziert, die jeweils gegenseitige Pole bilden. Fünf Dimensionen (1. bis 5.) thematisieren die Beziehungen von Menschen untereinander, wobei insbesondere auf das

Arbeitsumfeld abgezielt wird. Zwei weitere Dimensionen (6. und 7.) betreffen allgemein den Umgang mit Zeit und die Beziehung zur Natur:

1. *Universalistisch vs. partikularistisch (Universal vs. Particular):* *Universalismus* beschreibt den Grad, in dem eine Kultur Regeln und Gesetze als Verhaltens- und Entscheidungsrichtlinien anerkennt. Demgegenüber dominieren beim *Partikularismus* zwischenmenschliche Beziehungen als akzeptierte Norm (Trompenaars und Hampden-Turner 1998, S. 31 ff.).

2. *Individualistisch vs. kommunitaristisch (Individual vs. Communitarian):* Während beim *Individualismus* das Eigeninteresse im Vordergrund steht, zielt *Kommunitarismus* auf die Priorisierung von Gruppenzielen ab. Eigeninteressen werden dabei den Zielen des Gemeinschaft untergeordnet (Trompenaars und Hampden-Turner 1998, S. 51 ff.).

3. *Affektiv vs. neutral (Affective vs. Neutral):* In Kulturen, die ein hohes Maß an *Neutralität* aufweisen, werden Gefühle generell nicht öffentlich zum Ausdruck gebracht. Dennoch sind die Gefühle ebenso vorhanden, wie in durch *Affektivität* geprägten Kulturen. Bei Letzteren werden die Gefühle jedoch unter anderem mit Gesten stärker betont (Trompenaars und Hampden-Turner 1998, S. 70 ff.).

4. *Spezifisch vs. Diffus (Specific vs. Diffuse):* Wenn Personen in einer Geschäftsbeziehung zusammenkommen, ist stets ein beruflicher und ein persönlicher Kontakt vorhanden. In *spezifischen* Kulturen werden diese Ebenen getrennt, wohingegen in *diffusen* Kulturen zahlreiche Lebens- und Persönlichkeitsbereiche Einfluss auf die Geschäftsbeziehungen ausüben (Trompenaars und Hampden-Turner 1998, S. 83 ff.).

5. *Leistungs- vs. herkunftsorientiert (Achievement vs. Ascription Oriented):* Diese Dimension beschreibt, ob sich die Menschen innerhalb eines Kulturraums den Status erarbeiten müssen oder ob dieser dem Individuum auf Grundlage der Herkunft zugeschrieben wird (Trompenaars und Hampden-Turner 1998, S. 105 ff.).[80]

6. *Management von Zeit (Management of Time):* Diese Dimension greift das Verhältnis zu Vergangenheit, Gegenwart und Zukunft in einer Kultur auf. Darüber hinaus wird zwischen einem sequentiellen und einem synchronen Zeitverständnis unterschieden. Während bei Ersterem eine klare Reihenfolge beim Erledigen von Aufgaben dominiert, ist dies bei

---

[80]Diese Dimension weist erhebliche inhaltliche Gemeinsamkeiten zum *Zeitverständnis* von Hall und Hall (1990, S. 13 ff.) auf.

einem synchronen Zeitverständnis nicht der Fall (Trompenaars und Hampden-Turner 1998, S. 123 ff.).

7. *Beziehung zur Natur (Relation to Nature):* Hierbei wird der Frage nachgegangen, ob die Individuen versuchen, die Umwelt zu kontrollieren oder ob sie bemüht sind, mit ihr in Einklang zu leben, indem sie sich an die Natur anpassen (Trompenaars und Hampden-Turner 1998, S. 142 ff.).

Positiv hervorzuheben ist an dem Ansatz von Trompenaars und Hampden-Turner (1998) die vergleichsweise hohe Stichprobengröße, die eine Vielzahl von Unternehmen abbildet. Allerdings weist die Studie populärwissenschaftlich geprägte Merkmale auf, da die einzelnen Kulturdimensionen aus einer Literaturanalyse entnommen wurden und die Operationalisierung fraglich erscheint (Hofstede 1996, Schugk 2004, S. 173). Relevante Angaben beispielsweise zum Forschungsdesign sowie dem Untersuchungszeitraum fehlen und die Repräsentativität von Teilnehmern eines Seminars auf deren Kultur ist nicht gewährleistet (Schugk 2004, S. 171). Zudem werden die statistische Unabhängigkeit und Validität der entwickelten Dimensionen kritisiert (Hofstede 1996, Günther 2004, S. 107). In einer statistischen Reanalyse, die mittels multidimensionaler Skalierung durchgeführt wurde, konnten Smith, Dugan und Trompenaars (1996) lediglich drei Dimensionen identifizieren. Zwei dieser Dimensionen entsprechen inhaltlich den Konstrukten *individualistisch vs. kommunitaristisch* sowie *leistungs- vs. herkunftsorientiert*. Die dritte Dimension war nicht eindeutig interpretierbar. Die von Trompenaars und Hampden-Turner (1998) a priori postulierten Dimensionen konnten somit nur partiell empirisch bestätigt werden (Günther 2004, S. 107).

House et al. (2004) – GLOBE-Studie

An der Studie *Global Leadership and Organizational Behavior Effectiveness (GLOBE)*, die die Zusammenhänge zwischen Kultur, Führungsverhalten und Organisationen untersucht, nahmen mehr als 170 Wissenschaftler aus 62 Nationen teil. Im Rahmen der Studie wurden qualitative Forschungsinstrumente wie Einzelinterviews und Gruppendiskussionen mit einer quantitativen Studie kombiniert. Dabei wird eine Datenbasis von 17.300 Managern aus 951 Organisationen herangezogen (House und Javidan 2004). In der Studie werden auf theoretischen Überlegungen aufbauend neun Kulturdimensionen gebildet, die sich zwar an den von Hofstede (siehe oben) entwickelten Dimensionen orientieren, diese jedoch auch teilweise anpassen, spezifizieren und erweitern (House, Javidan und Dorfmann 2001, Hanges und Dickson 2004). Des Weiteren besteht ein zentrales Anliegen der GLOBE-Studie darin, die Schwächen von Hofstedes Untersuchung zu kompensieren. Daher wird neben der Ausweitung der Datenbasis auf eine Vielzahl von Unternehmen, eine Unterscheidung zwischen *Praktiken* (*Practices – As Is*) und den von den Befragten beschriebenen *Werten* (*Values – Should Be*) vorgenommen. Die *Praktiken* erklären, wie derzeit im Unternehmen gehandelt wird und welche Wertevorstellungen dominieren (Istzustand). Demgegenüber beschreiben die *Werte*, wie eigentlich gehandelt werden sollte und welche Wertevorstellungen in der Kultur erwünscht sind (Sollzustand, House und Javidan 2004). Die einzelnen Dimensionen werden im Folgenden erläutert (Javidan und House 2001, Javidan, House und Dorfman 2004):

1. *Durchsetzungsfähigkeit (Assertiveness):* Diese Dimension beschreibt das Ausmaß, in dem eine Gesellschaft die Menschen dazu anregt, strapazierfähig, konfrontativ, durchsetzungsfähig und konkurrenzfähig statt maßvoll und empfindsam zu sein.

2. *Zukunftsorientierung (Future Orientation):* Diese Dimension gibt an, inwieweit zukunftsorientierte Verhaltensweisen durch die Mitglieder der Gesellschaft sozial gefördert und belohnt werden.

3. *Geschlechtliche Gleichberechtigung (Gender Egalitarianism):* Hierbei wird auf geschlechtliche Rollenunterschiede abgezielt. Entscheidend ist das Ausmaß an Ungleichheit in einer Gesellschaft sowie deren Akzeptanz.

4. *Unsicherheitsvermeidung (Avoidance of Uncertainty):* Diese Dimension beschreibt das Ausmaß, in dem eine Gesellschaft soziale Normen und Prozeduren zur Verminderung der Folgen von unvorhersehbaren Ereignissen in der Zukunft einsetzt.

5. *Machtdistanz (Power Distance):* Analog zu Hofstede (siehe oben) misst diese Dimension, inwieweit die Mitglieder der Gesellschaft eine gleiche oder ungleiche Verteilung von Macht erwarten und wie die Machtverteilung aufrecht erhalten wird (bspw. durch Formalisierung und Autorität).

6. *Institutioneller Kollektivismus (Institutional Collectivism):* Im Gegensatz zum *Individualismus-Kollektivismus* von Hofstede (siehe oben) werden in der GLOBE-Studie zwei Formen von Kollektivismus unterschieden. Der *institutionelle Kollektivismus* gibt an, in welchem Maß Institutionen kollektives Handeln und die gemeinsame Allokation von Ressourcen fördern.

7. *Gruppen-Kollektivismus (In-Group Collectivism):* Diese Dimension gibt an, inwieweit Individuen die Mitgliedschaft in kleinen Gruppen (wie

bspw. der Familie) wertschätzen und sich mit diesen Gruppen identifizieren.

8. *Leistungsorientierung (Performance Orientation):* Hierbei wird bestimmt, in welchem Maß die Angehörigen einer Gesellschaft Belohnungen für ihre Leistungen und Fähigkeiten erwarten und erhalten.

9. *Humanorientierung (Human Orientation):* Diese Dimension gibt den Grad an, in dem Gesellschaften faires, selbstloses, großzügiges, fürsorgliches und freundliches Verhalten gegenüber anderen fördern und belohnen.

In der GLOBE-Studie erfolgt eine Verknüpfung der Dimensionen der nationalen Kultur und der organisationalen Kultur. In diesem Zusammenhang wird der Ansatz zur Einbettung der organisationalen Kultur in die nationale Kultur von Terpstra und David (1990) aufgegriffen. So werden die Kulturdimensionen in der GLOBE-Studie mit Konstrukten der Mitarbeiterführung sowie mit organisationalen und industriespezifischen Eigenschaften verbunden, um daraus Aussagen und Prognosen zum kulturübergreifenden Führungsverhalten abzuleiten. Weiterhin werden die beteiligten Nationen anhand der Ausprägungen der Kulturdimensionen in zehn Kulturcluster eingeteilt (Javidan, House und Dorfman 2004). So ist Deutschland beispielsweise Teil des Kulturclusters *Deutsch-Europa*. Ergänzend werden die Ausprägungen jeder Kulturdimension eines Landes einer von vier Kategorien (A bis D) zugeordnet (vgl. Tabelle 4.7). Die Vorgehensweise der GLOBE-Studie und insbesondere die Einteilung in *Praktiken* und *Werte* werden allerdings auch kritisiert. Hofstede (2006) verdeutlicht mittels einer Faktoranalyse Schwächen in Bezug auf die Validität der verwendeten Indikatoren. So luden bestimmte Indikatoren verschiedener *Praktiken* und *Werte* auf dieselben Faktoren. Hofstede (2006) stellt eine inhaltliche Ähnlichkeit dieser Faktoren zu seinen ursprünglichen Dimensionen fest (Hofstede 1980), die auf Fehler bei der Entwicklung der Konstrukte schließen lassen.

Zusammenfassung

Ebenso wie die Ansätze zur Operationalisierung der organisationalen Kultur weisen auch die Ansätze zur nationalen Kultur sowohl Gemeinsamkeiten als auch Unterschiede auf. Die zentralen Merkmale der Beiträge werden im Folgenden herausgearbeitet und in einen Vergleich zur organisationalen Kulturforschung gestellt. Dies ermöglicht einen Überblick der nationalen Kulturforschung, der die Grundlage zur Auswahl geeigneter Konstrukte für das Untersuchungsmodell darstellt.

1. *Zielsetzung:* Im Vergleich zur organisationalen Kulturforschung ist die Zielsetzung der Beiträge zur nationalen Kultur homogener. Die Kulturdimensionen werden primär entwickelt, um das Verhalten von Personen in bestimmten Kulturkreisen zu verstehen. Dies soll sowohl die Personalverantwortlichen unterstützen als auch allgemein Personen, die mit Angehörigen anderer Kulturkreise zusammenarbeiten.

2. *Branche:* Die Untersuchung von Hofstede (1980) wurde ausschließlich bei IBM durchgeführt, weshalb von Verzerrungen durch die Organisationskultur auszugehen ist. Demgegenüber erfassen die Beiträge von Hall und Hall (1990), Trompenaars und Hampden-Turner (1998) sowie House et al. (2004) ein breites Spektrum von Unternehmen und Branchen.

3. *Verständnis von Kultur:* In Bezug auf die Betrachtungsebene ergeben sich erhebliche Unterschiede. Während bei Hofstede (1980) und der GLOBE-Studie von House et al. (2004) Werte im Vordergrund stehen, verbinden Trompenaars und Hampden-Turner (1998) Grundannahmen mit Werten. Demgegenüber schlagen Hall und Hall (1990) eine Brücke zwischen der Ebene der Grundannahmen und der Verhaltensebene (Kutschker und Schmid 2008, S. 700).

4. *Dimensionen:* Während bei Hall und Hall (1990) vier Dimensionen beschrieben werden, erfasst die GLOBE-Studie von House et al. (2004) neun. Inhaltliche Gemeinsamkeiten bestehen insbesondere zwischen Hofstede (1980) und House et al. (2004), da die GLOBE-Studie die Kulturdimensionen von Hofstede aufgreift und weiterentwickelt. Allerdings lassen sich auch zwischen den anderen Ansätzen Gemeinsamkeiten erkennen. Dies trifft unter anderem auf das *Zeitverständnis* von Hall und Hall (1990) und das *Management von Zeit* von Trompenaars und Hampden-Turner (1998) zu. Ebenso kommt die *Leistungsorientierung* in den Ansätzen von Trompenaars und Hampden-Turner (1998) und House et al. (2004) vor.

5. *Herleitung der Indikatoren:* Hall und Hall (1990) entwickeln die Konstrukte qualitativ und operationalisieren diese nicht durch Frageitems. Bei den anderen drei Beiträgen werden die Frageitems jeweils für die Analyse entwickelt. Allerdings wird die Entwicklung der Frageitems bei Trompenaars und Hampden-Turner (1998) kaum thematisiert. Im Gegensatz dazu wird die Itemgenerierung von Hofstede (1980) in Hofstede, Kraut und Simonetti (1976) beschrieben und in Bezug auf die GLOBE-Studie erfolgt eine ausführliche Beschreibung der Vorgehensweise zur

Itemgenerierung in Gupta, Luque und House (2004) und Hanges und Dickson (2004).

6. *Transparenz der Indikatoren:* Bei Hall und Hall (1990) erfolgt wie erläutert keine Operationalisierung der Konstrukte durch Frageitems. Trompenaars und Hampden-Turner (1998) führen nur Beispiele für die Frageitems an. Im Unterschied dazu sind die verwendeten Frageitems in Hofstede (1980) enthalten und die Frageitems der GLOBE-Studie werden in o.V. (2006a) und o.V. (2006b) aufgelistet.

7. *Stichprobengröße:* Die Stichproben sind bei den drei quantitativen Ansätzen von Hofstede (1980), Trompenaars und Hampden-Turner (1998) sowie House et al. (2004) aufgrund des Untersuchungsgegenstands mit 17.300 bis 116.000 Befragten vergleichsweise groß.

8. *Datenanalyse:* Hofstede (1980) verwendet eine Faktoranalyse zur Bildung der Konstrukte. Hall und Hall (1990) analysieren Literatur, Medien, Interviews und Fallstudien mittels qualitativer Verfahren zur Entwicklung der Kulturdimensionen. Demgegenüber leiten House et al. (2004) die Konstrukte theoretisch ab. Bei Trompenaars und Hampden-Turner (1998) ist die Entwicklung der Kulturdimensionen nur eingeschränkt nachvollziehbar.

Die Ausführungen verdeutlichen, dass auch bei der nationalen Kulturforschung nicht ein dominierender Ansatz besteht, sondern mehrere Studien miteinander konkurrieren. Im Vergleich zur organisationalen Kultur (Abschnitt 4.2) ist die Spannbreite in Bezug auf Anzahl und Heterogenität der Ansätze geringer. Eine mögliche Ursache könnte im Umfang des Untersuchungsgegenstandes begründet liegen, der erhebliche Ressourcen zur Durchführung derartiger Studien erfordert. Weiterhin ist in der nationalen Kulturforschung die Zielsetzung einheitlicher, da stets das Verständnis des Kulturphänomens im Vordergrund steht. Zwar soll dies über die Zusammenarbeit auch die Effizienz und Effektivität steigern, allerdings versucht keiner der Ansätze diese Wirkungsbeziehungen empirisch zu belegen. Die Itemgenerierung erfolgt sowohl empirisch als auch theoretisch, wobei die Validität oder auch Reliabilität sämtlicher quantitativer Ansätze von anderen Forschern in Frage gestellt wird. In diesem Zusammenhang wird deutlich, dass der Beitrag von Trompenaars und Hampden-Turner (1998) nicht der Nachvollziehbarkeit wissenschaftlicher Arbeiten entspricht.

4.3.2 Auswahl nationaler Einflussfaktoren

In diesem Abschnitt werden aufbauend auf den Ausführungen des vorherigen Abschnitts Konstrukte zur Erweiterung des untersuchten Akzeptanzmodells ausgewählt. Da die Studie von Trompenaars und Hampden-Turner (1998) unter wissenschaftlichen Gesichtspunkten deutliche Schwächen aufweist und die Kulturdimensionen von Hall und Hall (1990) nur schwer für eine quantitative Untersuchung operationalisiert werden können, erscheinen insbesondere Hofstede (1980) und House et al. (2004) zur Übernahme von Konstrukten geeignet. Beide Ansätze zielen zudem primär auf Werte und nicht auf Grundannahmen im Zusammenhang mit Kultur ab und sind daher mit dem Verständnis von Kultur in dieser Arbeit vereinbar (Abschnitt 4.1). Weiterhin sind die auf Hofstede (1980) basierenden und in der GLOBE-Studie weiter entwickelten Dimensionen geeignet, um hypothetische Wirkungsbeziehungen zum vorliegenden Akzeptanzmodell abzuleiten. Aufgrund der erläuterten Kritik an Hofstede (1980) hinsichtlich des Alters der verwendeten Daten sowie des möglichen Einflusses der Unternehmenskultur von IBM wird im Folgenden insbesondere die GLOBE-Studie herangezogen. Obgleich auch diese Studie kritisiert wird, fällt die Kritik im Vergleich zu den Ansätzen von Hofstede (1980) und Trompenaars und Hampden-Turner (1998) insgesamt deutlich geringer aus. Zudem ist die methodologische Entwicklung der Konstrukte theoretisch fundiert und nachvollziehbar (Abschnitt 4.3.1).

Die Auswahl der an der Untersuchung beteiligten Länder (Deutschland und Australien) basiert unter anderem auf den erheblichen kulturellen Unterschieden, die im Rahmen der GLOBE-Studie festgestellt werden (Abschnitt 1.1). Für die vorliegende Analyse werden allerdings lediglich die bestehenden *Praktiken* der GLOBE-Studie (Abschnitt 4.3.1) verwendet, da diese die tatsächlich gelebte Kultur abbilden. Tabelle 4.7 stellt die Ergebnisse der *Praktiken* für die einzelnen Kulturdimensionen der GLOBE-Studie nach House et al. (2004) von Deutschland[81] und Australien dem Gesamtdurchschnitt gegenüber. Es wird deutlich, dass zwischen den beiden Ländern erhebliche kulturelle Unterschiede bestehen. Auch die Zuordnung der Dimensionen zu den Kategorien (A bis D)[82] verdeutlicht diese Unterschiede. Aufgrund dieser Unterschiede und der vermuteten Relevanz in Hinblick auf den Untersuchungsgegenstand wird die Auswahl geeigneter Dimensionen im Folgenden begründet:

---

[81] Die GLOBE-Studie unterscheidet zwischen Ost- und Westdeutschland. Aus diesem Grund werden in Tabelle 4.7 vereinfacht Durchschnittswerte angegeben. Dadurch können sich Verzerrungen ergeben.

[82] In Klammern hinter den Werten in Tabelle 4.7 wird jeweils die zugeordnete Kategorie angeführt. Bei Werten, die sich genau zwischen zwei Kategorien befinden, werden beide angegeben.

Tabelle 4.7: GLOBE-Ergebnisse der Praktiken für Deutschland und Australien (nach House et al. 2004)

Dimension	Deutschland	Australien	Durchschnitt (Alle Länder)
Durchsetzungsfähigkeit	4,64 (A)	4,28 (A)	4,14 (AB)
Geschlechtliche Gleichberechtigung	3,08 (B)	3,40 (B)	3,37 (B)
Gruppenkollektivismus	4,27 (BC)	4,17 (C)	5,13 (B)
Humanorientierung	3,29 (D)	4,28 (B)	4,09 (C)
Institutioneller Kollektivismus	3,68 (C)	4,29 (B)	4,25 (B)
Leistungsorientierung	4,17 (B)	4,44 (A)	4,10 (B)
Machtdistanz	5,40 (A)	4,74 (B)	5,17 (B)
Unsicherheitsvermeidung	5,19 (A)	4,39 (B)	4,16 (B)
Zukunftsorientierung	4,11 (B)	4,09 (B)	3,85 (B)

1. *Humanorientierung:* Die Ausprägung dieser Dimension ist in Deutschland wesentlich geringer als in Australien. Da der menschliche Faktor eine entscheidende Rolle in der Untersuchung einnimmt, wird diese Dimension in das Modell integriert. Denkbar sind Wirkungszusammenhänge insbesondere hinsichtlich der Wahrnehmung des Systems in Hinblick auf Patienten und Kollegen, die sich in Ängsten widerspiegeln (Abschnitt 3.3.4).

2. *(Institutioneller) Kollektivismus:* Der praktizierte *institutionelle Kollektivismus* ist in Deutschland niedriger als in Australien. Im Gegensatz dazu ist der praktizierte Gruppenkollektivismus in Deutschland und Australien ähnlich ausgeprägt. Allerdings ergibt sich in der Untersuchung ein Abgrenzungsproblem zwischen dem *Gruppenkollektivismus* und der *Teamfähigkeit*, da beide Konstrukte die Verbundenheit mit

Kollegen widerspiegeln, wenngleich die *Teamfähigkeit* zusätzlich eine Beurteilung hinsichtlich der Effizienz der Zusammenarbeit enthält (Abschnitt 4.2.2). Aus diesem Grund wird auf den *Gruppenkollektivismus* als eigenständiges Konstrukt verzichtet. Stattdessen wird der *Kollektivismus* als Ausmaß der Verbundenheit mit dem Unternehmen in das Akzeptanzmodell integriert. Anknüpfungspunkte zum entwickelten Modell bestehen insbesondere bei Konstrukten, die zwischenmenschliche Beziehungen abbilden.

3. *Machtdistanz:* Die *Machtdistanz* ist in Deutschland deutlich höher als in Australien. Hierbei ist zusätzlich zu berücksichtigen, dass Australien die untere Grenze zu Kategorie C markiert und folglich einen wesentlich geringeren Wert aufweist als Deutschland, welches Kategorie A zugeordnet ist. Die *Machtdistanz* könnte indirekt auf die Akzeptanz einwirken, da diese sowohl Aspekte des Vertrauens als auch die Beziehungen der Beschäftigten beeinflussen könnte. Folglich wird diese Dimension in das Akzeptanzmodell übernommen.

4. *Unsicherheitsvermeidung:* Bei dieser Dimension identifiziert die GLOBE-Studie erhebliche Unterschiede zwischen Deutschland und Australien. Während Deutschland einen der höchsten Werte sämtlicher untersuchter Länder aufweist, ist der Wert bei Australien deutlich geringer. Die *Unsicherheitsvermeidung* ist vor dem Hintergrund eines ambienten Systems zur Vermeidung von Fehlmedikationen von hoher Relevanz, da einerseits der Medikationsvorgang mit einem Risiko behaftet ist, auf der anderen Seite allerdings auch das System selbst ein Risiko für den Nutzer darstellen kann. Die *Unsicherheitsvermeidung* wird daher in die vorliegende Untersuchung übernommen, um diese Wirkungszusammenhänge zu erschließen.

In der nachfolgenden Untersuchung wird der Einfluss dieser Kulturdimensionen auf die zuvor ausgewählten Konstrukte der organisationalen Kultur sowie das innere Akzeptanzmodell analysiert. Dabei müssen jedoch nicht zwangsweise Unterschiede zwischen Deutschland und Australien in der Ausprägung der Kulturdimension vorliegen. Schließlich wäre es auch möglich, dass eine Dimension in beiden Ländern einen gleichgelagerten Einfluss auf ein anderes Konstrukt ausübt. Dies würde auf ein interkulturelles Phänomen hindeuten.[83] Differenzen in den Ausprägungen einer Dimension, die in einer

---

[83]So würde beispielsweise eine identifizierte Korrelation zwischen *Kollektivismus* und *subjektiver Norm* in beiden Ländern auf einen länderübergreifenden Zusammenhang hindeuten.

kausalen Beziehung zu einem anderen Konstrukt des Akzeptanzmodells stehen, deuten demgegenüber auf kulturelle Unterschiede zwischen den Ländern hin. Folglich ist lediglich die inhaltliche Relevanz dafür entscheidend, ob eine Dimension in die vorliegende Untersuchung integriert wird.

Der Wert der *Zukunftsorientierung* ist den Ergebnissen der GLOBE-Studie folgend in Deutschland und Australien nahezu identisch (House et al. 2004). Dennoch wäre ein Einfluss dieser Dimension auf die *Anpassungsfähigkeit* denkbar. Schließlich könnte eine verstärkt auf die Zukunft und Planung ausgerichtete Organisation aufgrund der langfristigen Planung besser auf sich abzeichnende Veränderungen reagieren. Allerdings stellt sich die Frage, ob in dem betreffenden Untersuchungsfeld sowie der betrachteten Zielgruppe eine langfristige Planung möglich ist. Schließlich ist der Arbeitsablauf in einem Krankenhaus auf Ebene der Stationen durch ein hohes Maß an Flexibilität geprägt. Zudem schwanken die Planungsmöglichkeiten erheblich zwischen den Stationen. Eine Entbindungsstation kann nur in einem sehr geringen Maß planen, während dies bei einer Station der plastischen Chirurgie deutlich besser möglich ist. Des Weiteren ist auch das Ende einer Behandlung im Krankenhaus niemals mit absoluter Sicherheit vorauszusagen. Langfristige strategische Entscheidungen wie beispielsweise eine veränderte Schwerpunktversorgung werden allerdings von der Krankenhausleitung getroffen, wobei nicht davon auszugehen ist, dass die Pflegekräfte auf diese Entscheidungen Einfluss ausüben. Das von Hofstede (1980) entwickelte Konstrukt der Zukunftsorientierung ist folglich nicht ohne erhebliche inhaltliche Veränderungen auf den Untersuchungsgegenstand anwendbar. Konsequenterweise wird diese Dimension nicht in das Modell übernommen.

Die Kulturdimension *geschlechtliche Gleichberechtigung* wird in beiden Ländern Kategorie B zugeordnet. Hinsichtlich dieser Dimension ließen sich keine plausiblen Wirkungszusammenhänge ableiten, die einen sinnvollen Beitrag in Hinblick auf die Zielsetzung der Studie liefern. Stattdessen erscheint das Konstrukt der *Gleichbehandlung* (Abschnitt 4.2.2) auf Ebene der Organisationskultur besser geeignet, um die Wirkung von geschlechtlichen Unterschieden abzubilden.

Ebenso wird auf das Konstrukt der *Durchsetzungsfähigkeit* verzichtet. Auch diese Dimension weist keine wesentlichen Unterschiede in der Ausprägung zwischen beiden Ländern auf. Inhaltlich könnte diese Dimension zwar die Einführung einer Technologie begünstigten, da bei einer hohen *Durchsetzungsfähigkeit* weniger auf die Interessen der beteiligten Personen Rücksicht genommen werden muss, allerdings betrifft dies nicht die präadoptive Akzeptanz einer Technologie, sondern deren tatsächliche Implementierung. Für die Untersuchung ist die *Durchsetzungsfähigkeit* folglich nicht relevant, weshalb diese Dimension von der Untersuchung ausgeschlossen wird.

Die *Leistungsorientierung* ist in Deutschland geringer ausgeprägt als in Australien. Die Dimension bietet allerdings nur wenig Anknüpfungspunkte zu dem Forschungsgegenstand der Studie. Die Art und Weise, nach denen Belohnungen vergeben werden, sowie die Frage, ob die Mitarbeiter dazu angehalten werden, ihre Leistung permanent zu verbessern, stehen nicht in einem unmittelbaren Zusammenhang zu den anderen Dimensionen der organisationalen Kultur oder des inneren Akzeptanzmodells. Wie zuvor bei der *Durchsetzungsfähigkeit* könnte dennoch auch diese Dimension für die Implementierung einer Technologie von Bedeutung sein, da sich Belohnungen für die Nutzung einer innovativen Technologie gegebenenfalls positiv auf den Einführungsprozess auswirken könnten. Aufgrund der präadoptiven Ausrichtung der vorliegenden Untersuchung (Abschnitt 3.4) wird auf die *Leistungsorientierung* im Folgenden verzichtet.

Als Ergebnis kann zusammenfassend festgestellt werden, dass erhebliche national geprägte Kulturunterschiede zwischen Deutschland und Australien hinsichtlich der ausgewählten Dimensionen bestehen. Dies begünstigt die Identifikation von kulturellen Unterschieden. Allerdings kann nicht sichergestellt werden, dass die Ergebnisse der GLOBE-Studie auf das Gesundheitswesen und konkret das Arbeitsumfeld Krankenhaus übertragbar sind. Aus diesem Grund müssen die Kulturdimensionen im Rahmen der empirischen Untersuchung neu bestimmt werden. Zur Orientierung werden hierbei die Frageitems aus der GLOBE-Studie herangezogen. Diese werden inhaltlich an den konkreten Untersuchungsgegenstand angepasst.[84]

4.3.3 Ableitung der Hypothesen der nationalen Ebene

Wie in Abschnitt 3.5.2 und 4.2.3 werden im Folgenden Hypothesen abgeleitet, die im Rahmen der empirischen Untersuchung in Kapitel 5 überprüft werden. Dabei wird erneut von mittelbaren Effekten der Kultur auf die Akzeptanz ausgegangen. Außerdem wird der Hypothesengenerierung die aus der Theorie der sozialen Identität (Abschnitt 4.1.3) entnommene Annahme zugrunde gelegt, dass die nationale Kultur die organisationale Kultur beeinflussen kann, während eine rekursive Einflussnahme seitens der organisationalen Kultur auf die nationale Kulturebene ausgeschlossen wird.

Der *(institutionelle) Kollektivismus* verdeutlicht die Beziehung zwischen den Arbeitnehmern und dem Krankenhaus. Dieses Verhältnis wird durch die *Teamfähigkeit*, die auf der Ebene der Organisationskultur die Zusammenarbeit mit den unmittelbaren Kollegen beschreibt, konkretisiert. Es wird davon aus-

---

[84]Die Anpassungen der Frageitems für die Untersuchung werden in Abschnitt 5.1.1 erläutert. Die Frageitems sind in Anhang A enthalten.

gegangen, dass der *Kollektivismus* auf die *Teamfähigkeit* verstärkend einwirkt, da Mitarbeiter, die eine starke Verbundenheit zu dem Unternehmen aufweisen, eher dazu neigen, sich in den direkten Kollegenkreis zu integrieren und die Aufgaben gemeinsam in Teamarbeit zu erbringen (**H46**). Weiterhin führt eine starke Verbundenheit mit dem Arbeitgeber eher zu der Übernahme von dessen Werten und somit auch der Übernahme von den Ansichten der als wichtig erachteten Personen innerhalb der Organisation. Der *Kollektivismus* übt daher einen positiven Einfluss auf die *subjektive Norm* aus (**H47**).

Tabelle 4.8: Einfluss des Kollektivismus

Hyp.	Wirkungszusammenhang
H46	Der Kollektivismus weist einen signifikant positiven Effekt auf die Teamfähigkeit auf.
H47	Der Kollektivismus weist einen signifikant positiven Effekt auf die subjektive Norm auf.

Die *Machtdistanz* spiegelt die hierarchische Struktur in Bezug auf Macht im Unternehmen wider. Tiefe Hierarchien, bei denen die Macht auf wenige Personen verteilt ist, können die *subjektive Norm* stärken, da sich die Mitarbeiter in einem höheren Maß an den Meinungen der mit Macht ausgestatteten Personen orientieren (**H48**). Darüber hinaus sind die Mitarbeiter den Entscheidungen von Personen, die über Macht verfügen, in einem höheren Maß ausgeliefert. Entscheidungen mit negativen Auswirkungen für die Mitarbeiter können kaum abgewendet werden, weshalb den arbeitsbezogenen Ängsten ein höheres Risiko beigemessen wird. Es besteht folglich ein positiver Einfluss zwischen der *Machtdistanz* und den *Arbeitsängsten* (**H49**).[85] Bei einer höheren *Machtdistanz* werden Entscheidungen zudem von vergleichsweise wenigen Personen getroffen. Hieraus können sich längere Entscheidungswege als bei flachen Hierarchien ergeben, da weniger Entscheidungsträger vorhanden sind. Dieser Effekt kann sich negativ auf die Verteilung der Arbeit innerhalb der Gruppe auswirken und die Effizienz mindern. Der Einfluss der *Machtdistanz* auf die *Teamfähigkeit* wird in Hypothese **H50** abgebildet. Eine hohe *Machtdistanz* kann allerdings auch die *Gleichbehandlung* reduzieren, da Personen in höheren Hierarchieebenen in Verbindung mit der Macht weitreichende Privilegien genießen (**H51**).

---

[85]Hierbei ist zu beachten, dass die *Machtdistanz* im Gegensatz zur *Autonomie* das Verhalten auf sämtlichen hierarchischen Ebenen betrifft und folglich auch unternehmensweite Entscheidungsprozesse, wie die Einführung des untersuchten Systems, thematisiert. Demgegenüber zielt die *Autonomie* primär auf die Verteilung und Einflussnahme der operative Leistungserbringung ab (vgl. Abschnitt 4.2.2).

Tabelle 4.9: Einfluss der Machtdistanz

Hyp.	Wirkungszusammenhang
H48	Die Machtdistanz weist einen signifikant positiven Effekt auf die subjektive Norm auf.
H49	Die Machtdistanz weist einen signifikant positiven Effekt auf die Arbeitsängste auf.
H50	Die Machtdistanz weist einen signifikant negativen Effekt auf die Teamfähigkeit auf.
H51	Die Machtdistanz weist einen signifikant negativen Effekt auf die Gleichbehandlung auf.

Da die *Humanorientierung* die Wertschätzung des Menschen innerhalb der Organisation widerspiegelt, kann eine hohe Ausprägung dieser Dimension die *Gleichbehandlung* positiv beeinflussen (**H52**). Schließlich können Verhaltensweisen, wie die Vergabepraxis von Beförderungen, bei denen Mitarbeitergruppen diskriminiert werden, als unfair wahrgenommen werden. Ein hohes Maß an *Humanorientierung* kann hierbei dazu führen, dass beispielsweise Kritik seitens der Mitarbeiter langfristig zu einer Veränderung derartiger Verhaltensweisen führt und folglich die *Gleichbehandlung* steigt. Zudem ist bei einer hohen *Humanorientierung* von einer Sensibilisierung in Bezug auf ethische Werte auszugehen, die eine zentrale Rolle bei der Untersuchung der Akzeptanz des ambienten Medikationsszenarios einnehmen. Die *Humanorientierung* wirkt demnach verstärkend auf die *ethisch-rechtlichen Ängste* ein (**H53**).

Tabelle 4.10: Einfluss der Humanorientierung

Hyp.	Wirkungszusammenhang
H52	Die Humanorientierung weist einen signifikant positiven Effekt auf die Gleichbehandlung auf.
H53	Die Humanorientierung weist einen signifikant positiven Effekt auf die ethisch-rechtlichen Ängste auf.

Die *Unsicherheitsvermeidung* verdeutlicht den Umgang mit Risiken innerhalb der Organisation. Im Mittelpunkt steht die Frage, ob Veränderungen eher als Chance oder als Bedrohung wahrgenommen werden. Bei einer hohen *Unsicherheitsvermeidung* werden Innovationen erst eingeführt, wenn sich diese bereits ausreichend bewährt haben und das Risiko somit vergleichsweise gering ist. Aus diesem Grund senkt die *Unsicherheitsvermeidung* die *Innovationsbereitschaft* (**H54**). Ebenso sinkt die Bereitschaft des Individuums, das System freiwillig zu nutzen, solange Unsicherheiten bestehen. Personen, die

Veränderungen als Chance auffassen, werden demgegenüber eher bereit sein, ein neues System freiwillig zu testen. Somit besteht ein negativer Wirkungszusammenhang zwischen der *Unsicherheitsvermeidung* und der *Freiwilligkeit*, das System zu nutzen (**H55**). Die mit dem ambienten System verbundenen Risiken werden in dem Akzeptanzmodell mittels der Ängste erfasst. Folglich wären Einflüsse der *Unsicherheitsvermeidung* auf sämtliche Ängste denkbar. Um jedoch die Komplexität des Modells zu begrenzen, wird ausschließlich ein verstärkender Einfluss der *Unsicherheitsvermeidung* auf die *ethisch-rechtlichen Ängste* postuliert, da diese die allgemeinsten Ängste in Bezug auf die Technologie darstellen und einen Einfluss auf die *Arbeits- und Überwachungsängste* ausüben (**H56**). Weiterhin können – verbunden mit dem Ziel, Unsicherheiten zu reduzieren – eine Vielzahl von Richtlinien und Bestimmungen innerhalb der Organisation erlassen werden. Diese könnten die Mitarbeiter allerdings überfordern, weshalb von einem positiven Einfluss der *Unsicherheitsvermeidung* auf die *qualitative Überbelastung* ausgegangen wird (**H57**). In Bezug auf die Organisationskultur könnte die *Unsicherheitsvermeidung* die *Transparenz* erhöhen. So wäre es denkbar, dass die Unternehmensführung bei einem hohen Maß an *Unsicherheitsvermeidung* versucht, den Mitarbeitern ihre Ziele möglichst nachvollziehbar zu erläutern, um Risiken bei der Erreichung zu verringern (**H58**). Darüber hinaus könnten die Arbeitsprozesse bei einer hohen *Unsicherheitsvermeidung* weitestgehend vorgegeben sein, um den Risiken von Fehlern bei der Ausführung entgegenzuwirken. Folglich wird ein negativer Einfluss der *Unsicherheitsvermeidung* auf die *Autonomie* erwartet (**H59**).

Tabelle 4.11: Einfluss der Unsicherheitsvermeidung

Hyp.	Wirkungszusammenhang
H54	Die Unsicherheitsvermeidung weist einen signifikant negativen Effekt auf die Innovationsbereitschaft auf.
H55	Die Unsicherheitsvermeidung weist einen signifikant negativen Effekt auf die Freiwilligkeit auf.
H56	Die Unsicherheitsvermeidung weist einen signifikant positiven Effekt auf die ethisch-rechtlichen Ängste auf.
H57	Die Unsicherheitsvermeidung weist einen signifikant positiven Effekt auf die qualitative Überbelastung auf.
H58	Die Unsicherheitsvermeidung weist einen signifikant positiven Effekt auf die Transparenz auf.
H59	Die Unsicherheitsvermeidung weist einen signifikant negativen Effekt auf die Autonomie auf.

Kapitel 5
Empirische Untersuchung

Im Rahmen der empirischen Untersuchung wird die Akzeptanz des in Abschnitt 2.5 vorgestellten ambienten Medikationsunterstützungssystems anhand des entwickelten Modells verifiziert. Das Gesamtmodell setzt sich aus den Hypothesen des inneren Akzeptanzmodells sowie den organisationalen und den national geprägten Kulturerweiterungen zusammen, die in den vorherigen Kapiteln sukzessiv entwickelt wurden (Abschnitte 3.5.2, 4.2.3 und 4.3.3).

Im Folgenden wird zunächst das Vorgehen der empirischen Datenerhebung beschrieben (Abschnitt 5.1). Anschließend wird die Auswahl des Analyseinstruments Partial Least Squares (PLS) begründet (Abschnitt 5.2), bevor in Abschnitt 5.3 darauf aufbauend die Ergebnisse der Datenanalyse vorgestellt und diskutiert werden. Abschließend werden aus den Ergebnissen Handlungsempfehlungen abgeleitet, die die Einführung ambienter Medikationsunterstützungssysteme erleichtern (Abschnitt 5.4).

5.1 Erhebung der empirischen Daten

Zunächst werden die Struktur des Fragebogens sowie die verwendete Erhebungsmethodik erläutert. Ergänzend erfolgt eine Beschreibung der sozialstatistischen Daten der Befragten in Deutschland und Australien sowie eine Diskussion der erhebungsbedingten Verzerrungen.

5.1.1 Struktur und Entwicklung des Fragebogens

Basierend auf den zuvor ausgewählten Konstrukten (Abschnitte 3.5.1, 4.2.2 und 4.3.2) wurde ein Fragebogen in deutscher und englischer Sprache entwickelt, um das Forschungsmodell und die damit verbundenen Hypothesen in Deutschland und Australien zu überprüfen. Der Fragebogen setzt sich aus einem erklärenden Einleitungstext sowie drei Teilen mit unterschiedlicher Zielsetzung zusammen. Der gewählte Aufbau orientiert sich dabei an einer *Spannungskurve* (Richter 1970, S. 214, Scheuch 1973, S. 92). Aus diesem Grund wird mit vergleichsweise einfach zu beantwortenden Fragen begonnen. Die besonders relevanten Fragen sind im zweiten Drittel des Fragebogens platziert, da die Motivation und damit verbunden die Konzentration der Befragten in diesem Abschnitt am höchsten ist. Im letzten Teil des Fragebogens sinkt die Leistungsfähigkeit der Befragten, weshalb hier sozialstatistische Daten erhoben werden (Richter 1970, S. 214, Scheuch 1973, S. 92). Die Inhalte der jeweiligen Teile werden im Folgenden detailliert betrachtet.

In dem Einleitungstext zu Beginn des Fragebogens werden die Zielsetzung des Forschungsvorhabens sowie der Aufbau des Fragebogens einschließlich der geschätzten Bearbeitungszeit erläutert. Weiterhin werden die Vertraulichkeit der erhobenen Daten zugesichert und Name und Anschrift der an der Studie beteiligten Forscher[86] und der zugehörigen Hochschulen aufgeführt. In dem anschließenden ersten Teil des Fragebogens werden die Konstrukte der organisationalen und der nationalen Kultur (Abschnitte 4.2.2, 4.3.2) erfragt. Darüber hinaus sind Frageitems der *Innovationsbereitschaft* und der *quantitativen* und *qualitativen Überbelastung* (Abschnitt 3.5.1) in diesem Teil des Fragebogens platziert, da diese nicht das Szenario betreffen. Zu Beginn des zweiten Teils wird das auf ambienten Technologien basierende Medikationsunterstützungssystem vorgestellt (Abschnitt 2.5). Vor dem Hintergrund dieses Szenarios werden die Ängste sowie die aus der Akzeptanzforschung übernommenen Konstrukte erfragt (Abschnitt 3.5.1). In dem abschließenden dritten Teil werden *Geschlecht, Lebensalter, höchster erreichter Bildungsbzw. Ausbildungsgrad, Berufserfahrung in Jahren, Größe und Art des Krankenhauses* (öffentlich oder privat), *Fachabteilung* und die *Durchführung von Medikationsprozessen* durch den Befragten erfasst. Tabelle 5.1 verdeutlicht die Struktur des Fragebogens.[87]

Die verwendeten Skalen orientieren sich an den jeweiligen Variablen. In den ersten beiden Teilen des Fragebogens wird eine siebenstufige Likert-Skala zur Evaluierung der Frageitems eingesetzt. Die Skalenbeschriftung gibt jeweils die Merkmalsausprägungen *stimme zu* (links), *teils/teils* (mitte) und *lehne ab* (rechts) vor. Demgegenüber werden im dritten Teil des Fragebogens

---

[86]In Deutschland wurde der Betreuer der Dissertation, Prof. Dr. Markus Bick von der ESCP Europe Wirtschaftshochschule Berlin angegeben, während in Australien Prof. Raj Gururajan, PhD von der University of Southern Queensland sowie der Autor der Dissertation angeführt wurden.

[87]In dem Fragebogen sind die einzelnen Teile streng getrennt. Allerdings wurden innerhalb der Teile einzelne Frageitems anderen Unterblöcken zugeordnet, um eine ausgeglichene Anzahl von Fragen pro Frageblock zu gewährleisten.

unterschiedliche Skalen für die sozialstatistischen Daten verwendet. Neben nominal skalierten Variablen (*Geschlecht, Art des Krankenhauses* und *Fachabteilung*) werden im dritten Teil ordinal skalierte Variablen (*höchster erreichter Bildungs- bzw. Ausbildungsgrad* und *Größe des Krankenhauses*) sowie kardinal skalierte Größen (*Lebensalter* und *Berufserfahrung in Jahren*) erfragt.

Für die Auswahl der Frageitems wurden für die Untersuchung ausschließlich Beiträge herangezogen, bei denen eine empirische Bestätigung der Validität und Reliabilität der Konstrukte vorliegt. Diese Konstrukte sind in Teil 1 und Teil 2.C des Fragebogens enthalten (Tabelle 5.1). Allerdings erfolgte eine Anpassung[88] und Ergänzung[89] dieser Frageitems. Konkret wurden für Frageblock 1.A und 1.B die Konstrukte der nationalen Kultur der GLOBE-Studie herangezogen (Abschnitt 4.3.2). Frageitems von Raitoharju (2007) werden in Frageblock 1.C für die organisationale Kultur verwendet (Abschnitte 4.2.2). Die Konstrukte für die *Innovationsbereitschaft* und die *Überbelastung* (Abschnitt 3.5.1) in Frageblock 1.D orientieren sich an Thatcher et al. (2003). Zudem werden die Konstrukte für die Akzeptanz aus TAM2 (Abschnitt 3.2.4) gewählt, da TAM2 auf zahlreichen Ansätzen der Akzeptanzforschung aufbaut und sämtliche der in Abschnitt 3.5.1 ausgewählten bewährten Konstrukte der Akzeptanzforschung enthält.[90] Im Gegensatz dazu wurde bei den selbstentwickelten Konstrukten der Ängste (Teil 2.A und 2.B) insbesondere auf die Transkripte des vorgelagerten qualitativen Forschungsprojekts zurückgegriffen (Abschnitt 3.5.1). Dadurch konnten Aussagen von Befragten im gleichen Umfeld zur Formulierung der Items herangezogen werden (Bick und Kummer 2010b). Dennoch sind bei den selbsterstellten Konstrukten im Gegensatz zu den bereits empirisch getesteten Konstrukten Validität und Reliabilität wesentlich kritischer zu betrachten.

Inhalt und Verständnis sämtlicher Frageitems wurden zunächst im Rahmen zweier Pretests überprüft (Bick und Kummer 2010b): Dabei füllten im ersten Pretest sieben Mitarbeiter des medizinischen Personals eines Berliner Krankenhauses den Fragebogen aus. Anschließend erfolgte mit den beteiligten Personen eine detaillierte Diskussion der einzelnen Inhalte des Fragebogens. Aufbauend auf dem dabei erhaltenen Feedback wurden Anpassungen am Fragebogen vorgenommen. Beim zweiten Pretest stand die Überprüfung der selbstentwickelten Konstrukte im Vordergrund. Um abzuschätzen, ob Wir-

---

[88]Dies betrifft insbesondere allgemeine Formulierungen (wie Gesellschaft oder Organisation), die durch konkretere Formulierungen in Hinblick auf den Kontext des Krankenhausumfelds angepasst wurden.

[89]Das Ergänzen von Konstrukten ist bei der Verwendung von Kausalanalysen unter bestimmten Voraussetzungen unproblematisch. Siehe hierzu ausführlich Abschnitt 5.2.1.

[90]Da TAM2 eine direkte Erweiterung von TAM darstellt, wurden auch die ursprünglich von Davis (1989) verwendeten Frageitems übernommen.

Tabelle 5.1: Struktur und Inhalt des Fragebogens

Bezeichnung	Umfang	Inhalt	Item Herkunft
Einleitung	Eine Seite	Name und Anschrift der beteiligten Forscher	– – –
		Erläuterung des Forschungsvorhabens	– – –
		Struktur des Fragebogens, geschätzte Bearbeitungszeit und Hinweis auf Vertraulichkeit	– – –
Teil 1	Drei Seiten	1.A und 1.B: Nationale Kultur (Abschnitt 4.3.2)	GLOBE-Studie (o.V. 2006a, o.V. 2006b)
		1.C: Organisationale Kultur (Abschnitt 4.2.2)	Raitoharju (2007)
		1.D: Überbelastung und Innovationsbereitschaft (Abschnitt 3.5.1)	Thatcher et al. (2003)
Teil 2	Drei Seiten	Darstellung des ambienten Medikationsunterstützungsszenarios (Abschnitt 2.5)	Kummer, Bick und Gururajan (2009)
		2.A und 2.B: Ängste (Abschnitt 3.5.1)	Kummer, Bick und Gururajan (2009)
		2.C: Konstrukte zur Akzeptanz (Abschnitt 3.5.1)	Davis (1989), Venkatesh und Davis (2000)
Teil 3	Eine Seite	Nominal skalierte Variablen (Geschlecht, Fachabteilung, Art des Krankenhauses, Durchführung von Medikationsvorgängen)	– – –
		Ordinal skalierte Variablen (Ausbildungsgrad, Krankenhausgröße)	– – –
		Kardinal skalierte Variablen (Lebensalter, Berufserfahrung in Jahren)	– – –

kungsbeziehungen zwischen den Ängsten und der Akzeptanz bestehen, wurde neben den Frageblöcken 2.A und 2.B auch Frageblock 2.C zur Bestimmung der übernommenen Konstrukte aus der Akzeptanzforschung in den Pretest aufgenommen. An dieser Befragung nahmen insgesamt 113 Pflegekräfte teil, wobei 112 Fragebögen ausgewertet werden konnten. Ein Fragebogen konnte wegen Unvollständigkeit nicht in die Analyse mit einbezogen werden. Bei den Teilnehmern handelte es sich um Pflegekräfte in der Ausbildung von vier verschiedenen deutschen Ausbildungsstätten, die sich mindestens im zweiten Lehrjahr befanden und über praktische Erfahrung im Krankenhaus verfügten. Somit konnte sichergestellt werden, dass die Befragten mit den zentralen Arbeitsabläufen eines Krankenhauses vertraut sind. Das durchschnittliche Alter der Teilnehmer betrug 21,80 Jahre. Der Anteil befragter Frauen betrug 81,25 % (18,75 % Männer). Zusätzlich wurde diese Vorstudie auch in Indien mit 119 auszubildenden Pflegekräften durchgeführt, um zu überprüfen, ob Verständnisprobleme in dem englischen Fragebogen bestehen und inwieweit generelle Unterschiede bei den Antworten aus einem anderen Kulturkreis zu erwarten sind.[91] Bei dieser Untersuchung konnte auf weitere 111 vollständig ausgefüllte Fragebögen zurückgegriffen werden. Acht Fragebögen mussten wegen Unvollständigkeit von der Analyse ausgeschlossen werden. Die Ergebnisse dieses ländervergleichenden Pretests wurden als Kummer, Bick und Gururajan (2009) veröffentlicht. Insgesamt ist jedoch zu beachten, dass die Form des Feldzuganges die Generalisierbarkeit der Ergebnisse im Vergleich zu einer Erhebung bei examinierten Pflegekräften einschränkt, da diese gewöhnlich älter sind und über eine umfassendere Berufserfahrung verfügen. Aus diesem Grund wurden für die vorliegende Erhebung stationäre Pflegekräfte in Krankenhäusern befragt.

Da die Güte der Frageitems aus Teil 1 des Fragebogens nicht in dem zuvor erläuterten Pretest überprüft wurde, erfolgte zur Kontrolle eine Teilauswertung basierend auf den Ergebnissen der ersten (papierbasierten) Datenerhebung in Australien (Abschnitt 5.1.2). Dies führte zu der Schlussfolgerung, dass die Anforderungen an die Güte der Erhebung vermutlich auch bei der vollständigen Erhebung gegeben sind, und bestätigte die Entscheidung auf einen weiteren Pretest zu verzichten.

Da die meisten Frageitems ursprünglich in englischer Sprache vorlagen, wurde zunächst eine Übersetzung ins Deutsche sowie eine anschließende Rückübersetzung ins Englische zur Gewährleistung der Übersetzungsqualität durchgeführt. Die Übersetzungen wurden anschließend von einem Muttersprachler der englischen Sprache mit sehr guten Deutschkenntnissen überprüft

---

[91] Die Datenerhebung in Indien fand mit der Unterstützung von Prof. Dr. Raj Gururajan von der University of Southern Queensland statt.

und leicht modifiziert. Weiterhin kontrollierten mehrere deutsche und australische Wissenschaftler[92], die über Erfahrung im Forschungsfeld der vorliegenden Studie verfügen, den deutschen und den englischen Fragebogen und regten geringfügige Anpassungen an. Sämtliche Frageitems und die Zuordnung zu den Konstrukten in deutscher und englischer Sprache sind in Anhang A.1 und A.2 enthalten.[93]

5.1.2 Erhebungsmethodik

Die Datenerhebung erfolgte als Mixed-Mode-Erhebung in Anlehnung an Dillman (2007, S. 217 ff.). Bei diesem Ansatz werden verschiedene Erhebungsinstrumente kombiniert, da ein Teil der Mitglieder der Grundgesamtheit durch ein einziges Instrument nicht erreicht werden können oder abzusehen ist, dass sich einige Personengruppen nicht an einer bestimmten Erhebungsform beteiligen werden. In der Studie wurde daher eine papierbasierte Datenerhebung in ausgewählten Krankenhäusern mit einer landesweiten Onlineerhebung verbunden. Die papierbasierte Datenerhebung bietet den Vorteil, Personen zu erreichen, die selten in ihrer Freizeit einen Computer nutzen und eine vergleichsweise geringe Technikaffinität aufweisen. Dadurch ist eine bessere Abdeckung der Pflegekräfte in den Krankenhäusern, die sich an der papierbasierten Erhebung beteiligt haben, zu erwarten. Allerdings spiegeln diese Daten lediglich die Meinungen der Akteure in dem betreffenden Krankenhaus wider, wodurch die externe Validität eingeschränkt und ein Ländervergleich zwischen Deutschland und Australien entsprechend erschwert wird. Aus diesem Grund wurde parallel mittels der webbasierten Software QuestionPro[94] ein Onlinefragebogen erstellt. Ziel der onlinebasierten Erhebung war es, ein besonders breites Spektrum an Pflegekräften in den beiden Ländern zu erreichen. Die Kombination beider Ansätze ermöglicht es, die Schwächen des jeweils anderen abzumildern. Die Grundgesamtheit, in diesem Fall die Pflegekräfte in Deutschland und Australien, wird durch diese Vorgehensweise besser abgebildet als bei lediglich einer Erhebungsmethode, wodurch *Abdeckungsfehlern* durch nicht in der Studie berücksichtigte Teilgruppen entgegengewirkt wird (Dillman 2007, S. 196 ff.). Um unterschiedlichem Antwortverhalten zwischen beiden Erhebungsformen vorzubeugen, sind online- und papierbasierter Fragebogen in Bezug auf Inhalt, Aufbau und Design identisch (Dillman 2007, S. 458 ff.).

---

[92]Hierbei handelt es sich um den deutschen und australischen Betreuer der Studie sowie weitere Wissenschaftler in deren Umfeld.

[93]Auf die Frageitems der sozialstatistischen Daten (wie bspw. Alter und Geschlecht) wird aufgrund ihrer Einfachheit in Anhang A verzichtet.

[94]Siehe http://www.questionpro.com.

Die papierbasierte Datenerhebung in den Krankenhäusern folgte sowohl in Australien als auch in Deutschland stets dem gleichen Ablauf. Zunächst wurde Kontakt mit den jeweiligen Verantwortlichen aufgenommen. Dies war zumeist die Pflegedienstleitung in Deutschland bzw. der *Head of Nursing* in Australien. Anschließend wurden jeweils von dieser Person ausgehend weitere notwendige Zustimmungen eingeholt. Hierbei wurden erhebliche Unterschiede zwischen den beteiligten Krankenhäusern deutlich. Während in den deutschen Krankenhäusern oftmals die Zustimmung des Betriebsrats und der Krankenhausleitung eingeholt wurden, musste in Australien zusätzlich die Ethikkommission des jeweiligen Krankenhauses zustimmen (siehe unten). Diese Kommission überprüfte, inwieweit die Untersuchung eine Gefahr für die Mitarbeiter darstellt und ob diese Gefahr ethisch vertretbar ist. Anschließend wurden die Fragebögen bei den jeweiligen Stationsleitungen des Krankenhauses abgegeben. Es wurde angestrebt, zusätzlich die Pflegekräfte auf den Stationen über das Forschungsvorhaben persönlich zu unterrichten, um die Motivation zur Beteiligung zu erhöhen. Die anschließende Zeitspanne zur Bearbeitung des Fragebogens betrug zwischen einer bis zwei Wochen. In dieser Zeit konnten sich die Pflegekräfte freiwillig und (für den Forscher) anonym an der Studie beteiligen. Einige Tage vor dem Ende der Erhebung versendete die Pflegedienstleitung eine E-Mail an die Pflegekräfte, die an das Forschungsvorhaben erinnerte. Zudem erfolgte mit dieser E-Mail ein Hinweis auf das baldige Ende der Datenerhebung, um die Motivation zur Teilnahme zu erhöhen. Die Datenerhebung endete mit dem Abholen der gesammelten Fragebögen direkt an den Stationen oder am Eingang des Krankenhauses. Dabei wurden nach Möglichkeit Einwurfboxen aufgestellt, um zu verhindern, dass andere Mitarbeiter ausgefüllte Fragebögen einsehen können. Diese Vorgehensweise ermöglichte es, die Abläufe in den Krankenhäusern möglichst wenig zu stören und ein Höchstmaß an Anonymität zu wahren. Um die Rücklaufquote bei der Datenerhebung zu steigern, wurden weiterhin in Absprache mit der Pflegedienstleitung verschiedene Anreize (*Incentives*) vereinbart.[95] Die Rücklaufquote lag bei sämtlichen Krankenhäusern zwischen 18-25 %. Genauere Angaben zur Rücklaufquote sind nicht möglich, da nicht sichergestellt werden konnte, ob tatsächlich sämtliche Pflegekräfte des Krankenhauses die Chance hatten, sich an der Befragung zu beteiligen. Die Anzahl der ausgegebenen Fragebögen beruht auf den Angaben der jeweiligen Stationsleitung. Da Pflegekräfte allerdings mitunter an mehreren Stationen arbeiten, wurden vermutlich

---

[95]Der Anreiz wurde in Absprache mit der Pflegedienstleitung entweder in Form von Geld (5 AU\$, 2,94 € Stand 14.09.2009) pro ausgefülltem Fragebogen für einen konkreten Zweck (bspw. als Zuschuss zum Weihnachtsfest oder als Spende für eine wohltätige Organisation) zur Verfügung gestellt oder in Form von Kuchen oder Ähnlichem (Gegenwert ca. 0,85 €) für sämtliche Pflegekräfte des Krankenhauses gewährt.

zu viele Fragebögen ausgeteilt. Eine exakte Bestimmung der Grundgesamtheit ist folglich nicht möglich.

In Australien wurde die papierbasierte Datenerhebung in Zusammenarbeit mit der University of Southern Queensland (USQ) Campus Toowoomba unter der Betreuung von Prof. Dr. Raj Gururajan von 15.09.2008 bis 15.12.2008 im Rahmen eines vom Deutschen Akademischen Austauschdienst (DAAD) geförderten Auslandsaufenthalts realisiert. Für die Datenerhebung in Australien war aufgrund der Erhebung von empirischen Daten von Menschen *Ethical Clearance* erforderlich.[96] Ein entsprechender Antrag wurde am 16.10.2008 bei dem Human Research Ethics Committee (HREC) der University of Southern Queensland eingereicht und am 4.11.2008 unter der Voraussetzung der Zustimmung der jeweiligen Verantwortlichen in Krankenhäusern genehmigt.[97] Insgesamt wurden im Rahmen der papierbasierten Erhebung in drei Krankenhäusern (zwei öffentliche, ein privates) 84 Fragebögen erhoben. 77 davon wurden vollständig ausgefüllt und konnten in die Analyse mit einbezogen werden. Beide öffentlichen Krankenhäuser werden von Queensland Health betrieben. Es handelt sich dabei um ein vergleichsweise kleines Krankenhaus mit ca. 160 Betten sowie um ein mittleres Krankenhaus mit ca. 460 Betten. Das private Krankenhaus ist demgegenüber eine privat betriebene Non-Profit-Organisation, die als registrierte gemeinnützige Einrichtung operiert. Dieses Krankenhaus ist mit ca. 110 Betten ebenfalls vergleichsweise klein.

In der Zeit vom 1.4.2009 bis 1.7.2009 folgte die papierbasierte Datenerhebung in Deutschland. Daran nahmen zwei Krankenhäuser teil. Diese umfassen ein mittelgroßes Krankenhaus der Rechtsform Gesellschaft mit beschränkter Haftung (GmbH) mit ca. 400 Betten sowie ein kleineres Krankenhaus der Rechtsform eingetragener Verein (e. V.) mit ca. 150 Betten. Insgesamt wurden 82 Fragebögen ausgefüllt, von denen 78 vollständig waren und somit in die Analyse übernommen werden konnten.

Parallel zur papierbasierten Datenerhebung wurde in Deutschland mit der onlinebasierten Erhebung begonnen. Hierfür wurden verschiedene Zeitschriften, Vereine und Verbände von Pflegekräften kontaktiert, damit diese ihre Mitglieder über das Forschungsvorhaben unterrichten. Hierfür wurde eine E-Mail, die neben Projektinformationen einen Link zum Onlinefragebogen enthielt, vorbereitet. Am 15.05.2009 versendete der Bundesverband des

---

[96] Dies ergibt sich aus dem *National Statement on Ethical Conduct in Human Research* (o.V. 2007, S. 9).

[97] Diese Genehmigung stellt eine Anforderung seitens der USQ dar. Zusätzlich muss die Ethikkommission der beteiligten Institution dem Forschungsvorhaben zustimmen. Die generellen Anforderungen aus o.V. (2007), die für die HREC der USQ relevant sind, werden dabei durch die Erfordernisse an Forschungsvorhaben im Gesundheitswesen bei der Prüfung durch die Institutionen nach o.V. (2009b) konkretisiert.

Deutschen Berufsverbands für Pflegeberufe (DBfK)[98] an die Mitglieder der Bundesfachgruppe *Pflege im Krankenhaus* eine entsprechende E-Mail. Am 28.05.2009 wurde ergänzend eine Erinnerung *(Reminder)* an diese Zielgruppe versendet. Die Zahl der Empfänger dieser E-Mail ist nicht bekannt, da in dieser Bundesfachgruppe zwar ca. 6.500 Mitglieder organisiert sind, allerdings nicht von allen eine E-Mail-Adresse verfügbar war. Informationen zu der tatsächlichen Anzahl von Empfängern konnte nicht vom DBfK bereitgestellt werden. Mit dem Ausfüllen des Fragebogens begannen 219 Personen. Insgesamt konnten 102 vollständige Fragebögen in der Analyse berücksichtigt werden. Am 6.07.2009 folgte ein weiterer Aufruf über den Newsletter der Zeitschrift *Die Schwester Der Pfleger* der Bibliomed-Medizinische Verlagsgesellschaft mbH, die mit einer Druckauflage von 56.237 Exemplaren pro Monat Deutschlands auflagenstärkste Pflegezeitschrift ist.[99] Am 17.07.2009 folgte ebenfalls eine Erinnerung an die gleiche Zielgruppe. Auch bei dieser Teilerhebung sind keine Angaben zu der Anzahl der Empfänger möglich. Mit dem Ausfüllen des Onlinefragebogens begannen 232 Personen, wobei 64 den Fragebogen vollständig ausfüllten.

In Australien begann die onlinebasierte Datenerhebung am 1. Oktober 2009 und wurde am 15. Dezember 2009 abgeschlossen. Die Verzögerung war dadurch bedingt, dass für diese Erhebungsmethode bei medizinischem Personal ein weiterer Antrag bei Queensland Health, das zum Queensland Government gehört, erforderlich war. Dieser wurde vom Office of the Human Research Ethics Committee bearbeitet.[100] Die Erlaubnis zur Durchführung der Erhebung erfolgte am 24. September 2009. Da die Vereinigungen der Pflegekräfte in Australien jedoch eine dezentrale Struktur aufweisen, entschieden die entsprechenden Organisationen in jedem Bundesstaat/Territorium[101] selbst, ob sie sich an dem Forschungsvorhaben beteiligen. Hierbei unterstützten fünf der acht offiziellen Vertretungen der Bundesstaaten/Territorien[102] die Datenerhebung. Dazu zählen die Queensland Nursing Union, die New South Wales Nurses' Association, Australian Nursing Federation (ANF) Victorian Branch, ANF Tasmanian Branch sowie die ANF South Australian Branch. Die ANF Australian Capital Territory (ACT) Branch, ANF Northern Territory Branch sowie ANF Western Australian Branch hingegen unterstützten

---

[98]http://www.dbfk.de.

[99]Siehe http://www.bibliomed.de.

[100]Da es bei dieser Erhebung nicht möglich war, dass die Ethikkommissionen der beteiligten Krankenhäuser zustimmen, wurde der entsprechende Antrag nach o.V. (2009b) bei Queensland Health gestellt.

[101]Australien setzt sich aus sechs Bundesstaaten und drei Territorien zusammen.

[102]Das Jervis-Bay-Territorium hat keine eigene Vertretung und wurde daher nicht separat erfasst.

das Forschungsvorhaben nicht. Die Gründe hierfür lagen darin, dass zu diesem Zeitpunkt bereits andere Datenerhebungen seitens der Organisationen durchgeführt wurden oder trotz mehrmaligem Nachfragen keine Antwort der jeweiligen Organisation erhalten wurde. Allerdings ist zu beachten, dass die drei Organisationen, die die Datenerhebung nicht unterstützt haben, zu vergleichsweise wenig bevölkerten Bundesstaaten/Territorien angehören. So sind in den fünf beteiligten Bundesstaaten ungefähr 87,14 % der australischen Bevölkerung angesiedelt.[103] Da sich die Infrastruktur des Gesundheitswesens und damit verbunden die Anzahl der Krankenhäuser an der Bevölkerungsdichte orientiert, kann somit von einer relativ hohen Abdeckung ausgegangen werden. Weiterhin informierten nicht alle Vereinigungen ihre Mitglieder mittels der vorbereiteten E-Mail, sondern stellten die Projektbeschreibung sowie den Link zum Fragebogen auf die Organisationswebsite und berichteten in der offiziellen Zeitschrift der Vereinigung über das Vorhaben. Durch diese Kommunikationswege können auch Pflegekräfte aus anderen Bundesstaaten erreicht worden sein. Da im Vergleich zu Deutschland keine Fachgruppe für Pflegekräfte in Krankenhäusern bestand, wurde stets explizit darauf hingewiesen, dass die Untersuchung ausschließlich an Pflegekräfte in Krankenhäusern gerichtet ist. Wie auch in Deutschland können allerdings keine Angaben zu der Anzahl der informierten Personen der Grundgesamtheit gemacht werden. Insgesamt wurden in Australien 1068 Fragebögen bearbeitet, von denen 496 vollständig ausgefüllt wurden und in der Analyse Berücksichtigung fanden. Die stärkere Beteiligung in Australien könnte durch den höheren Organisationsgrad der Pflegekräfte in berufsspezifischen Vereinigungen begründet sein. So weist allein die New South Wales Nurses' Association über 51.000 Mitglieder auf[104], während in dem Deutschen Berufsverband für Pflegeberufe insgesamt lediglich ca. 21.000 Mitglieder organisiert sind.[105] Zudem könnte die geografische Verteilung der Bevölkerung in Australien eine höhere Nutzung von E-Mails als Kommunikationsmedium bedingen. Darüber hinaus wurden seitens der australischen Vereinigungen auch mehrere Kommunikationswege parallel eingesetzt, um die Mitglieder zur Teilnahme zu motivieren.

Da die online- und papierbasierte Datenerhebung verschiedene Teilgruppen der Grundgesamtheit fokussieren, ist davon auszugehen, dass Unterschiede hinsichtlich der Antworten aus beiden Erhebungsverfahren bestehen. Dies ist beispielsweise der Fall, sofern die Pflegekräfte, die den onlinebasierten Fragebogen ausfüllen, generell ein höheres Maß an Technikaffinität aufweisen. Diese Personengruppe wäre vermutlich eher bereit, das Medikationsunterstützungs-

---

[103]Stand Juni 2009, Australian Bureau of Statistics, http://www.abs.gov.au.
[104]Siehe http://www.nswnurses.asn.au.
[105]Angabe der Geschäftsstelle des Bundesverbands des Deutschen Berufsverbands für Pflegeberufe (Siehe http://www.dbfk.de).

Tabelle 5.2: Ergebnisse der Datenerhebung

Land	Vollständige Fragebögen	Verfahren	Vollständige Fragebögen
Deutschland	243	Papierbasiert	77
		Onlinebasiert	166
Australien	246 (574)	Papierbasiert	78
		Onlinebasiert	168 (496)

system zu nutzen. Vor dem Hintergrund eines Ländervergleichs könnte sich aus dem höheren Anteil an Onlinefragebögen in Australien daher eine Verzerrung zu den deutschen Daten ergeben. Um diesen Verzerrungen entgegenzuwirken, wird in Deutschland und Australien das gleiche Verhältnis von online- und papierbasierten Daten gebildet. Aus den 77 papier- und 166 onlinebasierten Fragebögen in Deutschland folgt bei 78 papierbasierten Fragebögen in Australien eine Stichprobengröße von 168 onlinebasierten Datensätzen. Diese 168 Datensätze wurden aus den insgesamt 496 Onlinefragebögen in Australien zufällig gezogen. Bei der endgültig in der vorliegenden Analyse verwendeten Datenbasis handelt es sich somit um 243 Datensätze aus Deutschland und 246 Datensätze aus Australien (n = 489). Tabelle 5.2 gibt einen Überblick der verschiedenen Erhebungsformen sowie der damit gewonnenen Datenbasis.

5.1.3 Sozialstatistische Daten

Das *Durchschnittsalter* der befragten Personen beträgt in Deutschland 38,79 Jahre und in Australien 43,76 Jahre. Dabei verfügen die Befragten in Deutschland im Durchschnitt über 18,99 Jahre Berufserfahrung (inklusive Ausbildung). Im Vergleich dazu beträgt dieser Wert in Australien 20,67 Jahre. 71,37 % der Teilnehmer in Deutschland sind Frauen (28,63 % Männer), wohingegen sich die Befragten in Australien aus 87,46 % Frauen und 12,54 % Männern zusammensetzen. Dieses Verhältnis ist für Pflegekräfte nicht ungewöhnlich, da die Anzahl von Frauen in diesem Bereich wesentlich höher ist als in anderen Branchen. So ermittelte das Statistische Bundesamt bei den Pflegekräften in Deutschland für 2007 einen Frauenanteil von 86,4 % (o.V. 2009a).

Hinsichtlich des *Ausbildungsniveaus* der Befragten muss beachtet werden, dass in Australien *Nursing* allgemein einen Studiengang mit Bachelor- und Masterabschluss darstellt, während es sich in Deutschland um einen Ausbildungsberuf handelt. Die beiden Ausbildungssysteme sind daher nicht direkt miteinander vergleichbar. Erstaunlich ist jedoch, dass 31,44 % der befragten Pflegekräfte in Deutschland angaben, lediglich über einen Schulabschluss als höchsten erlangten Bildungs- bzw. Ausbildungsgrad zu verfügen. Über einen Ausbildungsabschluss verfügen in Deutschland den Angaben zufolge 57,64 %, während 7,42 % einen Studiengang abgeschlossen haben. In Australien gaben lediglich 14,31 % der Befragten einen Schulabschluss als höchsten erreichten Bildungs- bzw. Ausbildungsgrad an. 11,34 % verfügen über eine (praktische) Ausbildung, während 49,91 % einen Bachelorstudiengang und 12,04 % einen Masterstudiengang abgeschlossen haben. Über eine Promotion verfügen lediglich 0,35 % der Befragten. Allerdings gaben zusätzlich 12,04 % in Australien an, über einen sonstigen Abschluss zu verfügen. Dies ist in Deutschland lediglich bei 3,49 % der Befragten der Fall.

Anhand der Fragen zu der *Art des Krankenhauses* ließen sich 70,64 % der Befragten in Deutschland öffentlichen Krankenhäusern zuordnen (29,36 % privaten Krankenhäusern). In Australien arbeiten den Angaben zufolge 90,67 % der Befragten in öffentlichen Krankenhäusern und nur 6,69 % in privaten. Zudem gaben 2,64 % der Befragten in Australien an, weder in öffentlichen noch privaten Krankenhäusern tätig zu sein. Der höhere Anteil von Befragten in öffentlichen Krankenhäusern in Australien könnte auf eine generell geringere Anzahl von privaten Krankenhäusern in diesem Land zurückzuführen sein. Ein methodisches Problem im Zusammenhang mit der Datenerhebung ist eher auszuschließen, da die beteiligten Vereinigungen in beiden Ländern sowohl private als auch öffentliche Pflegekräfte vertreten. Allerdings waren seitens der Vereinigungen keine Angaben darüber verfügbar, wie sich die Mitglieder hinsichtlich der Art des jeweiligen Krankenhauses zusammensetzen.

Bezüglich der *Größe des Krankenhauses* gaben 20,96 % der Befragten in Deutschland an, in einem kleinen Krankenhaus mit unter 200 Betten zu arbeiten (40,46 % in Australien). 42,79 % der Befragten arbeiten in einem Krankenhaus mit 200-500 Betten (28,88 % in Australien). Des Weiteren arbeiten in Deutschland 18,78 % in einem Krankenhaus mit 500-1000 Betten (17,29 % in Australien), 11,79 % in einem Krankenhaus zwischen 1000-2000 Betten (3,39 % in Australien) und lediglich 3,49 % in einem Krankenhaus mit über 2000 Betten (1,78 % in Australien). Da Australien lediglich 21,36 Millionen Einwohner hat, allerdings hinsichtlich der Fläche um ein Vielfaches größer als Deutschland ist, erscheint es nicht verwunderlich, dass die Krankenhäuser in diesem Land insgesamt kleiner sind.

Weiterhin wurde erfragt, ob die Pflegekräfte eine *Führungsposition innehaben* und inwieweit sie *Medikationsprozesse durchführen*. Im Zusammenhang mit der hierarchischen Position wurden drei Antwortmöglichkeiten vorgegeben. Diese räumen neben der Zustimmung und Ablehnung auch noch die Möglichkeit ein, dass der Befragte zwar nicht offiziell eine Führungsposition bekleidet, aber dennoch derartige Aufgaben wahrnimmt. In Deutschland gaben 57,83 % an, keine Führungsposition auszuführen (64,08 % in Australien), 17,39 % sind zwar nicht in einer Führungsposition, nehmen allerdings dennoch Führungsaufgaben wahr (24,12 % in Australien) und 24,78 % sind in einer Führungsposition beschäftigt (11,62 % in Australien). In Deutschland sind somit insgesamt mehr Personen in hierarchisch höheren Positionen an der Befragung beteiligt als in Australien. Dies zeigt sich auch bei der Angabe im Hinblick auf die Durchführung von Medikationsprozessen. In Deutschland gaben 64,35 % an, regelmäßig derartige Prozesse durchzuführen. Weitere 20,00 % führen diese Prozesse zumindest gelegentlich durch, während 15,65 % keine solchen Tätigkeiten ausüben. In Australien hingegen gaben 74,20 % der Befragten an, regelmäßig Medikationsprozesse wahrzunehmen. 12,22 % tun dies den Angaben zufolge gelegentlich, während 13,57 % keine derartigen Tätigkeiten ausführen. Da Medikationsprozesse eher von Personen in niedrigeren hierarchischen Positionen erbracht werden, könnte dies eine mögliche Erklärung für Ergebnisunterschiede zwischen den Ländern darstellen. Allerdings muss dieser Umstand nicht zwangsweise eine Verzerrung verursachen, da auch Personen in höheren hierarchischen Positionen über langjährige Erfahrung mit Medikationsprozessen verfügen können und zudem mit den Arbeitsabläufen der untergeordneten Mitarbeiter vertraut sind.

5.1.4 Erhebungsbedingte Verzerrungen

Antwortverzerrungen können auf verschiedenen Effekten beruhen. Hierzu zählen unter anderem Ausstrahlungseffekte, soziale Erwünschtheit, Antworttendenzen, Konsistenz- und Kontrasteffekte sowie verfahrensbedingte Verzerrungen (Bortz und Döring 2006, S. 231 ff., Brosius, Koschel und Haas 2008, S. 99 ff., Raab-Steiner und Benesch 2008, S. 59 ff.). Im Folgenden wird erläutert, welche Verzerrungen vorliegen könnten und wie diesen vor dem Hintergrund der vorliegenden Studie entgegengewirkt wurde.

Kognitive und affektive Ausstrahlungseffekte (Halo Effects) betreffen die Reihenfolge der Fragen im Fragebogen. Gerade emotional aufgeladene Themen können eine Verzerrung der darauf folgenden Fragen verursachen. Dabei wird beim Befragten die Gedankenführung beeinflusst, wodurch es zu einer Verknüpfung zweier Sachverhalte kommt, die eigentlich nicht miteinander in Beziehung stehen (Brosius, Koschel und Haas 2008, S. 99). Scheuch (1973, S. 91) weist zudem darauf hin, dass dieser Effekt sich auch auf ganze Frageblöcke beziehen kann. Dies wird als *Platzierungseffekt* bezeichnet. Diesen Effekten sollte bereits beim Entwurf der Struktur des Fragebogens entgegengewirkt werden. Neben einer klaren Trennung der Themenbereiche wird in diesem Zusammenhang empfohlen, die Fragen ausgehend von einer allgemeinen Einführung zu Beginn des Fragebogens sukzessiv in Bezug auf die Problemstellung in Form eines *Fragetrichters* zu konkretisieren (Raithel 2006, S. 76). Zudem sollten *Pufferfragen* zwischen sensiblen Fragen verwendet werden, um Ausstrahlungseffekte zu reduzieren (Raithel 2006, S. 75 f., Kromrey 2009, S. 361 ff.). Bei der Entwicklung des Fragebogens wurde dies berücksichtigt (Abschnitt 5.1.1). Weiterhin wurden Fragen zum kulturellen Umfeld, die eine geringere emotionale Sensibilität aufweisen, als Einstiegsfragen (Teil 1.A und 1.B) gewählt. Darauf folgen persönliche Fragen zu *Überbelastung* und *Innovationsbereitschaft* (Teil 1.C). Diese Fragen wurden durch die anschließende Beschreibung des Szenarios von den vermutlich emotional sensibleren Fragen zu den Ängsten getrennt (Teil 2.A und 2.B), um kognitive und affektive Verknüpfungen zu vermeiden. Fragen zur *Nutzungsintention* sowie den anderen bewährten Konstrukten aus der Akzeptanzforschung wurden am Ende des Fragebogens platziert (Teil 2.C). Um Ausstrahlungseffekte zu vermeiden, wurde dieser Frageblock durch einen abweichenden Einleitungstext und einen Seitenumbruch von den Fragen zu den Ängsten getrennt. Die im letzten Abschnitt (Teil 3) enthaltenen sozialstatistischen Fragen weisen im Vergleich zu den vorherigen Fragenbatterien eine geringe emotionale Brisanz auf. Daher ist bei diesen Fragen kaum mit Ausstrahlungseffekten zu rechnen.

Bei der *sozialen Erwünschtheit* (*Social Desirability*) weist der Befragte die Tendenz auf, die Fragen so zu beantworten, dass diese seiner Meinung nach den sozialen Normen entsprechen (Edwards 1957, Raab-Steiner und Benesch 2008, S. 60, Schnell, Hill und Esser 2008, S. 355). Dabei motiviert die Furcht vor sozialer Verurteilung den Befragten zu konformem Verhalten und zur Orientierung der Antworten an verbreiteten Normen und Erwartungen. Der Befragte versucht positive Verhaltensweisen, Eigenschaften und Merkmale in den Vordergrund zu stellen und negative zu verbergen (Bortz und Döring 2006, S. 232 f.). Um herauszufinden, ob soziale Erwünschtheit die Testergebnisse beeinflusst, wurden verschiedene Verfahren entwickelt. Eine Möglichkeit besteht im sogenannten *Faking Good*. Hierbei wird der Fragebogen zunächst von den Probanden ausgefüllt. Anschließend erhalten die Probanden die Anweisung den Fragebogen erneut auszufüllen, wobei diesmal ein möglichst positiver Eindruck entstehen soll. Große Abweichungen zwischen dem ersten und zweiten Ausfüllen deuten auf eine hohe Anfälligkeit hinsichtlich sozialer Erwünschtheit hin (Bortz und Döring 2006, S. 233, Raab-Steiner und Benesch 2008, S. 60). Alternativ wird unter anderem vorgeschlagen, *Lügenskalen* zur Kontrolle zu verwenden. In diesem Zusammenhang werden Fragen gestellt, die generell positiv oder negativ beurteilt werden, bei denen die Zustimmung bzw. Ablehnung allerdings unglaubwürdig ist (z. B. „Ich bin immer freundlich!", Bortz und Döring 2006, S. 233). Für die vorliegende Untersuchung stellt sich die Frage, ob von sozialer Erwünschtheit auszugehen ist und inwieweit dies spezielle Maßnahmen erfordert. Durch die gewährleistete Anonymität der Befragten in Bezug auf den Forscher erscheint dies nicht plausibel, da eine soziale Verurteilung des Individuums nicht möglich ist. Allerdings könnte der Ländervergleich dazu führen, dass sich die Befragten in einem Land besser darstellen wollen. Aus diesem Grund wurden die Befragten nicht über den Ländervergleich in Kenntnis gesetzt. Eine Konkurrenzsituation zwischen den Befragten der Länder lag somit nicht vor. Ein weiterer Aspekt betrifft insbesondere die papierbasierte Datenerhebung. Hierbei könnten mehrere Personen den Fragebogen gemeinsam ausgefüllt haben. Die Befragten wären somit gegenüber anderen Befragten nicht anonym und könnten eine soziale Verurteilung seitens der Kollegen fürchten. Dies könnte insbesondere bei Fragen zum kulturellen Umfeld problematisch sein, da diese mitunter sensible Bereiche thematisieren. Gerade Fragen zur *Gleichbehandlung* oder *Machtdistanz* könnten dadurch verzerrt werden. Aus diesem Grund wurden bei der *Gleichbehandlung* Fragen, die als besonders diskriminierend empfunden werden könnten, nicht in die Untersuchung übernommen (bspw. die Gleichbehandlung von Frauen und Männern, Abschnitt 4.2.2). Weiterhin stellt sich die Frage, welches Antwortverhalten für den Befragten als sozial erwünscht erscheint. Gerade im Hinblick auf die GLOBE-Studie könnte dies eine Verschiebung der erfassten Istwerte in Richtung Sollwerte bedeuten (Abschnitt 4.3.1). Allerdings wurde den Befragten im Einleitungstext des Fragebogens mitgeteilt, dass das Ziel der Erhebung darin besteht, die Meinung von potentiellen Nutzern zu erfassen, um besser auf deren Bedürfnisse zu reagieren. Vor diesem Hintergrund würde es aus Sicht des Befragten keinen Sinn ergeben, wenn die erwünschte und nicht die tatsächliche Situation beschrieben werden würde. Zusammenfassend ist daher kaum von Verzerrungen in Bezug auf soziale Erwünschtheit auszugehen.

Eine weitere Verzerrung könnte durch *Antworttendenzen*, das heißt stereotype Reaktionsweisen auf Frageitems, hervorgerufen werden (Bortz und Döring 2006, S. 236, Raab-Steiner und Benesch 2008, S. 61, Schnell, Hill und Esser 2008, S. 354). Die *Akquieszenz* bezeichnet die Tendenz, eine Frage unabhängig von Inhalt eher zustimmend zu beantworten (Raab-Steiner und Benesch 2008, S. 60). Ebenso kann eine *Neinsage-Tendenz*, bei der die Befragten eher ablehnend antworten, beobachtet werden (Bortz und Döring 2006, S. 236). Die Antworten bei Akquieszenz und Neinsage-Tendenz bewegen sich somit überwiegend in den Extrembereichen. Allerdings kann es auch zu *zentralen Tendenzen* kommen, bei denen die Befragten Probleme damit haben, sich eindeutig festzulegen und deswegen differenzierte Urteile vermeiden. Dadurch werden überwiegend Antworten in der Mitte der Skala gewählt (Korman 1971, S. 180 f., Jankisz und Moosbrugger 2008, S. 60 f.). Zur Vermeidung von Antworttendenzen wird vorgeschlagen, Items zur Kontrolle invers zu formulieren. Alternativ ist es möglich, generell schwierigere

Sachfragen zu stellen, die auf abgestufte Antworten abzielen und nur schwer mit den extremen Antwortmöglichkeiten *ja* oder *nein* beantwortet werden können (Jankisz und Moosbrugger 2008, S. 61 f., Raab-Steiner und Benesch 2008, S. 61). Allerdings stellt Buse (1980) fest, dass die Güte eines Tests nur in einem unerheblichen Ausmaß durch Akquieszenz beeinflusst wird. Zudem sind die verwendeten Frageitems in der vorliegenden Studie insgesamt vergleichsweise schwer zu beantworten und zielen auf abgestufte Antworten ab, wodurch Antworttendenzen entgegengewirkt wurde. Zur Kontrolle wurden einzelne Frageitems negiert, um entsprechende Antworttendenzen zu erfassen (Anhang A).

Sofern die Befragten raten oder den Fragebogen zu schnell ausfüllen, kann es ebenfalls zu Verfälschungen kommen (Raab-Steiner und Benesch 2008, S. 62). Gerade wenn die Person nicht in der Lage ist die Frage zu beantworten, kann dies Rateeffekte begünstigen. Aus diesem Grund sollten die Fragen möglichst verständlich sein. Ebenso kann der Befragte auch zu wenig motiviert sein, um sich intensiv mit dem Fragebogen auseinander zu setzen. Gerade bei freiwilligen Datenerhebungen am Computer ist in diesem Zusammenhang denkbar, dass der Befragte sich durch den Fragebogen *durchklickt*, da er (bspw. aus Neugier) den Fragebogen ansehen möchte, ohne sich damit näher zu beschäftigen. Um derartige Fragebögen zu identifizieren wurde die Bearbeitungszeit der online erhobenen Datensätze eingesehen. Da diese im Durchschnitt 23 Minuten betrug, wurden Fragebögen, die in weniger als der Hälfte der Zeit ausgefüllt wurden, genauer untersucht. Sofern zusätzlich Antworttendenzen in Hinblick auf die inversen Kontrollfragen zu beobachten waren, wurden die Datensätze entfernt. Insgesamt wurden aufgrund von Antworttendenzen und Rateeffekten drei Fragebögen aus der deutschen und elf Fragebögen aus der australischen Datenerhebung ausgeschlossen.

Befragte neigen gerade in Interviews dazu, sich möglichst kompetent zu präsentieren. Dies kann zu Pseudo-Meinungen führen, die die Befragten vertreten, um insgesamt ein möglichst konsistentes Antwortverhalten zu erreichen. Die Befragten beabsichtigen mit diesem Verhalten, *Fehler* in Form von vermeidlich divergierenden Antworten zu verhindern (Brosius, Koschel und Haas 2008, S. 100). Ergänzend kann es auch vorkommen, dass zwei nacheinander gestellte Fragen dem Befragten suggerieren, es werde von ihm erwartet, bei der zweiten anders zu antworten. Dies ist beispielsweise oftmals bei zeitpunktbezogenen Fragen der Fall. Der Befragte nimmt an, es werde eine bestimmte Entwicklung erwartet und bestätigt diese durch einen verzerrten zweiten Wert (Brosius, Koschel und Haas 2008, S. 100). Diese Verzerrungen werden als *Konsistenz- und Kontrasteffekte* bezeichnet. Ihnen kann entgegengewirkt werden, indem die Fragen zu bestimmten Konstrukten nicht unmittelbar aufeinander folgen, sondern möglichst verstreut platziert werden (Brosius,

Koschel und Haas 2008, S. 100). Gerade Konsistenzeffekte betreffen allerdings verstärkt Interviewerhebungen, da hierbei der Interviewführende und der Befragte in einem direkten Gespräch miteinander sind und der Befragte in dieser Situation nicht inkompetent wirken möchte. In der vorliegenden Studie könnte dieses Problem in abgewandelter Form bei der papierbasierten Erhebung auftreten. So wäre es möglich, dass mehrere Befragte beispielsweise im Mitarbeiterraum gemeinsam den Fragebogen ausfüllen und die Antworten diskutieren. Dadurch wird eine ähnliche Situation erzeugt, in der der Befragte möglichst kompetent erscheinen möchte. Aus diesem Grund wurde auf eine möglichst ausgewogene Verteilung der Frageitems innerhalb der Frageblöcke geachtet.

Weiterhin müssen besondere methodische Probleme internetgestützter Befragungen berücksichtigt werden (Schnell, Hill und Esser 2008, S. 385 f.). Obgleich verschiedene Kommunikationswege (E-Mail, Website, Fachzeitschriften) genutzt wurden, um auf die Studie aufmerksam zu machen, ist es unwahrscheinlich, dass jede Person der Grundgesamtheit die Möglichkeit hatte, sich an der Studie zu beteiligen. Auch die parallele Durchführung der papierbasierten Befragung reduziert dieses Problem nicht, da hierbei lediglich Pflegekräfte in den betreffenden Krankenhäusern kontaktiert wurden. Schnell, Hill und Esser (2008, S. 385 f.) fordern daher, dass für internetbasierte Befragungen eine vollständige Liste der Population der Grundgesamtheit vorliegen muss, aus der die beteiligten Personen zufällig ausgewählt werden. Dies ist in der Studie jedoch aus datenschutzrechtlichen Gründen in keinem der beiden Länder realisierbar, weshalb dieser Vorschlag verworfen wurde. Zudem würde eine papierbasierte Befragung beispielsweise per Brief die gleichen Probleme aufwerfen, da auch hierbei nicht sichergestellt werden kann, dass jedes Individuum der Grundgesamtheit die Wahrscheinlichkeit hat, sich zu beteiligen. Aus diesem Grund ist es nicht möglich, Aussagen über die *Responserate*, das heißt den Anteil der kontaktierten Personen, die sich an der Studie beteiligten, zu treffen. Dies schränkt die Repräsentativität der Untersuchung ein. Allerdings weist die vorliegende Studie auch generell eine zu geringe Stichprobengröße auf, um repräsentative Ergebnisse für die beteiligten Länder abzuleiten. Dieser Aspekt wird in Abschnitt 6.2 detailliert betrachtet.

Zusätzlich ergibt sich das Problem, dass nicht sichergestellt werden kann, ob der Fragebogen tatsächlich nur von einer Person ausgefüllt wird, sofern die Befragungssituation nicht kontrolliert wird (Atteslander 2003, S. 175). Dies ist bei keinem der verwendeten Erhebungsverfahren der Fall. Trotz dieser Einschränkungen weist Atteslander (2003, S. 175) darauf hin, dass derartige Verfahren bei geschlossenen homogenen Gruppen wie beispielsweise Interessengemeinschaften sinnvoll einsetzbar sind. Dies ist in der vorliegenden Studie mit der Gruppe der Pflegekräfte gegeben.

5.2 Analyseverfahren

Um das entwickelte Akzeptanzmodell und die damit verbundenen Hypothesen zu testen, werden Strukturgleichungsmodelle eingesetzt. Im Folgenden wird dieses Verfahren vorgestellt und dessen Verwendung begründet. Anschließend werden kovarianzbasierte und varianzbasierte Ansätze zum Schätzen von Strukturgleichungsmodellen gegenübergestellt, um eine Entscheidung für die Auswahl des verwendeten Analyseinstruments abzuleiten.

5.2.1 Strukturgleichungsmodelle

Die Strukturgleichungsmodelle (SGM) bzw. die Strukturgleichungsmodellierung[106] werden den Analysetechniken der zweiten Generation zugeordnet (Fornell 1987). SGM unterscheiden sich grundsätzlich von Analysetechniken der ersten Generation, zu denen die Faktoren- und die Clusteranalyse sowie die regressionsbasierten Ansätze (Multiple Regressionsanalyse, logistische Regressionsanalyse, Diskriminanz- und Varianzanalyse) zählen (Fornell 1987). Ein zentraler Unterschied zwischen den Verfahren liegt in den verwendeten Variablen begründet. Während Analysetechniken der ersten Generation lediglich empirisch beobachtbare (manifeste) Variablen berücksichtigen, ist es bei den Verfahren der zweiten Generation möglich, auch nicht beobachtbare (latente) Variablen in den Modellen zu schätzen (Wold 1993, Homburg und Giering 1996, Chin 1998). Weiterhin basieren Verfahren der ersten Generation auf der Annahme, sämtliche Variablen seien fehlerfrei ermittelt. Dies ist bei SGM anders, da dort Messfehler von beobachteten Variablen sowie Nicht-Stichprobenfehler *(Nonsampling Errors)* berücksichtigt werden können (Jacoby 1978, Churchill 1979, Fornell 1987). Ein weiterer Nachteil betrifft insbesondere die regressionsbasierten Ansätze der ersten Generation, da diese eine vergleichsweise einfache Modellstruktur voraussetzen. Im Unterschied dazu können Verfahren der zweiten Generation eine Vielzahl abhängiger und unabhängiger sowie manifester und latenter Variablen beinhalten (Gerbing und Anderson 1988, Homburg und Giering 1996, Gefen, Straub und Boudreau 2000). Beiden Analyseverfahren ist jedoch gemein, dass sie sowohl explorativ eingesetzt werden können, um Hypothesen zu generieren, als auch konfirmatorisch um Hypothesen zu testen (Fornell 1987, Haenlein und Kaplan 2004). Zusammenfassend weist Fornell (1987) darauf hin, dass die Verfahren der ersten Generation durchaus einzelne Aspekte der Analysetechniken der zweiten Generation abdecken. Allerdings können lediglich Verfahren der

---

[106]Das Verfahren des Structural Equation Modeling (SEM) wird im Deutschen auch als Kausalanalyse oder Kausalmodellierung bezeichnet (Huber et al. 2007, Weiber und Mühlhaus 2009).

Tabelle 5.3: Unterschiede zwischen statistischen Analyseverfahren der ersten und zweiten Generation

Dimension	Ansätze der ersten Generation	Ansätze der zweiten Generation
Variablenspezifikation	Manifeste, abhängige und unabhängige Variablen	Manifeste sowie latente abhängige (endogene) und unabhängige (exogene) Variablen
Messfehler	Keine Berücksichtigung	Berücksichtigung von Messfehlern manifester Variablen und Nicht-Stichprobenfehlern
Komplexität des Modells	Insbesondere bei regressionsbasierten Ansätzen auf vergleichsweise einfache Modellstruktur beschränkt	Auch komplexe Modelle mit einer Vielzahl unterschiedlicher Variablen möglich
Einsatzbereich	Explorativ/konfirmativ	Explorativ/konfirmativ

zweiten Generation sämtliche dieser Eigenschaften erfüllen. Tabelle 5.3 stellt die Ansätze der beiden Generationen gegenüber und zeigt die wesentlichen Unterschiede auf.

Ansätze der zweiten Generation überwinden folglich eine Vielzahl der Limitationen der Ansätze der ersten Generation. Der Grund hierfür ist, dass es sich bei SGM um eine eklektisch zusammengesetzte Methode handelt, die verschiedene pfad-, faktor- und regressionsanalytische Elemente vereint (Buch 2007, S. II). Nicht beobachtbare latente Variablen werden vergleichbar mit einer Faktorenanalyse mittels manifester (beobachtbarer) Variablen[107] geschätzt. Weiterhin werden die Zusammenhänge zwischen latenten Variablen analog zur Regressionsanalyse bestimmt und pfadanalytisch untersucht (Hildebrandt 1998, Buch 2007, S. 2). Konsequenterweise können SGM bei wesentlich komplexeren Forschungsfragen angewendet werden (Chin 1998). In der vorliegenden Untersuchung stellen sämtliche der zuvor ausgewählten Konstrukte wie beispielsweise die verschiedenen Ängste sowie die Akzeptanz in Form der *Nutzungsintention* (Abschnitt 3.5.1) latente Variablen dar, da diese nicht direkt beobachtet werden können, sondern über manifeste Varia-

---

[107]Beobachtbare (manifeste) Variablen werden im Folgenden auch als Indikatoren bezeichnet.

blen (die Frageitems in dem Fragebogen) beschrieben werden.[108] Die Vielzahl von latenten Variablen des entwickelten Akzeptanzmodells bedingt eine erhebliche Komplexität. Aus diesen Gründen werden in der vorliegenden Studie Strukturgleichungsmodelle eingesetzt, um die zuvor abgeleiteten Hypothesen zu testen.

Zur Überprüfung von empirisch oder theoretisch entwickelten Hypothesen in einem SGM werden diese in ein Modell überführt. Dieses umfasst zum einen Beziehungen zwischen latenten und manifesten Variablen (dem Messmodell) sowie zwischen verschiedenen latenten Variablen (dem Strukturmodell). Im Gegensatz zu klassischen Analysetechniken, wie der Faktorenanalyse oder der Regressionsanalyse, werten SGM Mess- und Strukturmodell gemeinsam aus. Es werden einerseits die Parameter der Beziehungen zwischen den Indikatoren und den latenten Variablen, die als Faktorladungen bezeichnet werden, im Messmodell geschätzt und andererseits die kausalen Beziehungen zwischen latenten Variablen bewertet (Wold 1974, Fornell und Larcker 1981, Wold 1982, Ringle 2004). Dabei wird – vergleichbar mit den unabhängigen und abhängigen Variablen in den Analyseverfahren der ersten Generation – in SGM zwischen exogenen und endogenen (latenten) Variablen unterschieden. Latente Variablen, die andere latente Variablen in einem SGM erklären, werden als exogen bezeichnet. Demgegenüber werden Variablen, die durch exogene Variablen erklärt werden, als endogen definiert (Diamontopoulos 1994, Ringle 2004). Wie bereits deutlich wurde, betrifft die Unterteilung in exogene und endogene Variablen ausschließlich Konstrukte. Da diese über die jeweiligen Messmodelle bestimmt werden, setzt sich jedes SGM grundsätzlich aus drei Submodellen zusammen (Götz und Liehr-Gobbers 2004): Dem exogenen Messmodell, dem endogenen Messmodell und dem Strukturmodell. Die drei Submodelle werden in Abbildung 5.1 verdeutlicht und im Folgenden detailliert beschrieben. Eine Erläuterung der verwendeten Symbole ist in Tabelle 5.4 enthalten.

Die Wirkungsbeziehungen zwischen den verschiedenen Konstrukten innerhalb des Modells werden auf Basis theoretischer bzw. sachlogischer Überlegungen formuliert. Das daraus abgeleitete Pfadmodell muss in Form einer kausalen Kette rekursiv abgebildet werden. Schleifen sind in dem Pfadmodell folglich nicht zulässig (Tenenhaus et al. 2005). Die drei latenten Variablen in Abbildung 5.1 (ξ_1, ξ_2 und η_1) werden durch Ellipsen dargestellt. Den latenten Variablen sind jeweils drei manifeste Variablen als Indikatoren zugeordnet (x_1, x_2, x_3, x_4, x_5, x_6, y_1, y_2 und y_3). Diese werden durch Rechtecke dargestellt und repräsentieren die Messdaten zur Bestimmung der Konstrukte.

---

[108] Der Begriff der *latenten Variablen* und der bereits zuvor eingeführte Begriff des *Konstrukts* werden daher im Folgenden synonym verwendet.

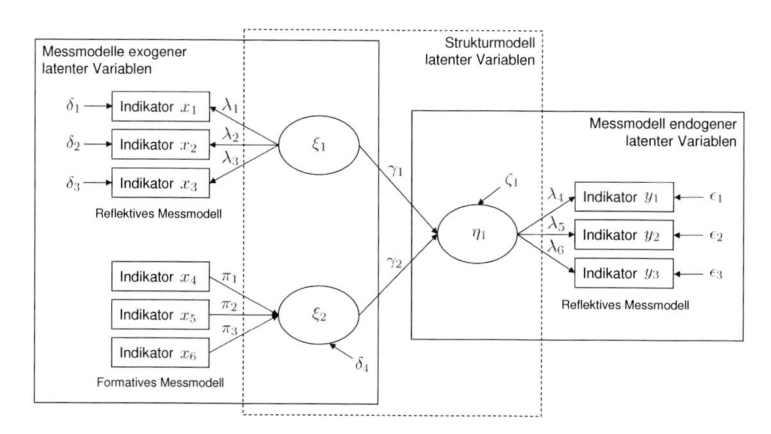

Abbildung 5.1: Beispiel eines Strukturgleichungsmodells (in Anlehnung an Götz und Liehr-Gobbers 2004, S. 716)

Somit spezifiziert das Strukturmodell die gerichteten Abhängigkeiten zwischen den latenten Variablen. Die Wirkungsbeziehungen zwischen den Konstrukten lassen sich als System von Strukturgleichungen abbilden, welches die folgende Form aufweist:

$$\text{Strukturmodell: } \eta = B\eta + \Gamma\xi + \zeta$$

In diesem Modell handelt es sich bei η und ξ um die Vektoren der endogenen und exogenen latenten Variablen. B und Γ bilden in Form von Parametermatrizen mittels Pfadkoeffizienten die Beziehungen des Strukturmodells ab. Die Messfehler der nicht beobachtbaren endogenen Variablen werden als Fehlervariable (Residualvariable) über den Vektor ζ abgebildet. Für ζ gilt hierbei $E(\zeta|\xi) = 0$. Die vermuteten direkten Beziehungen der endogenen Konstrukte untereinander werden durch die Elemente von B abgebildet, während die direkten Wirkungsbeziehungen zwischen exogenen und endogenen Konstrukten mittels der Elemente von Γ erfasst werden (Götz und Liehr-Gobbers 2004).

Das Messmodell spezifiziert die Beziehung zwischen manifesten Variablen und den ihnen zugrunde liegenden latenten Variablen. Dabei nehmen die Identifikation und Erhebung geeigneter Indikatoren zur Operationalisierung der jeweiligen latenten Variablen eine zentrale Stellung ein. In Beziehung zu anderen Konstrukten lassen sich exogene und endogene Messmodelle unterscheiden

Tabelle 5.4: Überblick über Parameter und Variablen im SGM (in Anlehnung an Buch 2007)

Parameter/Variable	Bedeutung
x_i	Indikatorvariable der latenten exogenen Variablen
y_i	Indikatorvariable der latenten endogenen Variablen
B	Parametermatrix der latenten endogenen Variablen η_i
Γ	Parametermatrix der latenten exogenen Variablen ξ_i
γ_i	Pfadkoeffizient zwischen einer latenten exogenen und einer latenten endogenen Variablen
δ_i	Fehlerterm im exogenen Messmodell (Residualvariable)
ϵ_i	Fehlerterm im endogenen Messmodell (Residualvariable)
ζ_i	Fehlerterm im Strukturmodell (Residualvariable)
η_i	Latente endogene Variable
λ_i	Pfadkoeffizient zwischen einer latenten Variablen und einer reflektiven Indikatorvariablen
ξ_i	Latente exogene Variable
π_i	Pfadkoeffizient zwischen einer latenten Variablen und einer formativen Indikatorvariablen

(Abbildung 5.1): Das *exogene Messmodell* bildet die Beziehungen zwischen den manifesten Indikatoren zur Erfassung der exogenen (unabhängigen) latenten Variablen ab, während das *endogene Messmodell* die Beziehungen zwischen den manifesten Indikatoren zur Erfassung der endogenen (abhängigen) latenten Variablen beschreibt (Herrmann, Huber und Kressmann 2006). Für die Beschreibung der Messmodelle endogener und exogener Variablen können Basisgleichungen herangezogen werden. Diese geben die semantische Struktur des hypothetischen Konstrukts wieder, das heißt die Relation zwischen den Konstrukten und deren Indikatoren wird konkretisiert. Generell lassen sich zwei Spezifikationsarten in Hinblick auf die Beziehungen zwischen Indikatoren und latenten Variablen unterscheiden.[109] In *reflektiven Messmodellen* wirken in den Pfadbeziehungen die latenten Variablen auf die manifesten Variablen

---

[109] Die Klassifizierung des Messmodells in reflektiv und formativ beeinflusst auch die Auswahl des Analyseverfahrens. So sind kovarianzbasierte Verfahren grundsätzlich nicht in der Lage formative Messmodelle abzubilden (Abschnitt 5.2.2).

ein (Abbildung 5.1). Damit verbunden ist die Annahme, sämtliche Veränderungen der unbeobachtbaren Variablen führen (unter Vernachlässigung von Messfehlern) gleichermaßen zu Veränderungen sämtlicher beobachteter Indikatoren. Die latente Variable erklärt (reflektiert) somit gleichzeitig sämtliche ihr zugeordneten Indikatoren. Als Beispiel führt Eberl (2004) das Konstrukt der *Kundenzufriedenheit* an. Dabei verändern sich die Indikatoren *Wiederkauf-* und *Weiterempfehlungsabsicht* stets in Folge des kausalen Einflusses des dahinterstehenden Konstrukts. Reflektive Messmodelle können allgemein mittels folgender Gleichungen in Matrizenform ausgedrückt werden:

Exogenes reflektives Messmodell: $x = \lambda_x \xi + \delta_x$

Endogenes reflektives Messmodell: $y = \lambda_y \eta + \epsilon_y$

Bei δ_x und ϵ_y handelt es sich um Fehlerterme. λ_x und λ_y entsprechen den Pfadkoeffizienten zwischen der latenten Variablen ξ bzw. η und der reflektiven Indikatorvariablen x bzw. y. Folglich repräsentiert jeder Indikator im reflektiven Messmodell eine fehlerbehaftete Messung des zugeordneten Konstrukts (Hunt 1991, Götz und Liehr-Gobbers 2004). Die Sichtweise von Konstrukten basiert auf der klassischen Testtheorie, bei der sich die Variation einer Messvariablen aus der Variation der nicht beobachtbaren tatsächlichen Konstruktvariablen sowie dem Messfehler zusammensetzt (Jarvis, Mackenzie und Podsakoff 2003, Eberl 2004, S. 4). Logisch entspricht dies der Annahme einer kausalen Beeinflussung der Messvariablen ausgehend vom Konstrukt (Bollen 1989, S. 182). Sofern keine Messfehler auftreten (δ_x bzw. $\epsilon_y = 0$), würde das reflektive Modell konsequenterweise eine perfekte Korrelation zwischen den Indikatoren implizieren. Dies ist auch der Grund dafür, weshalb die Güte eines reflektiven Messmodells aus einer hohen Korrelation der Indikatoren abgeleitet wird (Bollen und Lennox 1991). Im Umkehrschluss wird daher gefordert, dass Items, die nicht oder nur wenig korrelieren, auch nicht dem Konstrukt zugeordnet werden dürfen und somit nicht zur Operationalisierung des Konstrukts verwendet werden sollten (Churchill 1979, S. 68, Eberl 2004, S. 4).

Im Gegensatz dazu ist die Wirkungsrichtung zwischen Indikatoren und der latenten Variablen im *formativen Messmodell* genau umgekehrt (Abbildung 5.1). Die Indikatoren werden folglich nicht von der latenten Variablen bestimmt, sondern sind deren Ursache. Ein Beispiel in diesem Zusammenhang stellt der *sozioökonomische Status* von Hauser und Goldberger (1971) sowie Hauser (1973, S. 268) dar. Dieses Konstrukt ergibt sich aus den Indikatoren *Bildung, Einkommen* und *Prestige des Berufs*, welche nicht notwendigerweise korrelieren und dennoch Bestandteile des Zielkonstrukts darstellen. Die Indikatoren des formativen Messmodells können voneinander unabhängig sein, da lediglich ein kausaler Zusammenhang zwischen den einzelnen Indikatoren und dem Konstrukt erforderlich ist. Im Unterschied zu Indikatoren reflektiver Modelle, die hochgradig untereinander korrelieren müssen, sind in Hinblick auf die Korrelationen zwischen formativen Indikatoren keine Anforderungen notwendig. Die Korrelationskoeffizienten zwischen manifesten und latenten Variablen können daher jeden Wert im Intervall [-1;1] annehmen. Die Erklärungskraft des Modells sowie der kausalen Beziehung zwischen einer manifesten und einer formativen Variablen bleibt davon unberührt (Bollen 1984). Da die Indikatoren allerdings eigenständige Facetten des Konstrukts abbilden, geht durch das Weglassen von Indikatoren im formativen Messmodell Erklärungsgehalt verloren, während dies im reflektiven Modell unproblematisch ist. Formal lassen sich formative Messmodelle durch folgende allgemeine Gleichung abbilden:

Exogenes formatives Messmodell: $\xi = \pi_\xi x + \delta_\xi$

Endogenes formatives Messmodell: $\eta = \pi_\eta y + \epsilon_\eta$

Zusätzlich zu den bereits definierten Symbolen beinhalten die Matrizen π_ξ und π_η die Regressionskoeffizienten, während die Vektoren δ_ξ und ϵ_η die Fehlerterme und folglich die Residuen der multiplen Regression darstellen (Hackl und Westlund 1999, Diamantopoulos und Winklhofer 2001, Götz und Liehr-Gobbers 2004). Wie deutlich wird, liegt bei formativen Messmodellen kein Messfehler auf der Ebene der manifesten Variablen vor. Stattdessen wird der latenten Variablen selbst der Fehlerterm δ_ξ bzw. ϵ_η zugeordnet. Da die Indikatoren nicht in der Lage sind, das Realphänomen vollständig abzubilden, stimmt der Konstruktwert, der sich aus den Indikatorwerten ergibt, nicht mit dem wahren Konstruktwert überein (Christophersen und Grape 2007).

Aus der Umkehr der Kausalität in der Pfadbeziehung zwischen Indikatoren und latenten Variablen bei reflektiven und formativen Messmodellen folgen, wie bereits angedeutet, erhebliche Unterschiede zur Evaluierung der Güte des Modells (Eberl 2004, Ringle 2004, Herrmann, Huber und Kressmann 2006, Buch 2007). Die Entscheidung, das Messmodell reflektiv oder formativ zu konstruieren, hat daher auch Auswirkungen auf den Forschungsprozess und die Auswahl des Analyseinstruments. Wird ein Modell fälschlicherweise formativ geschätzt, obgleich es eigentlich reflektiv sein müsste, so hat dies in der Regel eine geringere interne Konsistenz zur Folge, da sämtliche Indikatoren beibehalten werden, auch wenn diese nicht reliabel sind. Dadurch werden mehr Parameter geschätzt als notwendig. Die Parametersparsamkeit ist folglich nicht gewährleistet, woraus eine schlechtere Anpassungsgüte folgt.[110] Diese

---

[110]Dies betrifft insbesondere Gütekriterien, die die Anzahl der Freiheitsgrade miteinbeziehen (Eberl 2004).

Tabelle 5.5: Unterschiede zwischen reflektiven und formativen Messmodellen (in Anlehnung an Jarvis, Mackenzie und Podsakoff 2003 und Buch 2007)

Dimension	Reflektives Modell	formatives Modell
Kausalität	Ausgehend vom Konstrukt zu den Indikatoren.	Ausgehend von den Indikatoren zum Konstrukt.
Reliabilität	Korrelation der Indikatoren wird vorausgesetzt.	Indikatoren dürfen, müssen allerdings nicht korrelieren.
Validität	Entfernen von Indikatoren ist generell unproblematisch und erforderlich (keine Veränderung des Konstrukts).	Entfernen von Indikatoren führt zu einer unvollständigen Darstellung des Konstrukts.
Messfehler	Auf Ebene der Indikatoren.	Auf Ebene des Konstrukte.

Fehlspezifikation kann zu einer Verwerfung des Hypothesensystems führen (Eberl 2004). Demgegenüber werden bei einem fälschlicherweise reflektiv gebildeten Messmodell, der Logik der internen Konsistenz folgend, im Rahmen des klassischen Skalenbereinigungsprozesses unter Umständen wesentliche Facetten eines Konstrukts aufgrund einer zu geringen Korrelation gelöscht. Dies hätte eine Reduzierung der Validität des Konstrukts zur Folge. Die analysierten Konstrukte spiegeln in diesem Fall nicht mehr die ursprünglichen (tatsächlichen) Konstrukte wider. Stattdessen werden nur Teilaspekte der Konstrukte untersucht (Anderson und Gerbing 1982). Neben dem damit verbundenen inhaltlichen Problem weisen Jarvis, Mackenzie und Podsakoff (2003) auf bedeutsame Verzerrungen im Hinblick auf die Parameterschätzung derartig modifizierter Strukturgleichungsmodelle hin. Fehlspezifikationen führen folglich zu erheblichen Problemen und sollten möglichst frühzeitig vermieden werden, da bereits eine auf interne Konsistenz ausgelegte Skalenbildung, wie sie für reflektive Messmodelle vorgeschlagen wird, zu entsprechenden Verzerrungen führen (Blalock 1971, Churchill 1979, Rossiter 2002, Jarvis, Mackenzie und Podsakoff 2003, Albers und Hildebrandt 2006, Fassott 2006).

Ob es sich im konkreten Fall um ein reflektives oder formatives Messmodell handelt, ist oftmals nur schwer zu entscheiden. Jarvis, Mackenzie und Podsakoff (2003, S. 207) beispielsweise veranschaulichen in einer Analyse der Itemspezifikationen von Beiträgen aus hochrangigen Marketingjournals, dass ca. 29 % der verwendeten Strukturgleichungsmodelle fehlerhaft spezifiziert sind. Dabei setzt sich der Anteil fehlerhafter Spezifikationen zu 28 % aus eigentlich formativen Modellen zusammen, die fälschlicherweise reflektiv konstruiert wurden, und lediglich 1 % entfällt auf reflektive Modelle, die eigentlich formativ spezifiziert werden müssten. Allerdings basieren diese Einteilungen jeweils auf den Angaben zu den Indikatoren in den jeweiligen Beiträgen. Verantwortlich für diesen hohen Fehleranteil könnte zum einen ein fehlendes Problembewusstsein sein, da die Itemspezifikation des Messmodels in vielen Beiträgen kaum erläutert wird. Ebenso könnten mangelndes Wissen über die Zuordnungskriterien sowie das Annahmeverhalten von Gutachtern, das auf eine hohe interne Konsistenz abzielt, mögliche Gründe darstellen (Jarvis, Mackenzie und Podsakoff 2003, S. 207).

Auf diesen Ergebnissen aufbauend entwickeln Jarvis, Mackenzie und Podsakoff (2003) einen Fragenkatalog, der es Forschern ermöglicht, die Kausalitäten der Messmodelle eindeutig zu bestimmen.[111] Dabei folgen die einzelnen Aspekte des Fragenkatalogs aus den aufgezeigten Unterschieden zwischen reflektiven und formativen Messmodellen. Da in formativen Modellen die Indikatoren die Ursache für das Konstrukt darstellen, definieren sie die Eigenschaften des verbundenen Konstrukts. Hieraus ergibt sich ein Problem, welches in zahlreichen Publikationen als Fehlspezifikation zu beurteilen ist. Konkrete Handlungsempfehlungen auf Basis von Indikatoren sind ausschließlich in formativen Messmodellen möglich, da nur in diesem Fall die Veränderung eines Indikators die latente Variable beeinflussen kann (Albers und Hildebrandt 2006). In dem nachfolgenden Fragekatalog von Fassott (2006) werden die Unterschiede zwischen reflektiven und formativen Messmodellen zu Entscheidungshilfen zusammengefasst. Die nach den jeweiligen Fragen vorgegebenen Antworten weisen im ersten Fall auf ein reflektives, im zweiten Fall auf ein formatives Messmodell hin (Fassott 2006):

1. Sind die Indikatoren definierende Charakteristika oder Manifestationen der latenten Variablen? (Manifestationen/definierende Charakteristika)

2. Würden Änderungen in der Ausprägung der Indikatoren eine Veränderung der latenten Variablen verursachen? (nein/ja)

3. Würden Änderungen in der Ausprägung der latenten Variablen eine Veränderung der Indikatoren verursachen? (ja/nein)

4. Haben die Indikatoren den gleichen beziehungsweise einen ähnlichen Inhalt oder beziehen sie sich auf ein gemeinsames Thema? (ja/nicht erforderlich)

---

[111] Im Rahmen der Untersuchung von Fassott (2006) wird der von Jarvis, Mackenzie und Podsakoff (2003) entwickelte Fragenkatalog ins Deutsche übertragen, um deutschsprachige Publikationen hinsichtlich bestehender Fehlspezifikationen zu untersuchen. Die Ergebnisse dieser Studie kamen zu einem vergleichbaren Ergebnis wie Jarvis, Mackenzie und Podsakoff (2003) für internationale (englischsprachige) Publikationen.

5. Würde die Eliminierung eines Indikators den konzeptionellen Inhalt der latenten Variablen verändern? (nein/möglich)

6. Sind Veränderungen in der Ausprägung eines Indikators verbunden mit gleichgerichteten Veränderungen der übrigen Indikatoren? (ja/nicht erforderlich)

7. Haben die Indikatoren dieselben Antezedenzien und Konsequenzen? (ja/nicht erforderlich)

Der Fragenkatalog von Fassott (2006) dient in der vorliegenden Studie als Grundlage zur Spezifikation der Messmodelle. Sämtliche der in den Abschnitten 3.5.1, 4.2.2 sowie 4.3.2 ausgewählten Konstrukte sowie die dazugehörigen Indikatoren wurden anhand dieses Fragenkatalogs evaluiert.[112] Dies ist auch bei bereits empirisch validierten Konstrukten erforderlich, da Jarvis, Mackenzie und Podsakoff (2003) sowie Fassott (2006) vor dem Hintergrund des erheblichen Anteils von Fehlspezifikationen vor einer unkritischen Übernahme von Messmodellen warnen. Es wird deutlich, dass ein erheblicher Teil der ausgewählten Konstrukte reflektiv geprägt ist. Hierzu gehören die aus der Akzeptanzforschung übernommenen Konstrukte sowie die Konstrukte der organisationalen und der nationalen Kultur. Bei einigen Konstrukten ergab sich jedoch keine eindeutige Zuordnung. Hierzu gehören die *Ängste*, die *Innovationsbereitschaft* sowie die *quantitative* und *qualitative Überbelastung*. Die hinsichtlich der Zuordnung aufgetretenen Probleme werden im Folgenden exemplarisch anhand der *quantitativen* und *qualitativen Überbelastung* entlang des zuvor beschriebenen Fragenkatalogs verdeutlicht:

1. Das zweite Frageitem der *quantitativen Überbelastung* (QT2, Anhang A) lautet: „Ich habe nicht genügend Zeit, um sämtliche mit technischen Geräten verbundenen Aufgaben zu erledigen, die von mir erwartet werden." Diese Frage weist Parallelen zur Definition der Überbelastung in Abschnitt 3.3.3 auf, weshalb ein definierendes Charakteristikum eines formativen Messmodells nach Frage 1 des Fragenkatalogs von Fassott (2006) vorliegen könnte. Dies trifft unter anderem auch auf das erste Frageitem der *qualitativen Überbelastung* (QL1, Anhang A.) zu: „Meine Kenntnisse im Umgang mit den technischen Geräten sind nicht ausreichend, um meine Aufgaben zu erfüllen."

2. Auch in Bezug auf den zweiten Aspekt des Fragekatalogs von Fassott (2006) scheint eine Veränderung des Indikators eine Änderung

---

[112] Die Konstrukte sowie die zugeordneten Indikatoren werden in Anhang A in deutscher und englischer Sprache aufgeführt.

der latenten Variablen zu verursachen. Als Handlungsempfehlung zur Reduzierung der *quantitativen Überbelastung* ist es naheliegend, den Mitarbeitern mehr Zeit zur Aufgabenbewältigung zur Verfügung zu stellen (vgl. QT2, Anhang A). Des Weiteren könnte die *qualitative Überbelastung* gesenkt werden, indem die Kenntnisse im Zusammenhang mit technischen Geräten beispielsweise durch Schulungen erhöht werden (vgl. QL1, Anhang A.). Dies weist auf eine formative Spezifikation hin.

3. Auf der anderen Seite ist davon auszugehen, dass sich eine Erhöhung der *quantitativen* und *qualitativen Überbelastung* in den Indikatoren widerspiegelt, da in diesem Fall vermutlich noch weniger Zeit zur Aufgabenbewältigung zur Verfügung stehen würde (*quantitative Überbelastung*, QT2, Anhang A) und die Kenntnisse im Umgang mit technischen Geräten geringer wären (*qualitative Überbelastung*, QL1, Anhang A.).

4. Für eine reflektive Spezifikation der beiden latenten Variablen spricht weiterhin, dass sich die Indikatoren, wie in Frage 4 formuliert, auf ähnliche Inhalte beziehen.

5. Da die Indikatoren keine unterschiedlichen Facetten abbilden, würde die Eliminierung eines Indikators kaum den Inhalt der latenten Variablen verändern. Auch dies weist auf ein reflektives Messmodell der *quantitativen* und *qualitativen Überbelastung* hin.

6. Darüber hinaus ist aufgrund der inhaltlichen Ähnlichkeit von einer starken Korrelation der Indikatoren auszugehen. Auch dies deutet auf eine reflektive Spezifikation hin.

7. Abschließend lassen sich keine wesentlichen Unterschiede in Bezug auf die Antezedenzien und Konsequenzen der Indikatoren feststellen, weshalb auch dieser Aspekt eher auf ein reflektives Messmodell der *quantitativen* und *qualitativen Überbelastung* hinweist.

Den Ausführungen von Herrmann, Huber und Kressmann (2006) folgend zielen sämtliche Aspekte von Fassotts Fragekatalog zur Spezifikation des Messmodells letztlich auf die Frage der Kausalität zwischen Indikatoren und der latenten Variablen ab. Die Nutzung des Fragekatalogs dient somit primär der Absicherung der Kausalrichtung, wobei sich nicht zwangsweise ein einheitliches Antwortmuster ergeben muss. Daher werden ergänzend Überlegungen hinsichtlich der Ursachen von *Überbelastung* herangezogen.[113] Die *quantitative*

---

[113]Die exemplarisch für die *quantitative* und *qualitative Überbelastung* angestellten Überlegungen können ebenso auf die anderen uneindeutigen Konstrukte wie die *Ängste* und die *Innovationsbereitschaft* übertragen werden.

Überbelastung kann unter anderem durch eine unzureichende Organisation der Arbeitsabläufe, eine zu kurze Einarbeitung neuer Mitarbeiter, eine nicht den Anforderungen entsprechende Personalplanung oder den krankheitsbedingten Arbeitsausfall von Leistungsträgern ausgelöst werden. Ebenso könnte die *qualitative Überbelastung* unter anderem auf eine vergleichsweise geringe Intelligenz bzw. Lernfähigkeit, eine schlechte Ausbildung, eine geringe Berufserfahrung oder die unzureichende Schulung des Mitarbeiters zurückgeführt werden. Alle diese Aspekte stellen mögliche Facetten des Konstrukts der *quantitativen* bzw. *qualitativen Überbelastung* dar und konstituieren potenzielle Eingriffspunkte für praktisches Handeln (Diller 2004). Hierbei handelt sich um die tatsächlichen Ursachen der jeweiligen Überbelastung, die sich unter anderem in einem Mangel an Zeit (*quantitative Überbelastung*) oder einem Mangel an Fähigkeiten (*qualitative Überbelastung*) bemerkbar machen. Dieser Argumentation folgend sind in der vorliegenden Untersuchung ausschließlich reflektive Messmodelle enthalten.

In der vorliegenden Studie werden die latenten Variablen somit durch die Indikatoren abgebildet. Eine Beeinflussung durch die Projektverantwortlichen eines Implementierungsvorhabens oder die Krankenhausleitung ist anhand der Indikatoren nicht möglich. Hieraus ergibt sich ein Problem in Bezug auf das Ziel der Arbeit, Handlungsempfehlungen abzuleiten. Die Untersuchung zeigt zwar Wirkungsbeziehungen zwischen Konstrukten auf, kann jedoch keine Aussagen dazu treffen, wie einzelne Konstrukte beeinflusst werden können. Die Beeinflussung von Konstrukten kann daher lediglich in Form von logisch hergeleiteten Hypothesen erfolgen. Die Möglichkeiten der Veränderung der Konstrukte durch Indikatoren erfordert ein separates Forschungsvorhaben. Fassott (2006) schlägt in diesem Zusammenhang vor, den Befragten eine Liste von formativen Indikatoren auszuhändigen und diese von ihnen beurteilen und erweitern zu lassen. Die angeführten Gründe für *Überbelastung* könnten in diesem Zusammenhang als ein erster Ansatzpunkt zur Erstellung einer solchen Liste betrachtet werden.[114]

5.2.2 Varianz- und kovarianzbasierte Ansätze

Nachdem im vorigen Abschnitt die Grundlagen des verwendeten Analyseverfahrens vorgestellt wurden, folgt in diesem Abschnitt ein Vergleich zwischen kovarianzbasierten (Jöreskog 1970, Bentler und Weeks 1980) und varianzbasier-

---

[114]Auf weitere Ausführungen zu SGM einschließlich mehrdimensionaler Konstrukte sowie Konstrukten höherer Ordnung wird im Folgenden verzichtet, da diese nicht in der Untersuchung auftreten und somit von untergeordneter Bedeutung sind. An dieser Stelle sei auf die Erläuterungen von Homburg und Giering (1996) sowie Jarvis, Mackenzie und Podsakoff (2003) verwiesen.

ten SGM (Wold 1974, Wold 1975, Wold 1982, Chin 1998). Zur Schätzung von SGM mittels kovarianzbasierter Ansätze bestehen zahlreiche Softwareapplikationen wie beispielsweise AMOS[115] (Analysis of Moment Structures), EQS[116] (Structural Equation Systems), SEPath[117] (Structural Equation Modeling and Path Analysis) sowie LISREL[118] (Linear Structural Relationships), wobei LISREL der mit Abstand populärste Vertreter ist und als ein Synonym für kovarianzbasierte SGM angesehen werden kann (Haenlein und Kaplan 2004). Im Unterschied dazu erfolgt bei Partial Least Squares (PLS) die Schätzung des SGM anhand der Varianz. Auch zu diesem Ansatz gibt es zahlreiche Softwareapplikationen. Aufbauend auf dem bereits 1984 veröffentlichten LVPLS (Latent Variable Partial Least Square) wurde mit VisualPLS[119] eine Applikation entwickelt, die diese Anwendung um eine grafische Benutzeroberfläche erweitert. Weitere Anwendungen sind PLS-Graph[120] sowie SmartPLS[121]. Im Gegensatz zu den oftmals kostenpflichtigen kovarianzbasierten Softwareapplikationen sind sämtliche varianzbasierten Ansätze im akademischen Bereich kostenlos nutzbar (Temme, Kreis und Hildebrandt 2006).

Wie bereits in Abschnitt 5.2.1 erläutert, werden bei SGM Mess- und Strukturmodell gemeinsam bestimmt. Kovarianzbasierte Verfahren wie LISREL nutzen zur Bestimmung der Modellschätzer sämtliche in der Kovarianzmatrix gegebenen Informationen aus, indem sie diese im Ganzen bestmöglich replizieren. Daher werden sie auch als *Full Information Approaches* bezeichnet (Herrmann, Huber und Kressmann 2006, S. 38 f.). Dagegen werden bei varianzbasierten Verfahren, wie dem iterativen PLS-Algorithmus[122], Kovarianzen lediglich blockweise genutzt, um die Zusammenhänge im Strukturmodell auf Basis der über die Gewichte berechneten Konstruktwerte zu bestimmen. In der Kovarianzmatrix steht folglich ein geringerer Anteil an genutzten Informationen zur Parameterschätzung zur Verfügung, wodurch weniger genaue Schätzer ermittelt werden. Allerdings werden diese Schätzer mit dem Ziel der bestmöglichen Nachbildung der Datenmatrix bestimmt und besitzen daher bessere Vorhersageeigenschaften als Schätzer kovarianzbasierter Verfahren. Aus diesem Grund sollten für varianzbasierte Verfahren auf Residualvarianzen gestützte Gütekriterien herangezogen werden, wohingegen bei kovarianz-

---

[115]AMOS wird als zusätzliches Modul in SPSS angeboten. Siehe http://www.spss.com.
[116]Siehe http://www.mvsoft.com.
[117]SEPath wird als Teil der STATISTICA Professionell Software angeboten. Siehe http://www.statsoft.com.
[118]Siehe http://www.ssicentral.com.
[119]Verfügbar über http://www2.kuas.edu.tw/prof/fred/vpls/index.html.
[120]Siehe http://www.plsgraph.com.
[121]Verfügbar über http://www.smartpls.de.
[122]Der PLS-Algorithmus wird auch als *Kleinste-Quadrate-Algorithmus* bezeichnet (Panten 2005, S. 224 ff.).

basierten Verfahren neben den Residualvarianzen auch kovarianzgestützte Gütekriterien verwendet werden sollten (Fornell und Larcker 1981, Herrmann, Huber und Kressmann 2006, S. 38 f.).

Aufgrund des iterativen Schätzverfahrens bei PLS konvergieren auch komplexere Modelle vergleichsweise schnell und sind selbst bei relativ kleinen Stichprobengrößen sinnvoll anwendbar. Dabei kann im Extremfall sogar die Anzahl der erklärenden Variablen die Zahl der Beobachtungen übersteigen (Fornell und Bookstein 1982, S. 450, Panten und Boßow-Thies 2007, S. 316). Bei einer zu geringen Stichprobengröße tendieren varianzbasierte Ansätze wie PLS jedoch dazu, die Faktorladungen im Messmodell generell zu hoch und die Pfadkoeffizienten im Strukturmodell zu niedrig zu schätzen. Zur Bestimmung der erforderlichen Stichprobengröße wird als Heuristik mindestens der zehnfache Wert der größten Anzahl von Indikatoren der komplexesten latenten Variablen oder die höchste Anzahl von Pfaden zu einer endogenen Variablen vorgeschlagen, wobei stets die strengere Regel Anwendung finden sollte (Chin 1998). Im Gegensatz dazu verwenden kovarianzbasierte Verfahren den Maximum-Likelihood-Ansatz zur Schätzung der Parameter. Die Voraussetzungen für diesen Ansatz sind allerdings bei komplexen Zusammenhängen und einem geringem Informationsgrad nur schwer zu erfüllen (Panten und Boßow-Thies 2007, S. 316). Des Weiteren weisen kleine Stichproben keine asymptotischen Eigenschaften auf, worunter ebenfalls die Güte der Schätzer und der Fit-Indizes leidet (Hu und Bentler 1999). Aus diesem Grund benötigt LISREL hinsichtlich der Konvergenz des Algorithmus eine vergleichsweise hohe Stichprobengröße und ist auf eine relativ geringe Anzahl von Variablen und Konstrukten angewiesen (Panten und Boßow-Thies 2007, S. 316). Zur Orientierung wird davon ausgegangen, dass bei der Verwendung von LISREL für die Berechnung der statistischen Fit-Indizes sowie für eine positive Anzahl an Freiheitsgraden mindestens die fünf- bis zehnfache Menge an Beobachtungen im Vergleich zur gesamten Variablenanzahl notwendig ist (Homburg und Baumgartner 1995, S. 1103).

Im Gegensatz zu LISREL, das eine multivariate Normalverteilung erfordert, setzt das iterative Schätzverfahren von PLS keine Verteilungsannahmen voraus. Da gerade bei explorativ geprägten Studien mit einer geringen Stichprobengröße oftmals keine Normalverteilung vorliegt, sollte in diesem Anwendungsbereich PLS verwendet werden (Panten 2005, S. 226, Panten und Boßow-Thies 2007, S. 316 f.). Aufgrund der strengeren Verteilungsannahmen von kovarianzbasierten Ansätzen werden diese auch als *Hard Modeling* bezeichnet, während im Zusammenhang mit PLS von *Soft Modeling* gesprochen wird (Wold 1982). Die Anwendbarkeit von PLS ist folglich generell höher. Allerdings können beim Einsatz von PLS die Messfehler des Modells nicht quantifiziert werden, weshalb inferenzstatistische Größen zur Einschätzung der Güte herangezogen werden müssen (Chin 1998, S. 316).

Standardmäßig ist LISREL auf die Schätzung reflektiver Messmodelle beschränkt. Zwar ist es prinzipiell auch möglich, im Rahmen einer kovarianzbasierten Analyse formative Konstrukte zu berücksichtigen, allerdings ist dies vergleichsweise aufwändig (Albers und Hildebrandt 2006). Formative Indikatoren lassen sich in diesem Fall nicht als Indikatoren im eigentlichen Sinne auffassen, da diese als eigenständige latente Variablen definiert werden (MacCallum und Browne 1993). Des Weiteren können ausschließlich exogene Konstrukte formativ spezifiziert werden. Bei endogenen Konstrukten ist eine solche formative Spezifikation nicht möglich. Erschwerend kommt hinzu, dass eine solche Einbindung formativer Kausalitäten in kovarianzbasierten Ansätzen lediglich bei komplexeren Modellen verzerrungsfrei realisierbar ist, da andernfalls aufgrund der Unteridentifizierung die Parameter nicht geschätzt werden können (Christophersen und Grape 2007, Jarvis, Mackenzie und Podsakoff 2003). PLS hingegen ist in der Lage, sowohl reflektive als auch formative Messmodelle zu schätzen (Ringle 2004, Herrmann, Huber und Kressmann 2006). Ein weiterer Unterschied besteht in der Konsistenz der Schätzer. Bei kovarianzbasierten Ansätzen wie LISREL sind die Schätzer konsistent. Dies ist bei varianzbasierten Ansätzen wie PLS nicht der Fall. Allerdings sind die Schätzer als *Consistent at Large* anzusehen, das bedeutet mit steigender Stichprobengröße und steigender Anzahl von Indikatoren pro Konstrukt nähern sich diese den geschätzten *wahren* Parameterwerten an (Panten und Boßow-Thies 2007, S. 316).

Es wird deutlich, dass kovarianzbasierte Ansätze wie LISREL und varianzbasierte Ansätze wie PLS zentrale Unterschiede aufweisen. Aus diesem Grund ist eine inhaltlich fundierte Methodenwahl in Abgleich mit dem jeweiligen Untersuchungsgegenstand unabdingbar. Die verfahrensspezifischen Implikationen sollten bereits im Vorfeld der Untersuchung berücksichtigt werden, um methodische Fehler zu vermeiden (Ringle 2004). PLS und LISREL stehen somit auch nicht in direkter Konkurrenz zueinander. Vielmehr ergänzen sich beide Ansätze, da jedes Verfahren in bestimmten Situationen Vor- und Nachteile bietet. PLS weist insgesamt eine bessere Eignung zum Testen von Theorien auf, die sich noch in einem frühen Entwicklungsstadium befinden. Hierfür sprechen die geringere Stichprobengröße sowie das Nichtvorhandensein von Verteilungsannahmen. Zudem zielt PLS darauf ab, den Erklärungsgehalt des Strukturmodells zu maximieren, und kann daher in Einsatzfeldern genutzt werden, in denen noch unzureichende Kenntnisse über die Wirkungsbeziehungen bestehen. Dies ist insbesondere der Bereich der Prognose und Theorieherleitung (Chin und Newsted 1999, Panten und Boßow-

Thies 2007).[123] Der Einsatzbereich von LISREL ist demgegenüber eindeutig konfirmatorisch geprägt und eignet sich somit vor allem zur Überprüfung der Validität von a priori bestimmten Modellen, die über eine ausreichende theoretische Fundierung verfügen (Gefen, Straub und Boudreau 2000, Panten und Boßow-Thies 2007). In Tabelle 5.6 werden die zentralen Merkmale von LISREL und PLS gegenübergestellt.

Die zuvor erläuterten Merkmale und Einsatzbereiche der beiden Verfahren werden in der Literatur auch kritisiert. Die in diesem Zusammenhang aufgekommene Diskussion zielt darauf ab, inwieweit PLS im Vergleich zu LISREL über spezielle Eigenschaften verfügt, die den erläuterten Anwendungsbereich rechtfertigen. Wie Goodhue, Lewis und Thompson (2006) aufzeigen, wird PLS insbesondere im Umfeld der *Information Systems*-Forschung (Abschnitt 1.4) verwendet, während dieses Verfahren in anderen Disziplinen wesentlich kritischer betrachtet wird. Dabei können die Autoren anhand empirischer Daten keine Vorteile von PLS im Vergleich zu LISREL im Hinblick auf die Effektstärke bei geringen Stichproben feststellen (Goodhue, Lewis und Thompson 2006). Auch Reinartz, Haenlein und Henseler (2009) entkräften zahlreiche der Argumente, die für den Einsatz von PLS sprechen. So liefern kovarianzbasierte Verfahren insgesamt bessere und konsistentere Ergebnisse. Zudem können keine Vorteile von PLS bei nicht normalverteilten Indikatorwerten festgestellt werden.[124] Marcoulides und Saunders (2006) sowie Thomas, Lu und Cedzynski (2005) warnen zudem vor Verzerrungen, die sich aus zu geringen Stichproben im Zusammenhang mit PLS ergeben. Die von Chin (1998) vorgeschlagene Heuristik, die sich nach dem zehnfachen Wert der größten Anzahl von Indikatoren bzw. der höchsten Anzahl von Pfaden zu einer endogenen Variablen richtet (siehe oben), ist daher als zu schwach anzusehen. Dies liegt darin begründet, dass in Hinblick auf die Korrelationen analog zu Verfahren der ersten Generation β-Fehler auftreten können. Hierbei werden aufgrund einer zu geringen Stichprobengröße signifikante Pfadkoeffizienten als nicht signifikant geschätzt. Somit wird die Nullhypothese beibehalten, obgleich die Alternativhypothese gilt (Cohen 1988, S. 4 ff., Goodhue, Lewis und Thompson 2006, Marcoulides und Saunders 2006). Aus diesem Grund sollte zusätzlich die Teststärke (*Statistical Power*) zur Bestimmung der erforderlichen Stichprobengröße herangezogen werden. In diesem Zusammenhang wird in der

---

[123]Allerdings kommen Albers und Hildebrandt (2006) mittels eines empirischen Vergleichs zu dem Ergebnis, dass PLS ebenso wie LISREL als konfirmatorisches Analyseinstrument eingesetzt werden kann.

[124]Zu beachten ist jedoch, dass sich dieses Ergebnis nur auf das in der Studie untersuchte Modell bezieht. Ein allgemeingültiger Beweis wird nicht erbracht (Reinartz, Haenlein und Henseler 2009).

Tabelle 5.6: Vergleich zwischen PLS und LISREL (in Anlehnung an Panten 2005, S. 226)

Kriterium	PLS	LISREL
Analysetyp	Least-Square-Analyse (Komponentenbasiert)	Kovarianzstrukturanalyse
Schätzverfahren	Iterative Kleinste-Quadrate-Schätzung	Maximum-Likelihood-Schätzung
Schätzprinzip	Minimierung der Residualvarianzen im Mess- und Strukturmodell	Minimierung des Abstands zwischen modelltheoretischer und empirischer Kovarianzmatrix
Verteilungsannahme	Keine Verteilungsannahme (Soft Modeling)	In der Regel multivariate Normalverteilung der Daten (Hard Modeling)
Eigenschaften der Schätzparameter	Schätzer nur bei hoher Zahl von Indikatoren konsistent (Consistent at Large)	Konsistenz der Schätzer
Größe der Stichprobe	Mindestens das Zehnfache der höchsten Indikatoranzahl der Konstrukte oder der höchsten Anzahl von Pfaden zu einer endogenen Variablen	Mindestens das Fünf- bis Zehnfache der gesamten Variablenzahl
Beziehungen im Messmodell	Reflektive und formative Zusammenhänge	In der Regel reflektive Zusammenhänge
Skalenniveau	Keine Einschränkung	Mindestens Intervallskalen
Anwendung	Explorativer Charakter	Konfirmatorischer Charakter
Modellbeurteilung	Heuristik (z. B. R^2, t-Werte)	Statistische Fit-Indizes
Verwendete Software	VisualPLS, PLS-Graph, SPAD-PLS, SmartPLS	LISREL, AMOS, EQS, SEPath

Literatur ein Wert von 0,8 als ausreichend beurteilt.[125] Abschließend muss beachtet werden, dass obgleich Reinartz, Haenlein und Henseler (2009) die Fähigkeiten von PLS kritisch analysieren, PLS auch in dieser Untersuchung im Vergleich zu LISREL bei einer geringen Stichprobengröße eher in der Lage ist, signifikante Effekte zu identifizieren. Daher kommen Reinartz, Haenlein und Henseler (2009) trotz der zuvor angeführten Kritik zu dem Ergebnis, dass PLS im Bereich der Prognose und Theoriebildung für Stichproben kleiner 250 LISREL vorgezogen werden sollte.

Da in der vorliegenden Studie ein vergleichsweise komplexes Modell geschätzt wird, welches nur teilweise auf etablierten Theorien aufbaut und sich folglich in einem frühen Entwicklungsstadium befindet, erscheint der Soft Modeling-Ansatz von PLS geeigneter. Nach der erläuterten Heuristik von Homburg und Baumgartner (1995, S. 1103) ist bei der Stichprobengröße von 242 sowie 246 Datensätzen zwar die Nutzung von LISREL möglich, allerdings kann PLS bei diesem Untersuchungsumfang schwächere Effekte besser bestimmen (Reinartz, Haenlein und Henseler 2009). Weiterhin konnte anhand des Kolmogorov-Smirnov-Tests auf Normalverteilung in SPSS bei den erhobenen empirischen Daten aus beiden Ländern keine Normalverteilung festgestellt werden (Eckstein 2006, 93 ff.). Obgleich die bestehenden Verteilungen, wie erläutert, nicht zwangsweise eine Entscheidung für ein Verfahren rechtfertigen, sind Verzerrungen aus theoretischen Überlegungen dennoch nicht gänzlich auszuschließen. Konsequenterweise wird in dieser Arbeit PLS verwendet, wobei die im folgenden Abschnitt beschriebene PLS-Analyse mit SmartPLS 2.0 nach Ringle, Wende und Will (2005) durchgeführt wurde.

5.3 Ergebnisauswertung

Die Ergebnisbetrachtung der beiden Strukturgleichungsmodelle in Deutschland und Australien erfolgt getrennt nach Mess- und Strukturmodell. In Abschnitt (Abschnitt 5.3.1) werden zunächst die Gütekriterien für die Messmodelle vorgestellt. Im Anschluss erfolgt in Abschnitt 5.3.2 die generelle Beurteilung der Ergebnisse der Strukturmodelle. Diese werden in Abschnitt 5.3.3 im Hinblick auf die einzelnen getesteten Hypothesen konkretisiert.

---

[125]Die Berechnung der Teststärke erfolgt generell für multiple Regressions- und Korrelationsanalysen. Da SGM allerdings auf statistischen Verfahren der ersten Generation wie beispielsweise der Regressionsanalyse aufbauen (Abschnitt 5.2.1), wird die Übernahme dieser Größe als zusätzliche Anforderung empfohlen (Cohen 1988, S. 407, Bortz und Döring 2006, S. 638, Goodhue, Lewis und Thompson 2006, Hair et al. 2006, S. 880).

5.3.1 Messmodell

Die Güte eines reflektiven Messmodells[126] ergibt sich aus der Konvergenz- und der Diskriminanzvalidität (Chin 2010, Götz, Liehr-Gobbers und Krafft 2010). Dabei setzt sich die Konvergenzvalidität aus der Indikator- und Konstruktreliabilität sowie der durchschnittlich erfassten Varianz (DEV) zusammen (Fornell und Larcker 1981). Die einzelnen Gütekriterien werden im Folgenden erläutert.

Auf Konstruktebene wird die *Indikatorreliabilität* bestimmt, um zu überprüfen, inwieweit die Varianz des jeweiligen Indikators durch das Konstrukt erklärt werden kann. Die Indikatorreliabilität ergibt sich aus der Korrelation zwischen den Indikatoren und dem Konstrukt und wird über die Faktorladungen ausgewiesen. Hierbei sollten die Faktorladungen den Wert 0,7 übersteigen. Da sich die Reliabilität aus dem Quadrat der Faktorladung ergibt, wird bei diesem Wert ungefähr die Hälfte der Varianz erklärt. Faktorladungen kleiner 0,5 gelten als nicht akzeptabel und sind von der Analyse auszuschließen (Chin 1998). Bei Ländervergleichen ergibt sich darüber hinaus das Problem, dass sich die Indikatorreliabilitäten zwischen den Ländern unterscheiden können. Sind diese Differenzen erheblich, stellt sich die Frage, ob gegebenenfalls Unterschiede zwischen den Konstrukten vorliegen, die einen direkten Vergleich verhindern (Carte und Russell 2003). Um die Vergleichbarkeit beider Modelle zu gewährleisten, wurden Indikatoren, die in einem Land einen Wert kleiner 0,5 aufwiesen, aus den Modellen beider Länder entfernt. Dieses Vorgehen ist bei rein reflektiven Modellen unproblematisch (Abschnitt 5.2.1). Somit wird generell von Unterschieden zwischen den latenten Variablen in beiden Ländern ausgegangen, allerdings wird dieses Problem dadurch gemildert, dass die Konstrukte auf einen gemeinsamen Kern, den die gleichen Indikatoren wiedergeben, reduziert werden. In dem finalen Modell sind konsequenterweise sämtliche Faktorladungen größer 0,5. Die meisten Faktorladungen sind zudem größer 0,7 (Anhang B).[127]

Um zu überprüfen, inwieweit ein Konstrukt durch die ihm zugeordneten Frageitems geschätzt werden kann, werden sowohl *Cronbach's Alpha*, als auch die *Konstruktreliabilität* herangezogen. Für Cronbach's Alpha sollte mindestens ein Wert von 0,6 bis 0,7 erreicht werden (Hair et al. 2006, S. 102). Lediglich in sehr frühen Forschungsphasen, in denen die Konstrukte noch vergleichsweise wenig bekannt sind, werden von einigen Forschern Werte

---

[126]In Abschnitt 5.2.1 wurde begründet, weshalb es sich in der vorliegenden Studie ausschließlich um reflektive Messmodelle handelt.

[127]In Deutschland weisen 9 und in Australien 6 der 70 Indikatoren eine Faktorladung zwischen 0,5 und 0,7 auf (Anhang B).

größer 0,5 für Cronbach's Alpha als adäquat angesehen.[128] Demgegenüber wird für die Konstruktreliabilität ein Wert größer 0,6 als ausreichend erachtet (Bagozzi und Yi 1988). Im Vergleich, welches der beiden Gütekriterien besser zur Bestimmung der internen Konsistenz geeignet ist, kommt Chin (1998) zu dem Ergebnis, dass bei varianzbasierten Ansätzen die Konstruktreliabilität eingesetzt werden sollte, da diese keine Tau-Äquivalenz der Indikatoren voraussetzt. In der empirischen Analyse dieser Arbeit wiesen sämtliche latenten Variablen in Deutschland und Australien eine Konstruktreliabilität größer 0,7 auf.[129] Der Wert für Cronbach's Alpha beträgt in Deutschland bei der *Machtdistanz* jedoch lediglich 0,621 und bei der *Anpassungsfähigkeit* 0,675. In Australien unterschreitet die *Machtdistanz* ebenfalls den generell geforderten Wert von 0,7 und beträgt lediglich 0,607. Allerdings ist die Konstruktreliabilität für *Machtdistanz* und *Anpassungsfähigkeit* in beiden Ländern größer 0,8, weshalb die interne Konsistenz der latenten Variablen als erfüllt erachtet wird.

Mit Hilfe der *durchschnittlich erfassten Varianz* (DEV) wird ermittelt, in welchem Ausmaß die latenten Variablen den erklärten Varianzanteil in Relation zum Messfehler wiedergeben. Hierbei sollte ein Wert größer 0,5 erreicht werden. Dies ist bei sämtlichen latenten Variablen in beiden Ländern der Fall (Anhang C).

Die *Diskriminanzvalidität* gibt an, ob es sich bei den latenten Variablen um eigenständige Konstrukte handelt oder ob diese zu anderen latenten Variablen gehören. In diesem Zusammenhang sollte die DEV jeder latenten Variablen größer sein als die quadrierte Korrelation in Bezug auf die anderen latenten Variablen (Fornell-Larcker-Kriterium, Fornell und Larcker 1981, Chin 1998). Wie in Anhang D dargestellt, ist die Wurzel der DEV jeder Variablen stets größer als die Korrelation zu anderen Konstrukten. Folglich ist das Fornell-Larcker-Kriterium sowohl für das deutsche als auch für das australische SGM erfüllt.

5.3.2 Strukturmodell

Das Strukturmodell ergibt sich aus den zu testenden Hypothesen und den damit verbundenen unterstellten Wirkungszusammenhängen. Die entwickelten Hypothesen H1 bis H59 entsprechen dabei den Pfaden im Strukturmodell. Jede Hypothese wird mittels des Pfadkoeffizienten getestet. Dieser kann positive und negative Werte zwischen -1 und 1 annehmen. Ein Wert nahe -1

---

[128]Eine Diskussion, inwieweit Werte zwischen 0,5 und 0,7 für Cronbach's Alpha zulässig sind, ist in Pedhazur und Pedhazur Schmelkin (1991, S. 109 f.) enthalten.

[129]In Anhang C werden Konstruktreliabilität sowie Cronbach's Alpha der latenten Variablen angegeben.

bzw. 1 deutet auf einen hohen Einfluss hin. Wie bereits in Abschnitt 5.2.2 erläutert, tendieren varianzbasierte Ansätze wie PLS dazu, bei zu geringer Stichprobengröße die Faktorladungen im Messmodel generell zu hoch und die Pfadkoeffizienten im Strukturmodell zu niedrig zu schätzen. Beim Testen des Strukturmodells ist daher eine ausreichende Stichprobengröße für beide Gruppen, das heißt die beiden zu vergleichenden Länder, erforderlich. Der von Chin (1998) empfohlenen Heuristik zur Bestimmung der ausreichenden Stichprobengröße folgend, sollte diese mindestens dem zehnfachen Wert der größten Anzahl von Indikatoren der komplexesten latenten Variablen oder der höchsten Anzahl von Pfaden zu einer endogenen Variablen entsprechen. Da stets die strengere Regel Anwendung findet, würde dies in dem untersuchten Modell eine Stichprobengröße von mindestens 70 ausgewerteten Fragenbögen pro Gruppe voraussetzen.[130] Wie bereits in Abschnitt 5.2.2 erklärt wurde, sollte zusätzlich stets über die anvisierte Teststärke (*Statistical Power*) die erforderliche Stichprobengröße bestimmt werden, um β-Fehler zu reduzieren. Unter Verwendung von G*Power 3.0 (Faul et al. 2007), einer moderaten Effektstärke (f^2) von 0,15, einem α von 0,05 sowie 21 exogenen latenten Variablen erfordert das hier untersuchte Modell für eine Teststärke von 0,8 eine Stichprobengröße von mindestens 160. Bei einer tatsächlichen Stichprobengröße von 243 in Deutschland und 246 in Australien ergibt sich ceteris paribus eine Teststärke von 0,967 in Deutschland und 0,970 in Australien. Die Stichprobengröße ist somit ausreichend. Für die Pfadkoeffizienten werden zusätzlich über das Bestimmtheitsmaß (R^2) die Werte für f^2 anhand der Formel von Cohen (1988, S. 8 ff.) bestimmt:

$$\text{Effektstärke: } f^2 = \frac{R^2_{included} - R^2_{excluded}}{1 - R^2_{included}}$$

In der Formel gibt $R^2_{included}$ das Bestimmtheitsmaß mit sämtlichen exogenen Variablen wieder. Bei $R^2_{excluded}$ wird demgegenüber der Pfad, dessen Effektstärke bestimmt werden soll, entfernt. 0,02 gibt eine geringe, 0,15 eine moderate und 0,35 eine substanzielle Effektstärke an (Cohen 1988, S. 8 ff.). f^2 wird in der vorliegenden Arbeit verwendet, um den Erklärungsanteil der einzelnen exogenen Variablen an der endogenen Variablen zu bestimmen. In Anhang E sind die jeweiligen Werte für f^2 für Deutschland und Australien enthalten.

Nach der Schätzung der Pfadkoeffizienten im Strukturmodell wurde das Bootstrapping-Verfahren eingesetzt, um die korrespondierenden t-Werte zu ermitteln. Dieses Vorgehen ist insbesondere aufgrund der nicht vorhandenen Normalverteilungsannahme in PLS-Analysen erforderlich, um die Signifikanz

---

[130] Anzahl der Pfade zur wahrgenommenen Nützlichkeit (7) multipliziert mit 10.

der Pfadkoeffizienten zu bestimmen (Jahn 2007, S. 18). Bei diesem Verfahren werden aus der vorliegenden Stichprobe durch mehrmaliges zufälliges Ziehen mit Zurücklegen und die Schätzung der verbleibenden Parameter Unterstichproben erzeugt. Über das Zusammenfassen der Unterstichproben wird eine quasi-Grundgesamtheit gebildet. Dadurch können t-Werte ermittelt werden, mittels derer über einen t-Test Signifikanzniveaus festgestellt werden können (Efron und Tibshirani 1993, S. 45 ff., Herrmann, Huber und Kressmann 2006). Die Signifikanzniveaus der Pfadkoeffizienten sind in Anhang E enthalten. Dabei werden die üblichen Signifikanzniveaus auf Basis der p-Werte (0,05 = *, 0,01 = ** und 0,001 = ***) angeben. Im Falle p-Wert > 0,05 wird die Nullhypothese nicht verworfen. Diese Entscheidung kann allerdings falsch sein (β-Fehler, Efron und Tibshirani 1993, S. 157 f.). Um die Verständlichkeit der folgenden Aussagen zu erhöhen, wird vereinfachend von der Annahme bzw. Bestätigung oder Ablehnung der (Alternativ-)Hypothesen gesprochen, obgleich sich die Ergebnisse lediglich auf die korrespondierenden Nullhypothesen beziehen. In der vorliegenden Arbeit wurde das Bootstrapping-Verfahren direkt mit SmartPLS realisiert, wobei 1000 *Samples* gewählt wurden. Dies entspricht einem t-Test mit 1000 Freiheitsgeraden (df), die als ∞ interpretiert werden (Jahn 2007, S. 18 f.). Die sich hieraus ergebenden zweiseitigen t-Werte (df = ∞) betragen 1,960 (0,050), 2,576 (0,01) sowie 3,291 (0,001). Es ist zu beachten, dass zum Testen von gerichteten Hypothesen einseitige t-Werte mit 1,646 (0,050), 2,330 (0,01) sowie 3,098 (0,001) herangezogen werden müssten (Bortz und Döring 2006, S. 491 ff.). Stattdessen werden jedoch die strengeren zweiseitigen t-Werte genutzt, da, wie bei der Hypothesengenerierung in den Abschnitten 3.5.2, 4.2.3 sowie 4.3.2 deutlich wurde, die Wirkungsrichtung zwischen einigen Konstrukten nicht eindeutig ist. Aus diesem Grund werden stets beide Wirkungsrichtungen überprüft. Die Ergebnisse der einzelnen Hypothesen werden im folgenden Abschnitt 5.3.3 im Detail betrachtet.

Ebenso wie bei der Regressionsanalyse gibt das Bestimmtheitsmaß (R^2) die Erklärungskraft einer latenten endogenen Variablen an. Hierbei steht ein Wert von 0,67 für einen substanziellen, 0,33 für einen adäquaten und 0,19 für einen geringen Erklärungsgehalt (Chin 1998). Diese Werte werden zur Evaluierung der Ergebnisse herangezogen. Mit einem Bestimmtheitsmaß knapp unter dem Wert für einen substanziellen Erklärungsgehalt (0,660) für die *Nutzungsintention* in Deutschland und mit einem substanziellen Erklärungsgehalt in Australien (0,686) sind diese Werte mit denen anderer Akzeptanzmodelle wie TAM und UTAUT vergleichbar (Davis, Bagozzi und Warshaw 1989, Venkatesh et al. 2003). Auch der Erklärungsgehalt der *wahrgenommenen Nützlichkeit* ist mit 0,577 in Australien und 0,541 in Deutschland im Vergleich zu anderen Modellen zufriedenstellend. Dennoch zielt das entwickelte Modell nicht primär darauf ab, mehr Varianz zu erklären als andere Modelle, da diese

Modelle andere Technologien in anderen Implementierungsphasen untersuchen (Abschnitt 3.3) und die direkte Vergleichbarkeit folglich kaum möglich ist. So konnten beispielsweise aufgrund des fiktiven Systems bewährte Einflussfaktoren wie die *wahrgenommene Bedienungsfreundlichkeit* nicht verwendet werden (Abschnitt 3.5.1). In Deutschland weisen die Bestimmtheitsmaße der *Jobrelevanz* (0,365), der *Nachvollziehbarkeit* (0,335), der *Freiwilligkeit* (0,408), der *Arbeitsängste* (0,590) und der *Überwachungsängste* (0,503) auf einen adäquaten Erklärungsgehalt hin. Dies deckt sich weitestgehend mit den australischen Ergebnissen. Dort sind ebenfalls die Bestimmtheitsmaße der *Jobrelevanz* (0,421), der *Freiwilligkeit* (0,349), der *Arbeitsängste* (0,614) und der *Überwachungsängste* (0,538) als adäquat zu bezeichnen. Zudem ist der Erklärungsgehalt der *quantitativen Überbelastung* in Australien mit 0,515 adäquat, während dieser Wert in Deutschland lediglich gering ist (0,237). Darüber hinaus können in Australien die *Nachvollziehbarkeit* (0,241), die *Teamfähigkeit* (0,255) sowie die *Gleichbehandlung* mit einem Bestimmtheitsmaß von 0,274 zumindest in einem geringen Maß durch das Modell erklärt werden. In Deutschland ist dies bei den *ethisch-rechtlichen Ängsten* (0,201), dem *Image* (0,201) und der *Gleichbehandlung* (0,224) der Fall. Die R^2 sämtlicher anderer Werte sind unter dem minimal geforderten Wert von 0,19 und bieten daher kaum Erklärungsgehalt (Anhang C).

Um Aussagen zur Prognoserelevanz (Q^2) treffen zu können, wurde zusätzlich das Stone-Gresser-Kriterium in Form einer Blindfolding-Prozedur angewendet (Tenenhaus et al. 2005). Dabei werden die Werte in den empirischen Daten schrittweise ausgelassen und durch geschätzte Werte ersetzt. Die Prozedur endet, sobald alle Werte ersetzt wurden. Unter Verwendung der Summe quadrierter Fehler für die geschätzten und empirischen Werte wird darauf aufbauend Q^2 ermittelt. In diesem Zusammenhang gibt ein Wert größer Null an, dass das Modell Prognoserelevanz aufweist. In beiden untersuchten Modellen sind die Q^2-Werte für sämtliche latenten Variablen größer Null (Anhang C).

Um signifikante Unterschiede zwischen den geschätzten Modellen der beiden Gruppen (Deutschland und Australien) zu identifizieren, wird der von Henseler, Ringle und Sinkovics (2009) empfohlenen Vorgehensweise gefolgt und ein angepasster Mann-Whitney-Wilcoxon-Test verwendet (Mann und Whitney 1947, Wilcoxon 1947). Hierbei handelt es sich um einen parameterfreien statistischen Test auf Homogenität. Folglich wird überprüft, ob zwei Verteilungen eine signifikante Übereinstimmung aufweisen, das heißt der gleichen Grundgesamtheit zugehörig sind (Mann und Whitney 1947, Wilcoxon 1947). In der auf PLS angepassten Form werden bei diesem Test die im Bootstrapping-Verfahren geschätzten Werte der beiden Gruppen (Deutschland und Australien) sowie die durch den PLS-Algorithmus ermittelten Pfadkoeffizienten herangezogen, um die Signifikanz von Gruppenunterschiede zu ermitteln (Henseler, Ringle und Sinkovics 2009).

5.3.3 Analyse der Pfadkoeffizienten

Die Erläuterung der untersuchten Hypothesen orientiert sich an der Struktur des zugrunde liegenden Modells. Ausgehend von der *Nutzungsintention* werden die darauf einwirkenden Einflussfaktoren sukzessiv vorgestellt und diskutiert. Zur Beurteilung der Wirkungszusammenhänge werden die Pfadkoeffizienten, die Signifikanz der Pfadkoeffizienten sowie die Effektstärke dieser Pfade herangezogen. Die Effektstärke bereichert die Ergebnisse, da diese im Vergleich zu den Pfadkoeffizienten eine genauere Differenzierung des Erklärungsgehalts der exogenen Variablen ermöglicht (Abschnitt 5.3.2). Allerdings sind die jeweiligen Werte der Pfadkoeffizienten sowie der Effektstärke primär für signifikante Einflüsse von Bedeutung, weshalb bei Pfadbeziehungen, die in beiden Ländern nicht signifikant sind, zugunsten einer besseren Lesbarkeit auf die Angabe der entsprechenden Werte verzichtet wird. Eine Auflistung sämtlicher Pfadkoeffizienten und Effektstärken ist in Anhang E enthalten. Die signifikanten Pfadbeziehungen werden in Abbildung 5.2 für Deutschland und in Abbildung 5.3 für Australien dargestellt.

Bei der Analyse muss beachtet werden, dass die Ergebnisse in Deutschland nur in wenigen Fällen signifikant von denen in Australien abweichen. Lediglich bei zwei Pfadkoeffizienten ergab der Mann-Whitney-Wilcoxon-Test signifikante Differenzen.[131] Eine Ursache hierfür sind die Streuung der Antworten sowie die Stichprobengröße (Bortz und Döring 2006, S. 28). Allerdings kann es vorkommen, dass ein Pfadkoeffizient in einem Land signifikant ist und dem anderen nicht (p-Wert > 0,05). Eine getrennte Betrachtung der beiden Stichproben führt in diesem Fall zu unterschiedlichen Ergebnissen, weshalb diese Unterschiede – obgleich nicht signifikant – dennoch thematisiert werden. Im Folgenden werden abschnittsweise die Hypothesen jedes endogenen Konstrukts betrachtet. Auf die Abschnitte folgt eine Auflistung der Hypothesen, bei der jeweils angegeben wird, ob der erwartete Einfluss bestätigt wurde (✓) oder ob ein anders gerichteter Wirkungszusammenhang identifiziert werden konnte. ↕+ weist hierbei auf einen positiven Wirkungszusammenhang hin, obgleich von einem negativen Zusammenhang ausgegangen wurde. Demgegenüber symbolisiert ↕– einen negativen Einfluss, bei dem ein positiver Zusammenhang erwartet wurde.

---

[131] Hierbei handelt es sich um den Einfluss der *qualitativen* auf die *quantitative Überbelastung* (H30) sowie den Einfluss der *Humanorientierung* auf die *Gleichbehandlung* (H52).

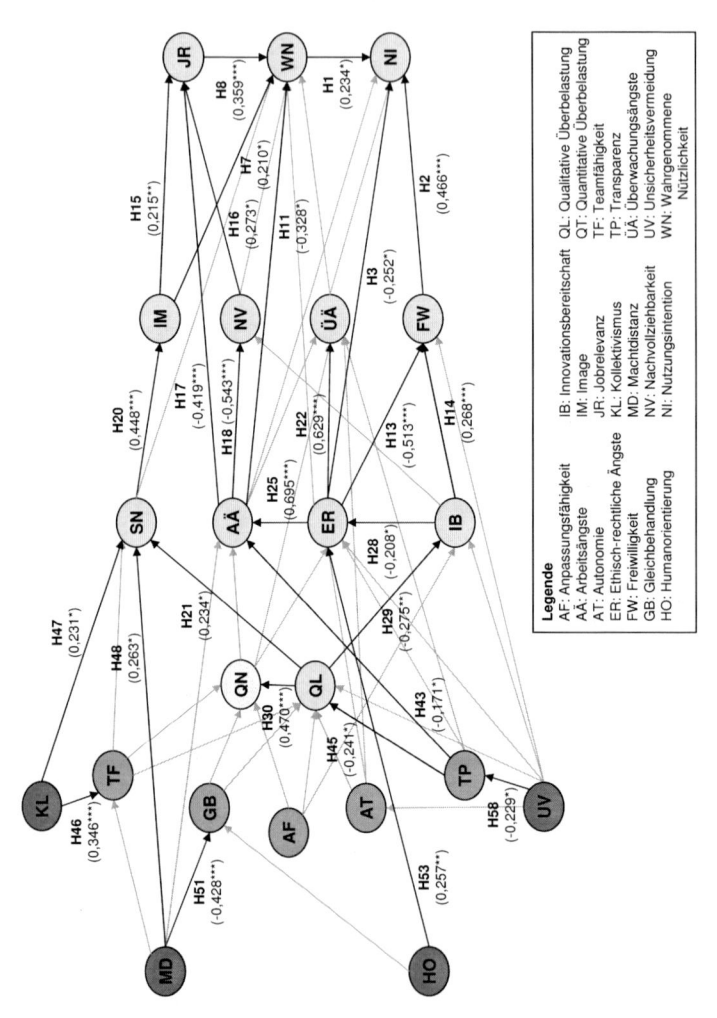

Abbildung 5.2: Strukturmodell in Deutschland (signifikante Pfade sind hervorgehoben)

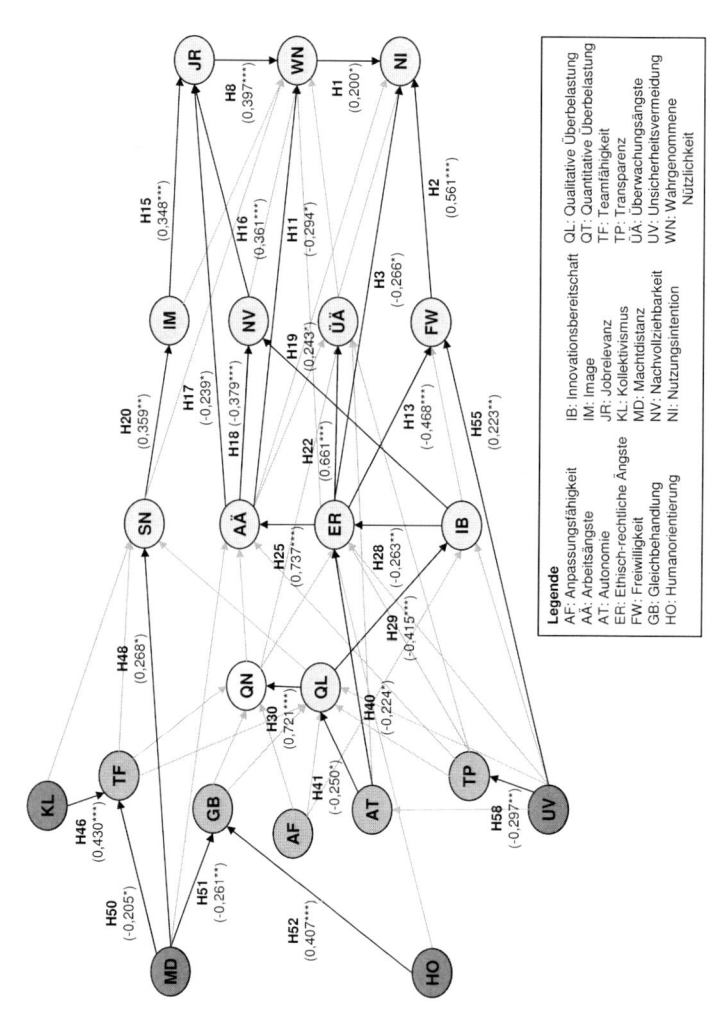

Abbildung 5.3: Strukturmodell in Australien (signifikante Pfade sind hervorgehoben)

Nutzungsintention

In beiden Ländern wirken die gleichen Einflussfaktoren auf die *Nutzungsintention* ein. Die *wahrgenommene Nützlichkeit* (**H1**) übt mit einem Pfadkoeffizienten von 0,234 in Deutschland und 0,200 in Australien ebenso wie die *Freiwilligkeit* (**H2**) mit γ_D=0,466 sowie γ_{AUS}=0,561 einen positiven Einfluss aus. Der Einfluss der *ethisch-rechtlichen Ängste* auf die *Nutzungsintention* (**H3**) ist wie vermutet negativ geprägt (γ_D=-0,252, γ_{AUS}=-0,266). Sämtliche dieser Wirkungsbeziehungen sind signifikant, weshalb die korrespondierenden Hypothesen bestätigt werden. Darüber hinaus sind auch die Effekte dieser Einflüsse in beiden Ländern vergleichbar. Die Beziehung zwischen *wahrgenommener Nützlichkeit* und *Nutzungsintention* weist in Deutschland und Australien einen geringen Effekt auf (f_D^2=0,082, f_{AUS}^2=0,058). Ebenso ist die Effektstärke zwischen den *ethisch-rechtlichen Ängsten* und der *Nutzungsintention* in Deutschland und Australien gering (f_D^2=0,059, f_{AUS}^2=0,064). Die *Freiwilligkeit* ist demgegenüber in Deutschland mit einer moderaten Effektstärke von 0,285 und in Australien mit einer substanziellen Effektstärke von 0,548 der dominante Treiber der *Nutzungsintention*. Dies wird auch durch die vergleichsweise hohen Pfadkoeffizienten deutlich, die in beiden Ländern mit p-Werten kleiner 0,001 signifikant sind. Im Unterschied dazu weisen die *Arbeitsängste* (**H4**) sowie die *Überwachungsängste* (**H5**) keine signifikanten Pfadkoeffizienten zur *Nutzungsintention* auf, weshalb diese Hypothesen verworfen werden. Die Ergebnisse belegen, dass sowohl die *wahrgenommene Nützlichkeit* als auch die *ethisch-rechtlichen Ängste* die Akzeptanzentscheidung beeinflussen. Allerdings ist primär die *Freiwilligkeit* für die Annahme oder Ablehnung des Systems entscheidend und stellt daher die zentrale Steuerungsgröße des untersuchten Akzeptanzmodells dar. Gerade vor dem Hintergrund der Beurteilung eines fiktiven Systems erscheint dieses Ergebnis plausibel.

Tabelle 5.7: Bestätigte Einflussfaktoren der Nutzungsintention

Hyp.	Wirkungszusammenhang	Ergebnis	
		D	AUS
H1	Die wahrgenommene Nützlichkeit weist einen signifikant positiven Effekt auf die Nutzungsintention auf.	✓	✓
H2	Die Freiwilligkeit weist einen signifikant positiven Effekt auf die Nutzungsintention auf.	✓	✓
H3	Die ethisch-rechtlichen Ängste weisen einen signifikant negativen Effekt auf die Nutzungsintention auf.	✓	✓
H4	Die Arbeitsängste weisen einen signifikant negativen Effekt auf die Nutzungsintention auf.		

H5	Die Überwachungsängste weisen einen signifikant negativen Effekt auf die Nutzungsintention auf.		

Wahrgenommene Nützlichkeit

Auf die *wahrgenommene Nützlichkeit* wirken insgesamt sieben exogene Variablen ein. Dabei ist der Einfluss der *Jobrelevanz* mit einer moderaten Effektstärke von 0,163 in Deutschland und 0,218 in Australien am stärksten. Auch die Pfadkoeffizienten, die zu einem Niveau von 0,001 signifikant sind, unterstreichen diesen erheblichen Einfluss (γ_D=0,359, γ_{AUS}=0,397). **H8** ist folglich bestätigt. Weiterhin kann in beiden Ländern ein signifikant negativer Einfluss der *Arbeitsängste* identifiziert werden (γ_D=-0,328, γ_{AUS}=-0,294), weshalb auch **H11** bestätigt ist. Dieser Einfluss verfügt allerdings in beiden Ländern lediglich über eine geringe Effektstärke (f_D^2=0,085, f_{AUS}^2=0,078). In Deutschland kann zudem ein geringer signifikanter Effekt des *Images* festgestellt werden (γ_D=0,210, f_D^2=0,072). Mit einem Pfadkoeffizienten von lediglich 0,044 bei einer Effektstärke von 0,002 ist dieser Einfluss in Australien nicht signifikant, weshalb **H7** in Australien verworfen wird. Ein Einfluss der *subjektiven Norm* (**H6**), der *Nachvollziehbarkeit* (**H9**), der *ethisch-rechtlichen Ängste* (**H10**) sowie der *Überwachungsängste* (**H12**) konnte aufgrund von nicht signifikanten Pfadkoeffizienten ebenfalls in keinem der beiden Länder bestätigt werden.

Tabelle 5.8: Bestätigte Einflussfaktoren der wahrgenommenen Nützlichkeit

Hyp.	Wirkungszusammenhang	Ergebnis	
		D	AUS
H6	Die subjektive Norm weist einen signifikant positiven Effekt auf die wahrgenommene Nützlichkeit auf.		
H7	Das Image weist einen signifikant positiven Effekt auf die wahrgenommene Nützlichkeit auf.	✓	
H8	Die Jobrelevanz weist einen signifikant positiven Effekt auf die wahrgenommene Nützlichkeit auf.	✓	✓
H9	Die Nachvollziehbarkeit weist einen signifikant positiven Effekt auf die wahrgenommene Nützlichkeit auf.		
H10	Die ethisch-rechtlichen Ängste weisen einen signifikant negativen Effekt auf die wahrgenommene Nützlichkeit auf.		
H11	Die Arbeitsängste weisen einen signifikant negativen Effekt auf die wahrgenommene Nützlichkeit auf.	✓	✓
H12	Die Überwachungsängste weisen einen signifikant negativen Effekt auf die wahrgenommene Nützlichkeit auf.		

Freiwilligkeit

Die *Freiwilligkeit* wird in beiden Ländern maßgeblich durch die *ethisch-rechtlichen Ängste* beeinflusst, wobei die Werte zwischen beiden Konstrukten negativ korrelieren. Die Effektstärke dieses Pfades ist in Deutschland substanziell (f_D^2=0,414) und in Australien moderat (f_{AUS}^2=0,300). Auch die Pfadkoeffizienten spiegeln diesen erheblichen Einfluss wider und sind bei einem Niveau von 0,001 signifikant (γ_D=-0,513, γ_{AUS}=-0,468). **H13** ist somit bestätigt und es kann festgehalten werden, dass die *ethisch-rechtlichen Ängste* eine zentrale Einflussgröße der Akzeptanz darstellen, da sie diese sowohl direkt als auch indirekt über die *Freiwilligkeit* beeinflussen. Weiterhin weist die *Innovationsbereitschaft* in Deutschland einen signifikanten positiven Effekt auf die *Freiwilligkeit* auf (γ_D=0,268, f_D^2=0,113). Pflegekräfte, die vergleichsweise früh neue Technologien verwenden, werden folglich auch eher dazu bereit sein, das Medikationsunterstützungssystem freiwillig zu nutzen. Dieser Einfluss, der in **H14** abgebildet wird, ist dagegen in Australien nicht signifikant (γ_{AUS}=0,189, f_{AUS}^2=0,048). **H14** wird daher für die australische Gruppe verworfen. Allerdings liegt in Australien ein signifikant positiver Einfluss der *Unsicherheitsvermeidung* vor (γ_{AUS}=0,223, f_{AUS}^2=0,072), der in Deutschland nicht signifikant ist (γ_D=0,086, f_D^2=0,012). **H55** muss dennoch in beiden Ländern verworfen werden, da ursprünglich von einem negativen Wirkungszusammenhang ausgegangen wurde. Mitarbeiter, in deren Arbeitsumfeld Änderungen vermieden werden und Beständigkeit dem Experimentieren vorgezogen wird, würden somit eher das System freiwillig nutzen. Möglicherweise ist dieses Ergebnis mit der ursprünglichen Trennung der GLOBE-Studie in kulturelle Praktiken und Werte verbunden (Abschnitt 4.3.1). Der im vorliegenden Fall erfragte Istzustand der Praktiken könnte von den Befragten negativ wahrgenommen werden, da diese stattdessen Veränderungen und Unsicherheiten wesentlich unkritischer gegenüberstehen. Dadurch folgt aus einem hohen Maß an praktizierter *Unsicherheitsvermeidung* ein positiver Effekt auf die Einstellung, das System freiwillig zu nutzen. Da in der vorliegenden Studie kein Sollzustand erfragt wird, sind jedoch keine genaueren Aussagen bezüglich der identifizierten Zusammenhänge möglich. Allerdings sprechen die Ergebnisse der GLOBE-Studie gegen diese Theorie. So wurde zwar ein höherer Ist- als Sollzustand bei der *Unsicherheitsvermeidung* in Australien ermittelt, in Deutschland ist dieser Unterschied jedoch wesentlich stärker ausgeprägt, weshalb in Bezug auf **H55** in Deutschland ein gleichgelagerter Effekt wie in Australien zu erwarten wäre (vgl. Luque und Javidan 2004, 620 ff.). Folglich scheint dieser Erklärungsansatz nicht ausreichend und es liegen vermutlich weitere Effekte vor, die für den Einfluss der *Unsicherheitsvermeidung* in Australien gegenüber Deutschland verantwortlich sind. Insgesamt kann festgehalten werden, dass die *Unsicherheitsvermeidung* keinen negativen Effekt auf die Akzeptanz ausübt, wenngleich die Ergebnisse auf unterschiedliche Wirkungsprozesse hindeuten. Der Theorie der sozialen Identität folgend (Abschnitt 4.1.3), scheint in Australien hinsichtlich der *Freiwilligkeit* die nationale Kulturebene in Form der *Unsicherheitsvermeidung* relevant zu sein, während in Deutschland mit der *Innovationsbereitschaft* ein in der Person begründeter Einflussfaktor im Vordergrund steht.

Tabelle 5.9: Bestätigte Einflussfaktoren der Freiwilligkeit

Hyp.	Wirkungszusammenhang	Ergebnis	
		D	AUS
H13	Die ethisch-rechtlichen Ängste weisen einen signifikant negativen Effekt auf die Freiwilligkeit auf.	✓	✓
H14	Die Innovationsbereitschaft weist einen signifikant positiven Effekt auf die Freiwilligkeit auf.	✓	
H55	Die Unsicherheitsvermeidung weist einen signifikant negativen Effekt auf die Freiwilligkeit auf.		↕+

Jobrelevanz

Auf die *Jobrelevanz* wirken das *Image* (**H15**), die *Nachvollziehbarkeit* (**H16**) sowie die *Arbeitsängste* (**H17**) ein. Sämtliche dieser Beziehungen sind in beiden Ländern signifikant. Die Wirkungsrichtungen entsprechen dabei den Erwartungen, weshalb die Hypothesen bestätigt werden können. Allerdings unterscheidet sich die Stärke der Effekte erheblich. In Australien übt das *Image* den größten Einfluss auf die *Jobrelevanz* aus. Hierbei besteht bei einem Pfadkoeffizienten von 0,348 eine moderate Effektstärke (0,207), die bei einem p-Wert kleiner 0,001 auf einen ausgeprägten positiven Einfluss schließen lässt. Demgegenüber ist dieser Einfluss in Deutschland mit einem Pfadkoeffizienten von lediglich 0,215 und einer Effektstärke von 0,068 der Schwächste der drei Wirkungszusammenhänge. Die *Nachvollziehbarkeit* weist in Australien ebenfalls einen moderaten Einfluss auf die *Jobrelevanz* auf (γ_{AUS}=0,361, f^2_{AUS}=0,181), der zu einem Niveau von 0,001 signifikant ist. Dieser Einfluss ist in Deutschland wesentlich geringer (γ_D=0,273 f^2_D=0,079). Im Gegensatz zu den australischen Ergebnissen wird in Deutschland die *Jobrelevanz* von den *Arbeitsängsten* mit einem Pfadkoeffizienten von -0,419 dominiert. Dieser Effekt ist bei einem p-Wert kleiner 0,001 moderat (f^2_D=0,178), wohingegen in Australien mit einer geringen Effektstärke von 0,079 der schwächste exogene Einfluss vorliegt (γ_{AUS}=-0,239). Diese Ergebnisse weisen darauf hin, dass in beiden Ländern die gleichen Wirkungszusammenhänge bestehen, denen jedoch eine unterschiedliche Bedeutung zukommt. Während in Australien *Image* und

Nachvollziehbarkeit im Mittelpunkt stehen, sind dies in Deutschland die *Arbeitsängste*.

Tabelle 5.10: Bestätigte Einflussfaktoren der Jobrelevanz

Hyp.	Wirkungszusammenhang	Ergebnis	
		D	AUS
H15	Das Image weist einen signifikant positiven Effekt auf die Jobrelevanz auf.	✓	✓
H16	Die Nachvollziehbarkeit weist einen signifikant positiven Effekt auf die Jobrelevanz auf.	✓	✓
H17	Die Arbeitsängste weisen einen signifikant negativen Effekt auf die Jobrelevanz auf.	✓	✓

Nachvollziehbarkeit

Die *Nachvollziehbarkeit* wird in beiden Ländern maßgeblich von den *Arbeitsängsten* beeinflusst. Die entsprechende Hypothese **H18** ist somit bestätigt. In Deutschland liegt bei dieser Beziehung ein vergleichsweise hoher Pfadkoeffizient von -0,543 vor, der sich auch in einer substanziellen Effektstärke von 0,400 widerspiegelt und ein Signifikanzniveau größer 0,001 erreicht. Dies entspricht auch dem Signifikanzniveau der Beziehung in Australien. Allerdings fällt der Einfluss der *Arbeitsängste* mit einem Pfadkoeffizienten von -0,379 und einer moderaten Effektstärke von 0,181 geringer aus. Die Differenz kann zum Teil darauf zurückgeführt werden, dass die *Arbeitsängste* in Deutschland den einzigen signifikanten Einfluss darstellen, während in Australien zusätzlich auch ein signifikant positiver Einfluss der *Innovationsbereitschaft* besteht. Dieser Wirkungszusammenhang übt bei einem Pfadkoeffizienten von 0,243 einen geringen Effekt aus (f^2_{AUS}=0,073). Im Unterschied dazu ist dieser Einfluss in Deutschland nicht signifikant (γ_D=0,095, f^2_D=0,012), weshalb **H19** in Deutschland verworfen wird. *Arbeitsängste* weisen demnach in beiden Ländern eine erhebliche Bedeutung für die Akzeptanz auf, da diese direkt auf die *wahrgenommene Nützlichkeit*, die *Jobrelevanz* und die *Nachvollziehbarkeit* einwirken. Da die *Nachvollziehbarkeit* in Australien einen wesentlichen Anteil der *Jobrelevanz* erklärt und in Deutschland die *Arbeitsängste* selbst den stärksten Einflussfaktor der *Jobrelevanz* darstellen, wirken die *Arbeitsängste* zudem auch indirekt in einem hohen Maß auf die Akzeptanz ein.

Tabelle 5.11: Bestätigte Einflussfaktoren der Nachvollziehbarkeit

Hyp.	Wirkungszusammenhang	Ergebnis	
		D	AUS
H18	Die Arbeitsängste weisen einen signifikant negativen Effekt auf die Nachvollziehbarkeit auf.	✓	✓
H19	Die Innovationsbereitschaft weist einen signifikant positiven Effekt auf die Nachvollziehbarkeit auf.		✓

Image

Ein weiterer interessanter Wirkungszusammenhang ergibt sich aus der *subjektiven Norm*. Diese übt in Deutschland bei einem p-Wert kleiner 0,001 einen moderaten Effekt und in Australien bei einem p-Wert kleiner 0,01 einen geringen Effekt auf das *Image* aus (γ_D=0,448, f_D^2=0,201, γ_{AUS}=0,359, f_{AUS}^2=0,148), wodurch **H20** bestätigt wird. Da das *Image* in Australien einen moderaten Einfluss auf die *Jobrelevanz* ausübt und in Deutschland sowohl auf die *Jobrelevanz* als auch direkt auf die *wahrgenommene Nützlichkeit* einwirkt, ergibt sich ein deutlicher indirekter Effekt aus der *subjektiven Norm*. Die Meinung von relevanten Personen und der Status, der insbesondere den mobilen Endgeräten beigemessen wird, begünstigen folglich die Einführung des untersuchten Systems.

Tabelle 5.12: Bestätigte Einflussfaktoren des Images

Hyp.	Wirkungszusammenhang	Ergebnis	
		D	AUS
H20	Die subjektive Norm weist einen signifikant positiven Effekt auf das Image auf.	✓	✓

Subjektive Norm

Hinsichtlich der Faktoren, die die *subjektive Norm* beeinflussen, bestehen Unterschiede zwischen den beiden untersuchten Ländern. In Deutschland wirkt die *qualitative Überbelastung* verstärkend auf die *subjektive Norm* ein (γ_D=0,234, f_D^2=0,061). Personen, die nicht über die erforderlichen Kenntnisse zur Ausübung ihres Berufs verfügen, neigen in Deutschland somit eher dazu, sich an der Meinung anderer zu orientieren. Dieser Effekt, der in Hypothese **H21** untersucht wird, ist in Australien nicht signifikant (γ_{AUS}=0,086, f_{AUS}^2=0,009), weshalb die Hypothese in diesem Land verworfen wird. Weiterhin weist der *Kollektivismus* in Deutschland einen signifikanten Einfluss auf die *subjektive Norm* auf (γ_D=0,231, f_D^2=0,048). Auch diese Hypothese (**H47**) kann nur in Deutschland bestätigt werden, da in Australien kein p-Wert kleiner 0,05 vorliegt (γ_{AUS}=0,172, f^2_{AUS}=0,023). Pflegekräfte, die sich mit dem Krankenhaus, in dem sie arbeiten, in einem hohen Maß verbunden fühlen, werden folglich in Deutschland eher dazu neigen, die Meinung von besonders relevanten Personen zu übernehmen. Die Verteilung und der Umgang mit Macht im Unternehmen werden in der *Machtdistanz* in dem untersuchten Modell abgebildet. In beiden Ländern wird in diesem Zusammenhang ein schwacher positiver Einfluss der *Machtdistanz* auf die *subjektive Norm* deutlich (γ_D=0,263, f^2_D=0,067, γ_{AUS}=0,268, f^2_{AUS}=0,070), der zur Bestätigung von **H48** führt. Da mit der *Machtdistanz* eine Tendenz zur Zentralisation sowie eine ausgeprägte Erwartungshaltung an Anweisungen von hierarchisch übergeordneten Personen verbunden ist, erscheint dieses Ergebnis plausibel. Die *Machtdistanz* fördert somit, dass die Vorgesetzten als besonders relevante Personen im Arbeitsumfeld wahrgenommen werden, an deren Meinung sich die anderen Mitarbeiter orientieren. In beiden untersuchten Ländern wird zudem **H31** verworfen, da kein signifikanter Einfluss der *Teamfähigkeit* auf die *subjektive Norm* besteht. Eine besonders effiziente und effektive Zusammenarbeit mit den unmittelbaren Kollegen fördert somit nicht die Bildung und Bedeutung von Meinungsführern im Kollegenkreis.

Tabelle 5.13: Bestätigte Einflussfaktoren der subjektiven Norm

Hyp.	Wirkungszusammenhang	Ergebnis	
		D	AUS
H21	Die qualitative Überbelastung weist einen signifikant positiven Effekt auf die subjektive Norm auf.	✓	
H31	Die Teamfähigkeit weist einen signifikant positiven Effekt auf die subjektive Norm auf.		
H47	Der Kollektivismus weist einen signifikant positiven Effekt auf die subjektive Norm auf.	✓	
H48	Die Machtdistanz weist einen signifikant positiven Effekt auf die subjektive Norm auf.	✓	✓

Überwachungsängste

Die *Überwachungsängste* können mit einem Pfadkoeffizienten von 0,629 (f^2_D= 0,348) in Deutschland und 0,661 (f^2_{AUS}=0,362) in Australien substanziell durch die *ethisch-rechtlichen Ängste* erklärt werden. **H22** ist folglich bestätigt. Hinsichtlich der weiteren exogenen Einflüsse können jedoch in keinem der beiden Länder Wirkungszusammenhänge zwischen den *Arbeitsängsten* (**H23**), der *quantitativen Überbelastung* (**H24**), der *Autonomie* (**H39**) sowie der *Transparenz* (**H42**) und den *Überwachungsängsten* festgestellt werden. Die korrespondierenden Hypothesen werden daher verworfen. Insgesamt nehmen die *Überwachungsängste* somit eine untergeordnete Rolle ein, da sie weder auf die *wahrgenommene Nützlichkeit* noch die *Nutzungsintention* einwirken. Auch in der Vorstudie konnte kein negativer Einfluss der *Überwachungsängste* auf diese Konstrukte festgestellt werden (Kummer und Bick 2009). Im Gegensatz zu den *ethisch-rechtlichen Ängsten* und den *Arbeitsängsten* stellt diese Form der Angst daher keine Bedrohung für das ambiente Medikationssystem dar. Überwachungsfunktionen werden zwar wahrgenommen, haben allerdings keine Folgen für die Akzeptanz und können dementsprechend vernachlässigt werden. Dies könnte damit erklärt werden, dass die Überwachungsfunktionen auch durch die automatische Dokumentation der Prozesse die Pflegekräfte entlasten und dazu beitragen, Fehler im Medikationsprozess zu verhindern. Da sich aus Fehlern in der Medikation erhebliche Auswirkungen auf die Sicherheit der Patienten ergeben können, werden die Überwachungsfunktionen anscheinend nicht als Bedrohung, sondern vielmehr als Chance angesehen. Konsequenterweise stellen *Überwachungsängste* kein Risiko für die Implementierung des aufgezeigten Medikationsunterstützungssystems dar. Gerade vor dem Hintergrund einer ländervergleichenden Studie kann zudem kein Unterschied in den Wirkungszusammenhängen zwischen Deutschland und Australien festgestellt werden. Deutschland ist demnach bezogen auf die Überwachungsaspekte des untersuchten Systems nicht sensibler als Australien (vgl. Abschnitt 1).

Tabelle 5.14: Bestätigte Einflussfaktoren der Überwachungsängste

Hyp.	Wirkungszusammenhang	Ergebnis	
		D	AUS
H22	Die ethisch-rechtlichen Ängste weisen einen signifikant positiven Effekt auf die Überwachungsängste auf.	✓	✓
H23	Die Arbeitsängste weisen einen signifikant positiven Effekt auf die Überwachungsängste auf.		
H24	Die quantitative Überbelastung weist einen signifikant positiven Effekt auf die Überwachungsängste auf.		
H39	Die Autonomie weist einen signifikant negativen Effekt auf die Überwachungsängste auf.		
H42	Die Transparenz weist einen signifikant negativen Effekt auf die Überwachungsängste auf		

Arbeitsängste

Die *Arbeitsängste* werden ebenso wie die *Überwachungsängste* in beiden Ländern substanziell durch die *ethisch-rechtlichen Ängste* beeinflusst. Die hohen Pfadkoeffizienten von 0,695 in Deutschland und 0,737 in Australien (bei p-Werten kleiner 0,001) sowie die Effektstärken größer eins verdeutlichen diesen erheblichen Einfluss (f_D^2=1,061, f_{AUS}^2=1,334). Allerdings könnten diese Ergebnisse auch auf ein Problem in Bezug auf die Diskriminanzvalidität hindeuten. Wie in Abschnitt 5.3.1 in Verbindung mit Anhang D hervorgeht, ist die Diskriminanzvalidität jedoch für jedes Konstrukt erfüllt, weshalb es sich um eine äußerst starke Beziehung zwischen eigenständigen Konstrukten handelt. **H25** ist somit bestätigt. Die *ethisch-rechtlichen Ängste* beeinflussen folglich zusätzlich zu den bereits beschriebenen Wirkungszusammenhängen aus **H3** und **H13** auch indirekt über die *Arbeitsängste* die Akzeptanz, wodurch ihre Bedeutung weiter verstärkt wird. Wie in **H43** vermutet, senkt in Deutschland die *Transparenz* zudem die *Arbeitsängste* (γ_D=-0,171, f_D^2=0,056), während dies in Australien nicht zutrifft (γ_{AUS}=-0,083, f_{AUS}^2=0,016). Das Verständnis von Zielen und Entscheidungen der Unternehmensführung führt in Deutschland folglich dazu, dass die Mitarbeiter weniger negative Konsequenzen durch das System fürchten. Die Einflüsse der *quantitativen Überbelastung* (**H26**) sowie der *Machtdistanz* (**H49**) auf die *Arbeitsängste* sind in keinem der beiden Länder signifikant. Die Hypothesen werden folglich verworfen.

Tabelle 5.15: Bestätigte Einflussfaktoren der Arbeitsängste

Hyp.	Wirkungszusammenhang	Ergebnis	
		D	AUS
H25	Die ethisch-rechtlichen Ängste weisen einen signifikant positiven Effekt auf die Arbeitsängste auf.	✓	✓
H26	Die quantitative Überbelastung weist einen signifikant positiven Effekt auf die Arbeitsängste auf.		
H43	Die Transparenz weist einen signifikant negativen Effekt auf die Arbeitsängste auf.	✓	
H49	Die Machtdistanz weist einen signifikant positiven Effekt auf die Arbeitsängste auf.		

Ethisch-rechtliche Ängste

Die *ethisch-rechtlichen Ängste* werden in beiden Ländern in einem geringen Maß durch die *Innovationsbereitschaft* erklärt (γ_D=-0,208, f_D^2=0,051, γ_{AUS}=-0,263, f_{AUS}^2=0,071). **H28** ist folglich in beiden Ländern bestätigt. Personen, die sich intensiv mit innovativen Technologien beschäftigen, sehen somit ethische Aspekte einschließlich des Eingriffs in die Privatsphäre als weniger problematisch an. In Australien kann weiterhin in Bezug auf **H40** ein negativer Wirkungszusammenhang zwischen der *Autonomie* und den *ethisch-rechtlichen Ängsten* festgestellt werden (γ_{AUS}=-0,224, f_{AUS}^2=0,051), der in Deutschland nicht besteht (γ_D=-0,029, f_D^2=0,000). Demgegenüber weist in Deutschland die *Humanorientierung* einen signifikanten Einfluss auf die *ethisch-rechtlichen Ängste* auf (γ_D=0,257, f_D^2=0,081), der wiederum in Australien nicht besteht (γ_{AUS}=0,076, f_{AUS}^2=0,006). Dem zugrunde gelegten Ansatz der sozialen Identität folgend (Abschnitt 4.1.3), scheinen somit auch bei diesen Wirkungszusammenhängen unterschiedliche Aspekte im Vordergrund zu stehen. Eine Erklärung, weshalb eigenverantwortliches Arbeiten in Australien die *ethisch-rechtlichen Ängste* reduziert (**H40**), könnte darin liegen, dass autonomere Personen ein ausgeprägteres Problembewusstsein in Bezug auf Medikationsfehler aufweisen und den mit dem System verbundenen Verzicht auf Privatsphäre sowie die Verletzung ethischer Werte folglich eher dulden. Im Gegensatz dazu ist in Deutschland ein würdevoller Umgang mit den Patienten besonders bedeutsam, weshalb es hier zu einer Bestätigung von **H53** kommt. Die *Humanorientierung* stärkt die *ethisch-rechtlichen Ängste*, da beispielsweise die Verwendung von Sensoren am Patienten als Verletzung von ethischen Werten angesehen wird. Die positiven Eigenschaften der *Humanorientierung*, die sich unter anderem in Fürsorge ausdrücken, wirken somit im Hinblick auf das untersuchte System als Barriere. Hinsichtlich der *quantitativen Überbelastung* (**H27**), der *Transparenz* (**H44**) sowie der *Unsicherheitsvermeidung* (**H56**) können in keinem der beiden Länder signifikante Einflüsse auf die *ethisch-rechtlichen Ängste* identifiziert werden. Die korrespondierenden Hypothesen werden folglich verworfen.

Tabelle 5.16: Bestätigte Einflussfaktoren der ethisch-rechtlichen Ängste

Hyp.	Wirkungszusammenhang	Ergebnis	
		D	AUS
H27	Die quantitative Überbelastung weist einen signifikant positiven Effekt auf die ethisch-rechtlichen Ängste auf.		
H28	Die Innovationsbereitschaft weist einen signifikant negativen Effekt auf die ethisch-rechtlichen Ängste auf.	✓	✓
H40	Die Autonomie weist einen signifikant negativen Effekt auf die ethisch-rechtlichen Ängste auf.		✓
H44	Die Transparenz weist einen signifikant negativen Effekt auf die ethisch-rechtlichen Ängste auf.		
H53	Die Humanorientierung weist einen signifikant positiven Effekt auf die ethisch-rechtlichen Ängste auf.	✓	
H56	Die Unsicherheitsvermeidung weist einen signifikant positiven Effekt auf die ethisch-rechtlichen Ängste auf.		

Innovationsbereitschaft

Die *Innovationsbereitschaft* wird in beiden Ländern durch die *qualitative Überbelastung* beeinflusst. Hierbei handelt es sich, wie in **H29** vermutet, um einen negativen Einfluss, der in Deutschland eine geringe Effektstärke von 0,079 (γ_D=-0,275) und in Australien eine moderate Effektstärke von 0,196 (γ_{AUS}=-0,415) aufweist. Dieser Wert ist in Australien zu einem Niveau von 0,001 signifikant, während in Deutschland ein Niveau von 0,01 erreicht wird. Personen, die nicht die nötigen Fähigkeiten zur Ausübung ihres Berufs besitzen, sind folglich besonders wenig an innovativen Technologien interessiert. Auf der anderen Seite sind es gerade besonders qualifizierte Mitarbeiter, die bessere Kenntnisse darüber aufweisen, bei welchen Prozessen eine neue Technologie unterstützend eingesetzt werden kann, wodurch es zu einer Steigerung der *Innovationsbereitschaft* kommt. Eine weitere Erklärung könnten moderierende Faktoren wie beispielsweise die Intelligenz sein. Diese Variable ist jedoch nicht in dem untersuchten Modell enthalten, weshalb der Zusammenhang nicht überprüft werden kann. Der Einfluss der *Anpassungsfähigkeit* (**H36**) sowie der *Unsicherheitsvermeidung* (**H54**) auf die *Innovationsbereitschaft* sind in beiden Ländern nicht signifikant und werden daher nicht weiter thematisiert.

Tabelle 5.17: Bestätigte Einflussfaktoren der Innovationsbereitschaft

Hyp.	Wirkungszusammenhang	Ergebnis	
		D	AUS
H29	Die qualitative Überbelastung weist einen signifikant negativen Effekt auf die Innovationsbereitschaft auf.	✓	✓
H36	Die Anpassungsfähigkeit weist einen signifikant positiven Effekt auf die Innovationsbereitschaft auf.		
H54	Die Unsicherheitsvermeidung weist einen signifikant negativen Effekt auf die Innovationsbereitschaft auf.		

Quantitative Überbelastung

Wie bereits deutlich wurde, spielt die *quantitative Überbelastung* in dem Modell eine untergeordnete Rolle, da sie in keinem der beiden Länder andere Faktoren erklären kann. Auch die exogenen Einflüsse der *Teamfähigkeit* (**H32**), der *Gleichbehandlung* (**H35**) und der *Anpassungsfähigkeit* (**H37**) auf die *quantitative Überbelastung* sind in keinem der Länder signifikant. Lediglich die *qualitative Überbelastung* übt in beiden Ländern einen signifikanten Einfluss auf die *quantitative Überbelastung* aus, wodurch **H30** bestätigt wird. Diese Beziehung weist zudem signifikante Unterschiede zwischen beiden Ländern auf. In Deutschland beträgt der Pfadkoeffizient 0,470 (f_D^2=0,277), während in

Australien mit 0,721 (f^2_{AUS}=1,066) ein nach dem angepassten Mann-Whitney-Wilcoxon-Test signifikant größerer Wert vorliegt. Mitarbeiter, die nicht über die notwendigen Fähigkeiten zur Ausübung ihres Berufs verfügen, benötigen demnach auch bei der Ausführung der Aufgaben wesentlich mehr Zeit, wodurch es zu einer *quantitativen Überbelastung* kommt.

Tabelle 5.18: Bestätigte Einflussfaktoren der quantitativen Überbelastung

Hyp.	Wirkungszusammenhang	Ergebnis	
		D	AUS
H30	Die qualitative Überbelastung weist einen signifikant positiven Effekt auf die quantitative Überbelastung auf.	✓	✓
H32	Die Teamfähigkeit weist einen signifikant negativen Effekt auf die quantitative Überbelastung auf.		
H35	Die Gleichbehandlung weist einen signifikant negativen Effekt auf die quantitative Überbelastung auf.		
H37	Die Anpassungsfähigkeit weist einen signifikant negativen Effekt auf die quantitative Überbelastung auf.		

Qualitative Überbelastung

Wie in **H41** beschrieben, wird die *qualitative Überbelastung* in Australien durch die *Autonomie* gesenkt (γ_{AUS}=-0,250, f^2_{AUS}= 0,054). Die *Autonomie* führt hierbei anscheinend dazu, dass die Arbeit im Kollegenkreis anhand der persönlichen Kompetenzen und Vorlieben verteilt wird, wodurch Schwächen einzelner ausgeglichen werden. Diese Hypothese lässt sich in Deutschland nicht bestätigen (γ_D=-0,052, f^2_D= 0,003). Demgegenüber weist in Deutschland die *Transparenz* einen signifikanten Einfluss auf die *qualitative Überbelastung* auf (γ_D=-0,241, f^2_D= 0,056). Kenntnisse hinsichtlich der langfristigen Zielsetzung des Unternehmens reduzieren Qualifizierungsprobleme, da sich die Beschäftigten besser auf die Erfordernisse einstellen können. Dieser Einfluss kann in Australien nicht bestätigt werden (γ_{AUS}=-0,119, f^2_{AUS}= 0,013). **H45** wird folglich in Deutschland angenommen und in Australien verworfen. Auch diese Ergebnisse veranschaulichen, dass vermutlich unterschiedliche Facetten der Kultur in beiden Ländern relevant sind. Die Einflüsse verfügen zwar lediglich über einen geringen Effekt, weisen aber dennoch signifikante Einflüsse auf die Akzeptanz auf, da die *qualitative Überbelastung* in beiden Ländern über die *Innovationsbereitschaft* und in Deutschland zusätzlich über die *subjektive Norm* auf relevante Konstrukte des Akzeptanzmodells einwirkt. Die Wirkungsbeziehungen der *Teamfähigkeit* (**H33**), *Gleichbehandlung* (**H34**), der *Anpassungsfähigkeit* (**H38**) und der *Unsicherheitsvermeidung* (**H57**) auf die *qualitative Überbelastung* können dagegen nicht bestätigt werden.

Tabelle 5.19: Bestätigte Einflussfaktoren der qualitativen Überbelastung

Hyp.	Wirkungszusammenhang	Ergebnis	
		D	AUS
H33	Die Teamfähigkeit weist einen signifikant negativen Effekt auf die qualitative Überbelastung auf.		
H34	Die Gleichbehandlung weist einen signifikant negativen Effekt auf die qualitative Überbelastung auf.		
H38	Die Anpassungsfähigkeit weist einen signifikant negativen Effekt auf die qualitative Überbelastung auf.		
H41	Die Autonomie weist einen signifikant negativen Effekt auf die qualitative Überbelastung auf.	✓	
H45	Die Transparenz weist einen signifikant negativen Effekt auf die qualitative Überbelastung auf.		✓
H57	Die Unsicherheitsvermeidung weist einen signifikant positiven Effekt auf die qualitative Überbelastung auf.		

Teamfähigkeit

Weiterhin lässt sich in beiden Ländern der in **H46** formulierte Einfluss des *Kollektivismus* auf die *Teamfähigkeit* feststellen (γ_D=0,346, γ_{AUS}=0,430). Dieser ist bei einem Niveau von 0,001 signifikant und weist in Deutschland einen geringen und in Australien einen moderaten Effekt auf (f_D^2=0,116, f_{AUS}^2=0,236). Eine hohe Verbundenheit mit dem Unternehmen führt somit auch dazu, dass die Zusammenarbeit mit den Kollegen effizienter und effektiver realisiert wird. Darüber hinaus reduziert die *Machtdistanz* in Australien die Teamfähigkeit (γ_{AUS}=0,205), wenngleich dieser Einfluss lediglich über eine Effektstärke von 0,052 verfügt. Ausgeprägte Machtstrukturen wirken sich somit negativ auf die Zusammenarbeit zwischen den Mitarbeitern aus. In Deutschland ist dieser Einfluss nicht signifikant (γ_D=-0,023, f_D^2=0,000), weshalb **H50** für diese Gruppe verworfen wird.

Tabelle 5.20: Bestätigte Einflussfaktoren des Kollektivismus

Hyp.	Wirkungszusammenhang	Ergebnis	
		D	AUS
H46	Der Kollektivismus weist einen signifikant positiven Effekt auf die Teamfähigkeit auf.	✓	✓
H50	Die Machtdistanz weist einen signifikant negativen Effekt auf die Teamfähigkeit auf.		✓

Gleichbehandlung

Wie in **H51** vermutet, senkt die *Machtdistanz* die *Gleichbehandlung* ($\gamma_D=$ -0,428, $\gamma_{AUS}=$-0,261). Der Effekt fällt in Deutschland moderat aus ($f_D^2=$0,229), während in Australien lediglich eine geringe Effektstärke vorliegt ($f_{AUS}^2=$0,091). Dieses Ergebnis erscheint plausibel, da sich bei einer hohen *Machtdistanz* die Macht auf wenige Personen verteilt, die weitreichende Privilegien besitzen. Der Vorgesetzte wird eher als Leitfigur wahrgenommen und entsprechend privilegiert behandelt. Bei einer schwach ausgeprägten *Machtdistanz* ist dies nicht der Fall. Hierbei unterscheidet sich der Umgang mit Vorgesetzten in geringerem Maße von dem mit untergeordneten Mitarbeitern. Weiterhin besteht in Australien ein positiver Einfluss moderater Stärke der *Humanorientierung* auf die *Gleichbehandlung* ($\gamma_{AUS}=$0,407, $f_{AUS}^2=$0,213). Da sich die *Humanorientierung* in Eigenschaften wie Fairness und Fürsorge widerspiegelt, wirkt sie sich positiv auf die *Gleichbehandlung* aus. Dieser Zusammenhang ist in Deutschland allerdings empirisch nicht belegbar ($\gamma_D=$0,143, $f_D^2=$0,023). Der Unterschied zwischen den deutschen und den australischen Ergebnissen ist hierbei nach dem angepassten Mann-Whitney-Wilcoxon-Test signifikant. **H52** wird folglich in Deutschland verworfen. Die identifizierten Einflüsse der *Humanorientierung*, die in Deutschland die *ethisch-rechtlichen Ängste* und in Australien die *Gleichbehandlung* verstärken, deuten auf unterschiedliche Wirkungsweisen dieser Kulturdimension in den beiden Ländern hin.

Tabelle 5.21: Bestätigte Einflussfaktoren der Gleichbehandlung

Hyp.	Wirkungszusammenhang	Ergebnis	
		D	AUS
H51	Die Machtdistanz weist einen signifikant negativen Effekt auf die Gleichbehandlung auf.	✓	✓
H52	Die Humanorientierung weist einen signifikant positiven Effekt auf die Gleichbehandlung auf.		✓

Transparenz

Zwischen der *Unsicherheitsvermeidung* und der *Transparenz* kann in beiden Ländern ein negativer Wirkungszusammenhang festgestellt werden ($\gamma_D=$ -0,229, $\gamma_{AUS}=$-0,297), dessen Effektstärke gering ist ($f_D^2=$0,055, $f_{AUS}^2=$0,096). Allerdings kann **H58** dennoch nicht bestätigt werden, da in der zuvor formulierten Hypothese von einer positiven Wirkungsrichtung ausgegangen wurde. Mitarbeiter in Unternehmen, die in einem besonders hohen Maß versuchen an Bewährtem festzuhalten und in Folge dessen Veränderungen als Risiken wahrnehmen, können Entscheidungen des Managements folglich schlechter nachvollziehen. Im Umkehrschluss können die Beschäftigten in Organisationen, die offen gegenüber Veränderungen sind, Entscheidungen der Geschäftsführung wesentlich besser verstehen. Im Hinblick auf dieses Ergebnis stellt sich die Frage, ob die in dieser Untersuchung verwendete Einteilung von organisationaler und nationaler Kultur und die damit verbundene Annahme, dass lediglich die nationale Kultur die Organisationskultur beeinflusst, aufrechterhalten werden können. So könnten die *Transparenz* von Unternehmensentscheidungen und die Art und Weise, wie diese kommuniziert werden, das Verhalten im Zusammenhang mit Unsicherheit beeinflussen. Die *Unsicherheitsvermeidung* wäre dann allerdings in der organisationalen Kultur verankert. Derartige Beziehungen könnten die vorliegenden Ergebnisse gegebenenfalls besser erklären. Ebenso wären in der Untersuchung nicht berücksichtigte Einflüsse von Moderatoren denkbar. Unter den gesetzten Annahmen ist für das Modell jedoch keine zufriedenstellende Erklärung des identifizierten Zusammenhangs möglich.

Tabelle 5.22: Bestätigte Einflussfaktoren der Transparenz

Hyp.	Wirkungszusammenhang	Ergebnis	
		D	AUS
H58	Die Unsicherheitsvermeidung weist einen signifikant positiven Effekt auf die Transparenz auf.	↕–	↕–

Autonomie

Als letzter Wirkungszusammenhang wird **H59** überprüft. Diese Hypothese, die den Einfluss der *Unsicherheitsvermeidung* auf die *Autonomie* beschreibt, kann in keinem der beiden Länder bestätigt werden.

Tabelle 5.23: Bestätigte Einflussfaktoren der Autonomie

Hyp.	Wirkungszusammenhang	Ergebnis	
		D	AUS
H59	Die Unsicherheitsvermeidung weist einen signifikant negativen Effekt auf die Autonomie auf.		

Zusammenfassung

Zusammenfassend kann festgehalten werden, dass sämtliche aus der Akzeptanzforschung übernommenen Konstrukte einen direkten oder indirekten Zusammenhang auf die *Nutzungsintention* aufweisen. Da es sich bei ambienten Medikationssystemen allerdings um komplexe Technologien handelt, die zahlreiche Veränderungen bedingen, liefern negative Befürchtungen in Form von *ethisch-rechtlichen Ängsten* und *Arbeitsängsten* einen zentralen Beitrag zur Erklärung der Akzeptanz. Daneben bestehen mit der *qualitativen Überbelastung* und der *Innovationsbereitschaft* zwei Konstrukte, die die Fähigkeiten und die Interessen des Nutzers widerspiegeln. Auch diese Konstrukte beeinflussen die Akzeptanz. Im Unterschied dazu weisen die *Überwachungsängste* und die *quantitative Überbelastung* keinen Einfluss auf die Akzeptanz auf und können somit bei einer Umsetzung des Systems ignoriert werden. In Bezug auf die Kultur können Einflüsse des *Kollektivismus*, der *Machtdistanz*, der *Autonomie*, der *Humanorientierung*, der *Transparenz* und der *Unsicherheitsvermeidung* identifiziert werden, wohingegen die *Teamfähigkeit*, die *Gleichbehandlung* und die *Anpassungsfähigkeit* in dem Modell irrelevant sind. Ein weiteres wesentliches Ergebnis der Studie besteht darin, dass zwischen den untersuchten Gruppen (Deutschland und Australien) insgesamt erhebliche Gemeinsamkeiten in Bezug auf die signifikanten Zusammenhänge festgestellt werden können. Lediglich die kulturell geprägten Einflüsse unterscheiden sich deutlich. Allerdings sind diese kulturellen Unterschiede zwischen Deutschland und Australien nur bei einem Wirkungszusammenhang (**H52**) nach dem Mann-Whitney-Wilcoxon-Test signifikant (Abschnitt 5.3.2).

5.4 Implikationen für die Systementwicklung und -einführung

In diesem Abschnitt wird der Nutzen der zuvor erläuterten Ergebnisse verdeutlicht, um dadurch die Einführung von ambienten Medikationsunterstützungssystemen zu fördern. Zunächst erfolgt in Abschnitt 5.4.1 eine generelle Einschätzung der Akzeptanz des ambienten Medikationsunterstützungssystems. Anschließend wird ein Zusammenhang zum Entwicklungsprozess und insbesondere zur Risikoanalyse hergestellt (Abschnitt 5.4.2). Darauf aufbauend werden die zuvor erläuterten Ergebnisse (Abschnitt 5.3.3) in Form von Wirkungsketten zusammengefasst, bei denen mögliche Eingriffspunkte zur Steigerung der Akzeptanz veranschaulicht werden (Abschnitt 5.4.3). In Abschnitt 5.4.4 werden abschließend die Möglichkeiten zur Beeinflussung der relevanten Ängste diskutiert.

5.4.1 Beurteilung der Akzeptanz

Um praktische Implikationen aus den Ergebnissen abzuleiten, wird zunächst anhand deskriptiver Daten eine generelle Einschätzung der Akzeptanz des untersuchten Systems herausgearbeitet. Dies ist erforderlich, da die vorgelagerte kausalanalytische Untersuchung nicht die Frage beantworten kann, inwieweit die Nutzer das System insgesamt akzeptieren und welche Aspekte als besonders nützlich bewertet werden.

Um einzuschätzen, inwieweit sich Akzeptanzprobleme abzeichnen, wird die *Nutzungsintention* betrachtet. Die Indikatoren dieses Konstrukts (NI1 und NI2, Anhang A) weisen in beiden Ländern vergleichbare Durchschnittswerte auf. Bei NI1 betragen diese in Deutschland 2,49 (2,34 in Australien) und bei NI2 2,71 (2,78 in Australien). Aufgrund der verwendeten siebenstufigen Likert-Skala (1 entspricht *stimme zu*, 7 entspricht *lehne ab*) deutet dies darauf hin, dass die Mehrheit der potentiellen Nutzer das System zu nutzen beabsichtigt. Die Streuung um den Mittelwert weist allerdings in Deutschland mit einer Standardabweichung von 1,62 für NI1 und 1,73 für NI2 darauf hin, dass dennoch ein erheblicher Teil der Befragten das System ablehnt. In Australien ist dies mit einer Streuung von 1,36 für NI1 und 1,48 für NI2 ebenfalls in abgeschwächter Form zu erkennen. Weiterhin werden Akzeptanzprobleme auch durch die Unterschiede im Antwortverhalten zwischen der freiwilligen und der obligatorischen Nutzung deutlich. Während in Deutschland 8,23 % der Befragten (in Australien 5,26 %) bei Frageitem NI2 die Nutzung grundsätzlich stark ablehnen (Antwort 6 oder 7), geben 27,16 % der Befragten in Deutschland und 27,53 % der Befragten in Australien an, das System nur zu nutzen, wenn dies durch verbindliche Vorschriften erforderlich ist (Antwort 6 oder 7 bei Frageitem FW3). Vor dem Hintergrund dieser sehr ähnlichen Ergebnisse in beiden Ländern ist die Einführung eines ambienten Medikationsunterstützungssystems in Bezug auf die Akzeptanz als problematisch zu bewerten.

Neben der Akzeptanz ist von hoher Bedeutung, wie die Befragten die *wahrgenommene Nützlichkeit* beurteilen. Da das Szenario mit der Verhinderung von Fehlmedikationen (Effektivitätssteigerung) sowie der Dokumentationsunterstützung (Effizienzsteigerung) zwei verschiedene Ziele beinhaltet, ist für eine prototypische Umsetzung bedeutsam, welches Ziel den Befragten wichtiger ist. Auch hierbei werden Gemeinsamkeiten zwischen beiden Ländern deutlich. Indikator WN1, der die vermutete Erhöhung der Patientensicherheit durch das beschriebene System erfasst, wird mit einem Durchschnittswert von 2,30 in Deutschland (2,39 in Australien) insgesamt deutlich zugestimmt. Dies ist bei WN3, der auf die Steigerung der Arbeitsleistung abzielt, bei einem Durchschnittswert von 4,40 in Deutschland und 3,83 in Australien nicht der Fall. Dieses Ergebnis überrascht insofern, als dass das hohe Maß an Schreibarbeit in Interviews mit Pflegekräften im Rahmen vorgelagerter Forschungsvorhaben als effizienzmindernd beschrieben wurde (Bick, Kummer und Rössig 2008a, S. 50 ff.). Das Problembewusstsein in Bezug auf Medikationsfehler ist folglich vorhanden, da die Pflegekräfte diesen Aspekt als besonders relevant erachten. Die Kommunikation mit den Pflegekräften bei einer Umsetzung des Systems sollte sich daher primär auf diesen Aspekt konzentrieren. Produktivitätssteigerungen sollten dagegen eher unterstützend angeführt werden. Da jedoch ein fiktives Szenario untersucht wurde, könnten konkrete Angaben in Bezug auf die Zeitersparnis basierend auf ersten prototypischen Umsetzungen zu einer anderen Beurteilung seitens der Nutzer führen. Weiterhin muss auch bei der *wahrgenommenen Nützlichkeit* die Standardabweichung berücksichtigt werden. Diese weist bei WN1 mit 1,49 in Deutschland (1,36 in Australien) sowie bei WN3 mit 1,83 in Deutschland (1,82 in Australien) auf eine höhere Streuung der Ergebnisse in Bezug auf die Beurteilung der erwarteten Produktivitätssteigerung hin. Hinsichtlich der *Jobrelevanz* sind die Werte insgesamt sehr ausgeglichen. Mit einem Durchschnittswert von 4,30 bei einer Standardabweichung von 2,03 in Deutschland und 3,83 in Australien bei einer Standardabweichung von 1,82 für Item JR1 bewegen sich die Werte dicht an der Skalenmitte von 4. Hierbei muss zudem berücksichtigt werden, dass die Items direkt auf die Frage abzielten, ob dieses System für die Arbeit des Befragten relevant ist. Da nicht alle Befragten zwingend Medikationsvorgänge durchführen (Abschnitt 5.1.3), könnte dies eine Erklärung für die vergleichsweise hohe Streuung der Antworten darstellen. Praktische Implikationen lassen sich aus den Antworten zur *Jobrelevanz* jedoch nicht ableiten.

Zusammenfassend lässt sich feststellen, dass vergleichbare Werte in Australien und Deutschland vorliegen. Diese weisen zum einen auf eine darauf hin, dass grundsätzlich die Mehrheit der Befragten das System nutzen würde und über ein ausgeprägtes Problembewusstsein in Bezug auf Medikationsfehler verfügt. Auf der anderen Seite wird bei einem erheblichen Teil der Befragten eine starke Ablehnung des Systems deutlich, die die Einführung eines ambienten Medikationssystems gefährden kann. Projektverantwortliche bei Implementierungsvorhaben sowie das beteiligte Krankenhausmanagement sollten die herausgearbeiteten Ergebnisse frühzeitig bei einer Umsetzung des Systems berücksichtigen. Der folgende Abschnitt 5.4.2 verdeutlicht, wie dies im Rahmen des Entwicklungsprozesses realisiert werden kann.

5.4.2 Einordnung in den Entwicklungsprozess

Bei der Entwicklung des Systems sollte beachtet werden, dass dieses die Prozesse in Verbindung mit der Medikation erheblich verändert. Aus diesem Grund sollten parallel zur Entwicklung des Systems im Rahmen einer Geschäftsprozessanalyse die verschiedenen Schritte der Medikation untersucht werden (Abschnitt 2.5.2). Anschließend sollten die Medikationsprozesse systematisch an das anvisierte Medikationsunterstützungssystem angepasst werden.[132] Das Ziel der vorliegenden Studie besteht darin, die Einführung von ambienten Medikationssystemen zu fördern. Um zu verdeutlichen, wie die Ergebnisse in einem konkreten Implementierungsvorhaben genutzt werden können, wird als Beispiel das in Abbildung 5.4 dargestellte Spiralmodell nach Boehm (1986) herangezogen. Bei dem Spiralmodell handelt es sich um ein (klassisches) Vorgehensmodell, das den Entwicklungsprozess von Informationssystemen als iterativen Prozess auffasst. Jeder Zyklus der Spirale ist in vier Quadranten aufgeteilt, die verschiedene Aktivitäten enthalten. Den Startpunkt bilden die Festlegung von Zielen, die Identifikation von Lösungsvarianten und die Beschreibung von Nebenbedingungen und Einschränkungen. Aufbauend auf den im Rahmen der Geschäftsprozessoptimierung identifizierten Prozessen wird festgelegt, welche Schritte der Medikation durch das System unterstützt werden. Anschließend werden konkrete Lösungsvarianten erarbeitet und die korrespondierenden Risiken untersucht und beseitigt. Danach kommt es zur prototypischen Umsetzung, die im dritten Quadrant validiert und verifiziert wird. Als letzter Schritt des Zyklus werden die nächsten Phasen des Projekts geplant. Bei jedem Durchlauf nähert sich das entwickelte Informationssystem weiter an das betriebsfähige System an, dessen Abnahme das Ende des Modells markiert.

Das Spiralmodell ist den iterativen Vorgehensmodellen zuzuordnen, wobei es sich um eine Weiterentwicklung des Wasserfallmodells handelt, bei der die einzelnen Phasen mehrfach zyklisch durchlaufen werden (Hansen und Neumann 2009, S. 366 ff.). Zudem nimmt die Risikobetrachtung im Spiralmodell eine zentrale Rolle ein. Sämtliche Risiken, die das Projekt bedrohen, werden frühzeitig beachtet, um entsprechende Maßnahmen zu deren Reduzierung zu ergreifen. Zusätzlich orientiert sich das Spiralmodell konsequent am Prototyping, wodurch die Benutzer frühzeitig in den Entwicklungsprozess eingebunden werden (Hansen und Neumann 2009, S. 370 ff.). Um zu verdeutlichen, inwieweit Akzeptanzprobleme Risiken bei der Entwicklung darstellen, kann der Ansatz von Keil et al. (1998) herangezogen werden.[133] Dabei werden die Risiken, die bei der Entwicklung von Software auftreten können, vier Kategorien zugeordnet, die sich über zwei Dimensionen in einer Matrix erfassen lassen (Abbildung 5.5). Obgleich sich die Ergebnisse auf

---

[132]Für die Anpassung der Prozesse aus Managementperspektive kann auf das Business Engineering zurückgegriffen werden (vgl. u. a. Österle und Winter 2003). Für die operative Umsetzung empfiehlt sich insbesondere die Geschäftsprozessoptimierung (vgl. u. a. Best und Weth 2009).

[133]Keil et al. (1998) identifizieren auf Basis einer Delphi-Studie mit 45 Projektmanagern in drei Ländern verschiedene Risiken, die bei der Entwicklung im Rahmen von Softwareprojekten auftreten können.

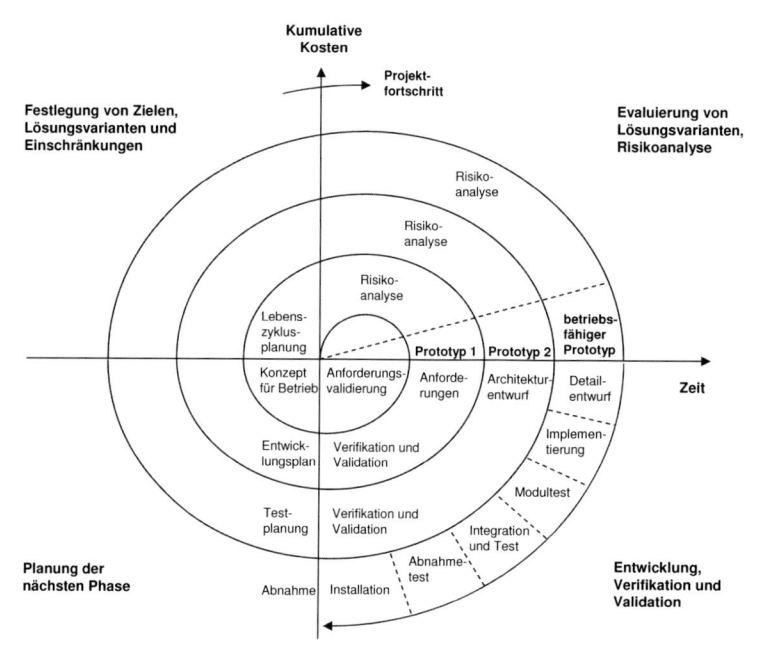

Abbildung 5.4: Das Spiralmodell (nach Boehm 1986)

Softwareprojekte beziehen, lassen sich die Kategorien auch auf die generelle Entwicklung von Informationssystemen verallgemeinern.

Die *erste Kategorie* beschreibt Risiken in Bezug auf die Unterstützung auf der Anwenderseite, weshalb auch fehlende Nutzerakzeptanz dieser Kategorie zugeordnet wird. Die *zweite Kategorie* umfasst Aspekte der Funktionalität. Es steht die Frage im Vordergrund, welche Anforderungen zwingend erforderlich sind und welche ergänzend hinzukommen können. Die Relevanz der einzelnen Funktionalitäten kann sich im Zeitverlauf des Projekts ändern. Die *dritte Kategorie* zielt auf die konkrete Durchführung des Projekts ab. Dabei stellt sich unter anderem die Frage, ob genügend Ressourcen zur Verfügung stehen, um die in der zweiten Kategorie spezifizierten Anforderungen in der veranschlagten Zeit umzusetzen. Die *vierte Kategorie* thematisiert abschließend Faktoren im internen und externen Umfeld, die das Projekt gefährden. Hierbei kann es sich um Veränderungen im Management des Unternehmens oder auch um neue

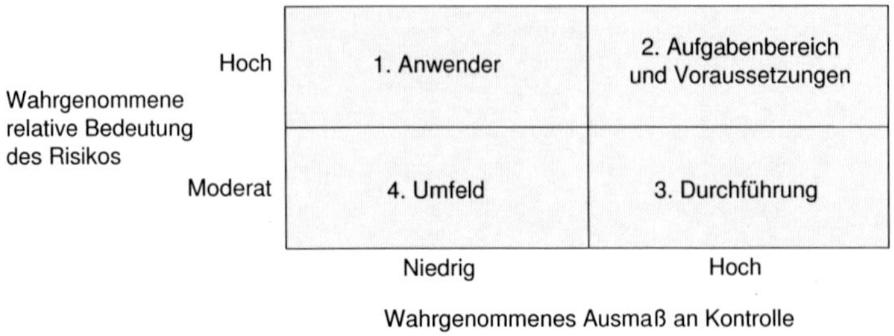

	Hoch	1. Anwender	2. Aufgabenbereich und Voraussetzungen
Wahrgenommene relative Bedeutung des Risikos	Moderat	4. Umfeld	3. Durchführung
		Niedrig	Hoch
		Wahrgenommenes Ausmaß an Kontrolle	

Abbildung 5.5: Framework der Risikokategorien (nach Keil et al. 1998)

technologische Entwicklungen, die das Projekt beeinflussen, handeln. Keil et al. (1998) kommen zu dem Ergebnis, dass oftmals gerade die Risiken der ersten Kategorie von den Projektmanagern als besonders relevant beurteilt werden. Dies ergibt sich aus den eingeschränkten Möglichkeiten diese Risiken zu erfassen und auf sie einzuwirken. Obgleich eine exakte Steuerung der Risiken vor diesem Hintergrund kaum realisierbar erscheint, kommt der gezielten Beeinflussung nach Keil et al. (1998) eine erhebliche Bedeutung zu. Dies entspricht auch dem Verständnis von Akzeptanz der vorliegenden Arbeit (Abschnitt 3.1.1). In Zusammenhang mit Entwicklung und Einführung von Technologien, bei denen sich Akzeptanzprobleme abzeichnen, sollten die entsprechenden Risiken dieser Kategorie daher bei jedem Zyklus des Spiralmodells untersucht werden, um gegebenenfalls Maßnahmen zur Beeinflussung zu initiieren.

Wie in Abschnitt 3.1.2 erläutert, verfolgt die Akzeptanzforschung sowohl eine analytische als auch eine gestaltende Zielsetzung. In der vorliegenden Studie steht die analytische Zielsetzung im Vordergrund. Die Ergebnisse stellen eine Grundlage dar, um die relevanten Treiber der Akzeptanz zu erfassen und dadurch Akzeptanzprobleme einer konkreten Implementierung frühzeitig abzuschätzen.[134] Die Ergebnisse richten sich sowohl an Projektverantwortliche bei prototypischen Umsetzungen als auch an das beteiligte Krankenhausmanagement. Da im Akzeptanzmodell jedoch ausschließlich reflektive Konstrukte enthalten sind, kann nicht davon ausgegangen werden, dass eine Veränderung der Indikatoren die Konstrukte beeinflusst (Abschnitt 5.2.1). Folglich kann die gestaltende Zielsetzung lediglich in Form von Hypothesen verfolgt werden, die keiner empirischen Überprüfung unterzogen werden. Der Erfolg von Maß-

---

[134]Die in Anhang A enthaltenen Indikatoren können in diesem Kontext genutzt werden, um mittels eines Fragebogens die relevanten Einflussfaktoren der Akzeptanz zu bestimmen.

nahmen zur Beeinflussung der Akzeptanz sollte in weiterführenden Studien untersucht werden (Abschnitt 6.3).

5.4.3 Relevante Wirkungsketten

Um ein umfassendes Verständnis der identifizierten Wirkungszusammenhänge zu ermöglichen, werden diese im Folgenden zu Wirkungsketten verdichtet. Hierbei handelt es sich um miteinander verbundene Pfade, die über die *subjektive Norm*, die *Arbeitsängste*, die *ethisch-rechtlichen Ängste* sowie die *Innovationsbereitschaft* verlaufen. Diese latenten Variablen wurden ausgewählt, da sie sich auf einer vertikalen Achse im Zentrum des Modells befinden und daher die meisten anderen latenten Variablen direkt oder indirekt auf die Konstrukte einwirken oder von diesen beeinflusst werden. Da sich diese Konstrukte allerdings auch gegenseitig beeinflussen und die vorgelagerte *qualitative Überbelastung* auf mehrere der Konstrukte einwirkt, ist eine isolierte Betrachtung nur eingeschränkt möglich. Aus diesem Grund sollte stets beachtet werden, dass es sich lediglich um Ausschnitte eines Gesamtmodells handelt und den Zusammenhängen zwischen den Wirkungsketten ebenfalls eine erhebliche Bedeutung zukommt.

Wirkungskette der subjektiven Norm

Eine erste Folge von Pfaden stellt die Wirkungsbeziehung über die *subjektive Norm* dar (Abbildung 5.6). In Deutschland wirken der *Kollektivismus*, die *Machtdistanz* und die *qualitative Überbelastung* verstärkend auf die *subjektive Norm* ein. Die *subjektive Norm* wiederum verstärkt das *Image*, welches sowohl auf die *Jobrelevanz* als auch auf die *wahrgenommene Nützlichkeit* einwirkt. Zusätzlich beeinflusst auch die *Jobrelevanz* die *wahrgenommene Nützlichkeit*, die letztlich auf die *Nutzungsintention* einwirkt. Im Vergleich zu den deutschen Ergebnissen weist die Verkettung von Wirkungsbeziehungen in Australien Unterschiede auf, da lediglich die *Machtdistanz* auf die *subjektive Norm* einwirkt und sich zudem kein direkter Einfluss des *Images* auf die *wahrgenommene Nützlichkeit* feststellen lässt.

Kollektivismus und *Machtdistanz* können bei dieser Wirkungsfolge herangezogen werden, um Hinweise auf die *subjektive Norm* zu erhalten. Eine Beeinflussung dieser Konstrukte zur Steigerung der Akzeptanz eines einzelnen Implementierungsvorhabens erscheint vor dem Hintergrund der vergleichsweise geringen Effektstärken allerdings kaum sinnvoll. Die *qualitative Überbelastung* stellt ein besonders interessantes Konstrukt dar, das erheblich durch die Kultur geprägt wird und sowohl die *subjektive Norm* als auch die *Innovationsbereitschaft* beeinflusst. Auf dieses Konstrukt wird im Rahmen der

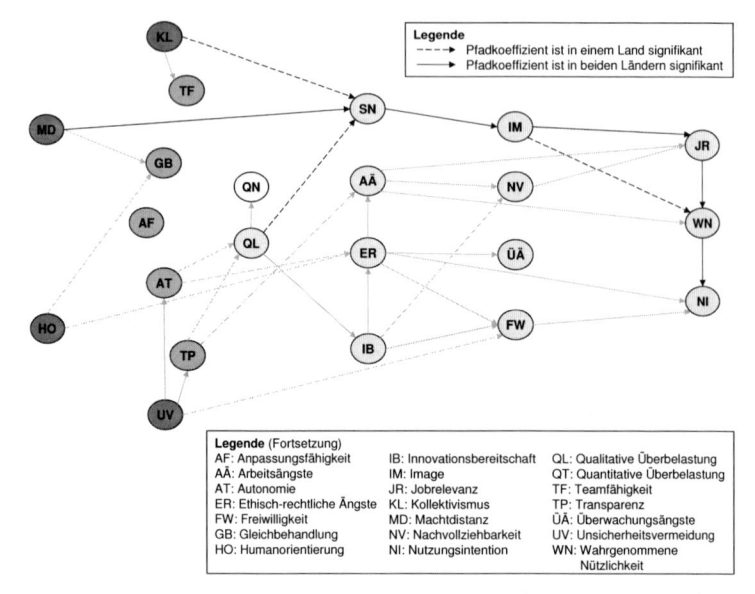

Abbildung 5.6: Wirkungskette der subjektiven Norm (die signifikanten Beziehungen sind hervorgehoben)

vierten Wirkungskette, die über die *Innovationsbereitschaft* verläuft, detailliert eingegangen. Der positive Effekt der *quantitativen Überbelastung* auf die *subjektive Norm* ist dadurch erklärbar, dass sich Personen mit unzureichenden Fähigkeiten eher an Meinungsführern orientieren. Da sich allerdings aus einer Erhöhung der *qualitativen Überbelastung* weitreichende negative Effekte für die Patientenversorgung ergeben können, ist das Konstrukt (in dieser Wirkungskette) zur Erhöhung der Akzeptanz ungeeignet. Die *subjektive Norm* selbst ist als sozialwissenschaftliches Phänomen schwer zu beeinflussen, weshalb das *Image* und die *Jobrelevanz* die zentralen Eingriffspunkte dieser Wirkungskette darstellen. Da sich das *Image* insbesondere auf die mobilen Endgeräte bezieht, sollte frühzeitig untersucht werden, wie diese von den Nutzern wahrgenommen werden. Auf diesen Ergebnissen aufbauend sollten gegebenenfalls Anpassungen an den Endgeräten vorgenommen werden, um das *Image* zu steigern. Für eine Erhöhung der *Jobrelevanz* sollte die Kommunikation auf die mit dem System verbundenen Vorteile bei der Arbeit ausgerichtet werden. Ein Beispiel für eine Störung dieser Wirkungskette beschreiben Auer et al. (2010). In diesem Erfahrungsbericht über eine prototypische Umsetzung eines RFID-basierten Medikationsunterstützungssystems wird explizit darauf hingewiesen, dass die Mitarbeiter an dem untersuchten Klinikum stolz darauf waren, mit innovativen Technologien zu experimentieren. Allerdings wiesen die verwendeten mobilen Endgeräte bei der täglichen Nutzung Probleme auf, da sie aufgrund zahlreicher Zwischenräume anfällig für Keime waren und nicht sterilisiert werden konnten. Daraus ergaben sich mehrere Einschränkungen bei der Nutzung. Das anfängliche Prestige, die neuen Geräte benutzen zu dürfen, verlor aufgrund der Probleme an Bedeutung. Die Geräte wurden dann nicht mehr als ein Objekt wahrgenommen, das den sozialen Status erhöht, sondern als eine zusätzliche Belastung.

Wirkungskette der Arbeitsängste

Die zweite identifizierte Wirkungskette zielt auf die *Arbeitsängste* als zentrale Größe ab (Abbildung 5.7). In Deutschland wird dieses Konstrukt von den *ethisch-rechtlichen Ängsten* sowie über die *Transparenz* von der *Unsicherheitsvermeidung* beeinflusst und wirkt selbst exogen auf die *Jobrelevanz*, die *Nachvollziehbarkeit* und die *wahrgenommene Nützlichkeit* ein. Die *Nachvollziehbarkeit* wirkt zusätzlich auf die *Jobrelevanz* ein, die wie bereits erläutert, ebenfalls die *wahrgenommene Nützlichkeit* beeinflusst. Über die *wahrgenommene Nützlichkeit* besteht analog zur Wirkungskette im Zusammenhang mit der *subjektiven Norm* ein Einfluss auf die *Nutzungsintention*. In Australien liegt der negative Einfluss der *Transparenz* auf die *Arbeitsängste* nicht vor, während sämtliche anderen Wirkungszusammenhänge identisch sind. Der identifizierte negative Einfluss der *Unsicherheitsvermeidung* auf die *Transparenz* konnte in Abschnitt 5.3.3 nicht zufriedenstellend erklärt werden, weshalb dieses Ergebnis nicht weiter thematisiert wird. Hinsichtlich der *Transparenz* sollte in Deutschland allerdings überprüft werden, ob die Mitarbeiter bereits ausreichend über die Ziele des Vorhabens informiert wurden. Hierbei bietet es sich an, das Vorhaben in einen Zusammenhang mit der grundsätzlichen Zielsetzung des Unternehmens zu stellen. Bei dem untersuchten System könnten dies beispielsweise Bemühungen zur Steigerung der Behandlungsqualität sein. In Bezug auf die *Arbeitsängste* sollten die konkreten Folgen für den einzelnen Nutzer analysiert und den Mitarbeitern kommuniziert werden, um den Ängsten frühzeitig entgegenzuwirken. Da den genauen Ursachen für die *Arbeitsängste* mittels des verwendeten Messmodells nicht nachgegangen werden kann (Abschnitt 5.2.1), liefert die vorliegende Untersuchung mit den in Anhang A beschriebenen Indikatoren lediglich Ansatzpunkte darüber, wie sich diese Ängste manifestieren. Allerdings könnte beispielsweise eine genaue Abschätzung der Zeitersparnis bei Nutzung des Systems die Befürchtungen reduzieren. Ergänzend kann durch die Erläuterung der genauen Funktionen versucht werden die *Nachvollziehbarkeit* zu erhöhen.

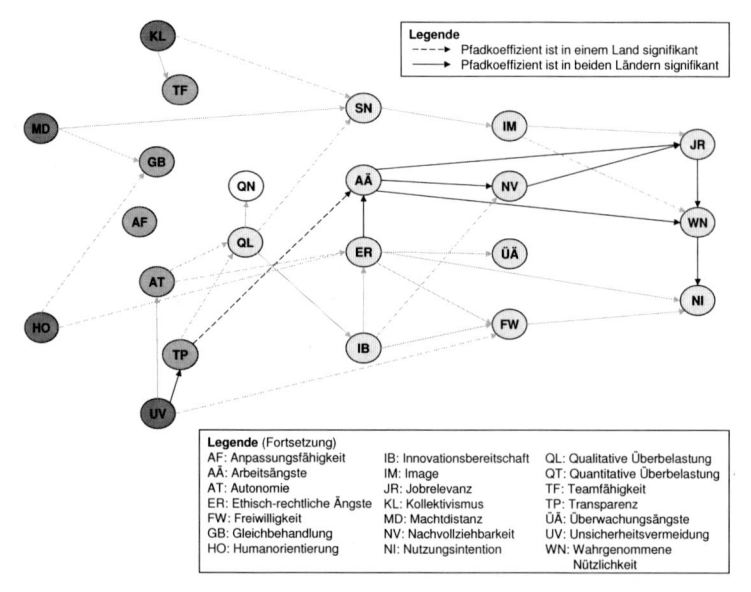

Legende (Fortsetzung)
AF: Anpassungsfähigkeit
AÄ: Arbeitsängste
AT: Autonomie
ER: Ethisch-rechtliche Ängste
FW: Freiwilligkeit
GB: Gleichbehandlung
HO: Humanorientierung
IB: Innovationsbereitschaft
IM: Image
JR: Jobrelevanz
KL: Kollektivismus
MD: Machtdistanz
NV: Nachvollziehbarkeit
NI: Nutzungsintention
QL: Qualitative Überbelastung
QT: Quantitative Überbelastung
TF: Teamfähigkeit
TP: Transparenz
ÜÄ: Überwachungsängste
UV: Unsicherheitsvermeidung
WN: Wahrgenommene Nützlichkeit

Abbildung 5.7: Wirkungskette der Arbeitsängste (die signifikanten Beziehungen sind hervorgehoben)

Wirkungskette der ethisch-rechtlichen Ängste

Weiterhin kann in beiden Ländern eine Wirkungskette identifiziert werden, in deren Mittelpunkt die *ethisch-rechtlichen Ängste* stehen (Abbildung 5.8). Den Ausgangspunkt stellt in Deutschland die *Humanorientierung* dar, während dies in Australien die *Autonomie* ist, die auf die *ethisch-rechtlichen Ängste* einwirkt. Zusätzlich wirkt in beiden Ländern die *Innovationsbereitschaft* auf die *ethisch-rechtlichen Ängste* ein. Die *ethisch-rechtlichen Ängste* selbst beeinflussen direkt die *Nutzungsintention* sowie die *Freiwilligkeit* und, wie bereits erläutert, die *Arbeitsängste* und die damit verbundene Wirkungskette. Die *Freiwilligkeit* wiederum beeinflusst ebenfalls die *Nutzungsintention*. Die *ethisch-rechtlichen Ängste* nehmen somit eine zentrale Bedeutung ein und sollten im Mittelpunkt der Risikoanalyse nach dem Spiralmodell stehen

(Abschnitt 5.4.2). In Deutschland weist der positive Einfluss der *Humanorientierung* auf die *ethisch-rechtlichen Ängste* darauf hin, dass die Würde des Menschen durch das System als bedroht wahrgenommen wird. Es könnte daher versucht werden, die Mitarbeiter davon zu überzeugen, dass die Einführung des Systems keinen Widerspruch zu humanorientierten Eigenschaften und Verhaltensweisen darstellt. Demgegenüber scheint in Australien eine höhere Verantwortung hinsichtlich der Behandlung in Form der *Autonomie* die ethischen Probleme zu verdrängen. Bei einem konkreten Implementierungsvorhaben sollte die *Autonomie* in Australien im Rahmen der Risikoerkennung erfasst werden, um Hinweise auf die *ethisch-rechtlichen Ängste* zu erhalten. Zur Beeinflussung der *ethisch-rechtlichen Ängste* bestehen verschiedene Ansatzpunkte. Da der Schutz der Privatsphäre in dieser Dimension enthalten ist, sollten diesbezüglich die Funktionen des Systems im Detail besprochen werden. Zudem bietet es sich an, Anliegen der Mitarbeiter, wie beispielsweise die Deaktivierung des mobilen Endgeräts während der Pausen, frühzeitig zu ermitteln. Darauf aufbauend sollte der Prototyp angepasst und die Akzeptanz im nächsten Zyklus des Spiralmodells erneut bestimmt werden, um mögliche Veränderungen zu erfassen (Abschnitt 5.4.2). Rechtliche Aspekte sollten zusammen mit den Arbeitnehmervertretern ebenfalls frühzeitig diskutiert werden, da eine entsprechende Absicherung der rechtlichen Zulässigkeit beispielsweise durch die Zustimmung der Arbeitnehmervertreter die Ängste reduzieren könnte. Da sowohl von den *ethisch-rechtlichen Ängsten* als auch von den *Arbeitsängsten* erhebliche Chancen zur Erhöhung der Akzeptanz ausgehen, werden die verschiedenen Möglichkeiten zur Beeinflussung im folgenden Abschnitt 5.4.4 noch einmal detailliert betrachtet.

Wirkungskette der Innovationsbereitschaft

Eine weitere Wirkungskette besteht in Bezug auf die *Innovationsbereitschaft* (Abbildung 5.9). Ausgangspunkt dieser Wirkungskette ist in Deutschland erneut die *Unsicherheitsvermeidung*, die über die *Transparenz* auf die *qualitative Überbelastung* einwirkt. Dieser Zusammenhang besteht in Australien nicht. Stattdessen beeinflusst dort die *Autonomie* die *qualitative Überbelastung*. Die *qualitative Überbelastung* senkt die *Innovationsbereitschaft*, die dann über die *Freiwilligkeit* die *Nutzungsintention* beeinflusst. Die Ergebnisse weisen auf eine kulturelle Prägung der *qualitativen Überbelastung* hin. Während in Australien eine eigenverantwortliche Arbeitsweise die *qualitative Überbelastung* senkt, sind in Deutschland Kenntnisse über die Unternehmensziele förderlich, um der *qualitativen Überbelastung* entgegenzuwirken. Für den negativen Einfluss der *Unsicherheitsvermeidung* auf die *Transparenz* konnte keine zufriedenstellende Erklärung gefunden werden. Wie bereits erläutert, liefert diese Beziehung

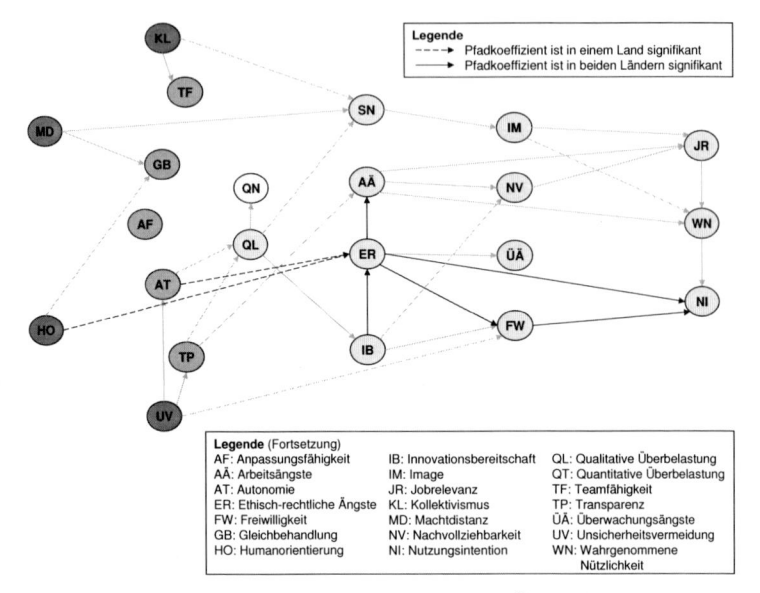

Abbildung 5.8: Wirkungskette der ethisch-rechtlichen Ängste (die signifikanten Beziehungen sind hervorgehoben)

somit auch keine Erkenntnisse, die bei einer Implementierung genutzt werden können. Die *qualitative Überbelastung* wirkt in Deutschland sowohl akzeptanzerhöhend (über die *subjektive Norm*) als auch akzeptanzreduzierend (über die *Innovationsbereitschaft*). Aus diesem Grund kann nicht vorhergesagt werden, welcher Effekt überwiegt, und es bleibt fraglich, ob Handlungen, die auf die Reduzierung der *qualitativen Überbelastung* abzielen, zur Steigerung der Akzeptanz beitragen.

Grundsätzlich besteht die Möglichkeit die *Innovationsbereitschaft* über die *qualitative Überbelastung* zu beeinflussen. Dies überrascht insbesondere als dass es sich bei der *Innovationsbereitschaft* um ein vergleichsweise robustes Charaktermerkmal handelt, das in der Persönlichkeit des Individuums verwurzelt ist (Abschnitt 3.3.2). Eine direkte Beeinflussung des Konstrukts ist daher nur schwer möglich, weshalb der Einflussnahme durch ein anderes Konstrukt eine erhebliche Bedeutung zukommt. Dieser Wirkungszusammenhang sollte in weiterführenden Studien thematisiert werden, wobei auch der Einfluss von Moderatoren (wie bspw. der Intelligenz) berücksichtigt werden sollte (Abschnitt 5.3.3). Aufbauend auf den Ergebnissen der vorliegenden Studie bietet es sich insbesondere an, die *Innovationsbereitschaft* der Nutzer bei einer prototypischen Umsetzung zu bestimmen, um die Akzeptanz zu prognostizieren. In Australien könnte zudem versucht werden die *qualitative Überbelastung* zu steigern, um dadurch die Akzeptanz zu erhöhen. Der Erfolg dieser Maßnahme erscheint allerdings in Deutschland aufgrund des gegenläufigen Effekts auf die *subjektive Norm* fraglich.

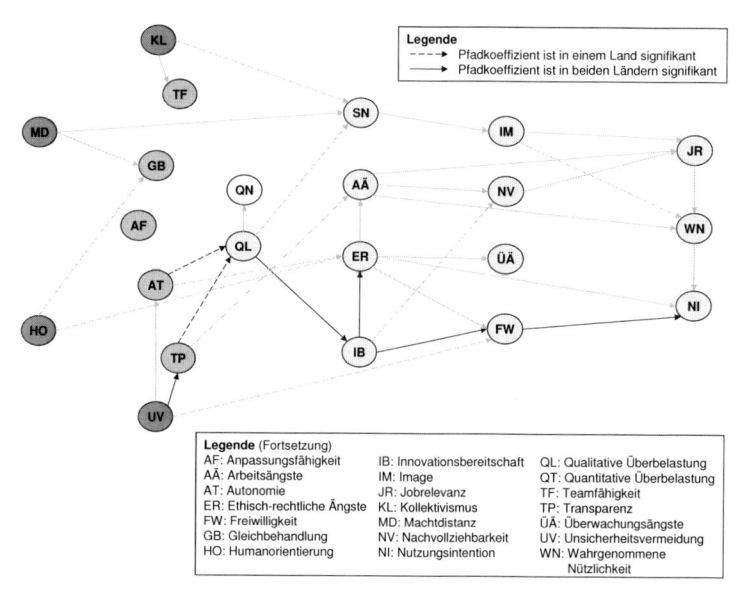

Abbildung 5.9: Wirkungskette der Innovationsbereitschaft (die signifikanten Beziehungen sind hervorgehoben)

Weitere Wirkungszusammenhänge

Abschließend sei darauf hingewiesen, dass in Australien mit der *Unsicherheitsvermeidung* eine weitere Wirkungskette besteht, die über die *Freiwilligkeit* auf die *Nutzungsintention* einwirkt. Für eine Beeinflussung ist diese Wirkungskette eher ungeeignet, da die *Unsicherheitsvermeidung* der nationalen Kulturebene zuzuordnen ist und sich die Bereitschaft zur freiwilligen Nutzung grundsätzlich in einem hohen Maße aus anderen Konstrukten ergibt.

Allerdings kann auch dieses Ergebnis im Rahmen eines Implementierungsvorhabens in Australien herangezogen werden. Hierbei ist zu beachten, dass auch eine stark ausgeprägte *Unsicherheitsvermeidung* keine Gefahr für das entsprechende Forschungsvorhaben darstellt, denn obgleich diese Dimension die *Transparenz* senkt, konnte in Australien kein Einfluss der *Transparenz* auf die Akzeptanz festgestellt werden. Die mit der Unsicherheit verbundene Absicht, den Patienten vor Risiken zu schützen, scheint daher im Einklang mit den Zielen des Systems zu sein, weshalb die Bereitschaft, das System freiwillig zu nutzen, gestärkt wird. In Deutschland kann diese Aussage jedoch nicht getroffen werden, da der betreffende Wirkungszusammenhang nur in Australien besteht.

Zusammenfassung

Es wird deutlich, dass in beiden Ländern vier zentrale Wirkungsketten bestehen. Diese veranschaulichen die relevanten Zusammenhänge der Akzeptanzbildung. Darüber hinaus geben die Wirkungsketten Hinweise darauf, welche Konstrukte zur gezielten Beeinflussung der Akzeptanz besonders geeignet sind. Insgesamt wird deutlich, dass es grundsätzlich empfehlenswert ist, eine frühzeitige und umfassende Kommunikation mit den Nutzern des Systems anzustreben und diese kontinuierlich weiterzuverfolgen. Dabei sollten insbesondere die Vorteile und die Funktionsweise des Systems thematisiert werden. Die Wirkungskette der *subjektiven Norm* zeigt auf, welche Kulturdimensionen die Bedeutung von Meinungsführern stärken. Eine Bestimmung dieser Konstrukte kann eingesetzt werden, um Akzeptanzprobleme im Vorfeld abzuschätzen. Darüber hinaus sollte das mit der Nutzung verbundene *Image* im Rahmen einer Implementierung berücksichtigt und gegebenenfalls gesteigert werden. Weiterhin erscheinen die Wirkungsketten der *Arbeitsängste* und der *ethisch-rechtlichen Ängste* für eine Beeinflussung besonders geeignet. Diese bieten speziell auf ambiente Systeme zugeschnittene Ansatzpunkte zur Steigerung der Akzeptanz. Da allerdings die *ethisch-rechtlichen Ängste* einen erheblichen Einfluss auf die *Arbeitsängste* ausüben und infolgedessen die gesamte daran gebundene Wirkungskette beeinflussen, kommt diesen Ängsten die höchste Bedeutung zu. Im Gegensatz dazu ist die Wirkungskette der *Innovationsbereitschaft* nur eingeschränkt zur Beeinflussung geeignet, weshalb die Konstrukte primär zur Analyse der bestehenden Akzeptanz genutzt werden sollten.

5.4.4 Beeinflussung der relevanten Ängste

Da die Wirkungsketten der *Arbeitsängste* sowie der *ethisch-rechtlichen Ängste* eine vielversprechende Chance bieten, Einfluss auf die Akzeptanz zu nehmen, werden die damit verbundenen Handlungsalternativen in diesem Abschnitt detailliert betrachtet. Neben der *Innovationsbereitschaft* wirken ausschließlich kulturbezogene Konstrukte auf die Ängste ein, weshalb die Möglichkeiten zur Beeinflussung der Ängste über andere Konstrukte erheblich eingeschränkt sind. Aus diesem Grund werden die Indikatoren der Konstrukte als Ansatzpunkt herangezogen um direkt auf die Ängste einzuwirken. Zu beachten ist jedoch, dass die Indikatoren nicht die Ursache für die Ängste darstellen, sondern diese lediglich manifestieren (Abschnitt 5.2.1). So könnten diese Ängste beispielsweise auf früheren Erfahrungen oder Charaktereigenschaften beruhen. Aus diesem Grund können die Indikatoren auch nicht direkt zur Beeinflussung herangezogen werden. Vielmehr wird im Folgenden der Frage nachgegangen, wie den Befürchtungen, die die Indikatoren wiedergeben, entgegengewirkt werden kann. Es werden somit hypothetische Vorüberlegungen für eine formative Interpretation der jeweiligen Ängste erbracht. Das Ziel beschränkt sich dabei nicht auf die Verdrängung der Ängste mittels Kommunikation, sondern es wird vielmehr darauf abgestellt, diesen präventiv entgegenzuwirken.[135] Es kann jedoch nicht sichergestellt werden, dass diese Ansatzpunkte tatsächlich zu einer Veränderung der Ängste oder der Akzeptanz führen. Daher haben die folgenden Aussagen lediglich einen hypothetischen Charakter, die in weiterführenden Forschungsvorhaben konkretisiert und überprüft werden sollten.

Ansatzpunkte zur Beeinflussung der Arbeitsängste

In Bezug auf die *Arbeitsängste* könnte es generell hilfreich sein, die individuellen Konsequenzen, die sich für den einzelnen Mitarbeiter ergeben, zu untersuchen und anschließend mit den Mitarbeitern zu diskutieren. Im Folgenden werden verschiedene Aspekte im Zusammenhang mit den *Arbeitsängsten* aufgeführt und Maßnahmen zu ihrer Beeinflussung vorgeschlagen.[136]

1. *Erhöhung der Arbeitszeit* (AÄ1): Die Auswirkungen auf die Arbeitszeit sollten bereits in frühen Phasen der Implementierung im Rahmen von Prototypen systematisch erfasst und untersucht werden. Ein wesentlicher Aspekt betrifft dabei die Anpassung des Systems an die Prozesse im

---

[135]Ein Beispiel zur konkreten Nutzung der vorgeschlagenen Maßnahmen besteht darin, diese Ansatzpunkte im Rahmen eines Change Managements zu berücksichtigen. Auf weiterführende Erläuterungen zum Thema *Change Management* wird im Folgenden verzichtet. Eine Einführung ist unter anderem in Doppler (2003), Doppler und Lauterburg (2005) sowie Stolzenberg und Heberle (2009) enthalten.

[136]Zur Orientierung werden bei jedem Ansatzpunkt die damit verbundenen Frageitems angeführt. Diese sind in Anhang A enthalten.

Krankenhaus, da die Effizienzsteigerung maßgeblich auf die Unterstützung der Prozesse zurückzuführen ist. So führte bei Auer et al. (2010) die unzureichende Anpassung der Prozesse im Zusammenhang mit der Medikation zur Verwerfung eines ersten Prototypen und erforderte eine komplette Neuentwicklung des Unterstützungssystems.

2. *Nutzungsschwierigkeiten* (AÄ2): Obgleich die *Benutzerfreundlichkeit* des Systems nicht als eigenständiges Konstrukt in dem Modell enthalten ist (Abschnitt 3.5.1), wurde dennoch im Rahmen der empirischen Untersuchung erfragt, inwieweit die Nutzer fürchten, dass sich das System nicht zielgerichtet einsetzen lässt. Da es in diesem Zusammenhang zu einer Verschlechterung der Arbeitssituation kommt, wurde dieser Aspekt den *Arbeitsängsten* zugeordnet. Generell könnte den Befürchtungen hinsichtlich der Nutzung des Systems durch entsprechende Schulungen entgegengewirkt werden. Allerdings sollten zusätzlich insbesondere die Möglichkeiten ambienter Systeme genutzt werden, um die Bedürfnisse der Nutzer möglichst selbstständig zu unterstützen. Denkbar wäre es beispielsweise die Medikationsvorgaben des Patienten automatisch auf dem mobilen Gerät anzuzeigen, sobald der Patient über einen Sensor identifiziert wurde. Weiterhin könnte ein Touchscreen-Display an dem mobilen Endgerät intuitiver nutzbar sein als die Steuerung über Tasten. Um genauere Erkenntnisse hinsichtlich des Zusammenhangs zwischen der *Benutzerfreundlichkeit* und den *Arbeitsängsten* zu gewinnen, sollten diese Konstrukte in einem angepassten Akzeptanzmodell im Rahmen einer prototypischen Umsetzung weiterverfolgt werden.

3. *Wertschätzung der eigenen Arbeit* (AÄ3): Wie deutlich wurde, existieren Bedenken, dass das System die Patientenversorgung vorgibt und die Pflegekräfte diesen Anweisungen lediglich folgen. Es kommt zu einer Verschiebung der Verantwortung, bei der die Pflegekräfte eher das System unterstützen als das System die Pflegekräfte. Da die Pflegekräfte für diese Arbeit geringere Fachkompetenzen benötigen, verliert ihre Arbeit an Ansehen. So sind beispielsweise keine Kenntnisse über die Wechselwirkungen von Medikamenten erforderlich, da das System diese automatisch prüft. Hierbei handelt es sich um ein grundsätzliches Problem, welches bei zahlreichen unterstützenden Systemen auftritt. Eine universelle Lösung für dieses Problem existiert nicht. Aus diesem Grund sollten diese Befürchtungen von Anfang an untersucht werden, um dann zu entscheiden, ob entsprechende Maßnahmen erforderlich sind.

4. *Verlust der persönlichen Komponente* (AÄ4): Auch dieser Aspekt zielt auf ein Problem ab, welches sich ergibt, wenn das System zu stark in den

Mittelpunkt der Behandlung rückt. Es wird befürchtet, dass durch die Nutzung des Systems keine Zeit mehr für die individuellen Bedürfnisse des Patienten bleibt. Stattdessen werden lediglich die erforderlichen Aufgaben abgearbeitet. Dieses Problem ist erheblich mit der konkreten Ausgestaltung des Systems verbunden. Sofern das System – der Vision des Ambient Intelligence folgend – selbstständig die Krankenakte des Patienten im Hintergrund aktualisiert, wird dieser Aspekt geringer ausfallen. Folglich fördert die konsequente Orientierung am Konzept des Ambient Intelligence die Akzeptanz. Weiterhin könnten Effizienzsteigerungen durch das System im Anschluss an die Medikation in Form von zusätzlicher Zeit für die Patientenbetreuung genutzt werden.

5. *Zusätzliche Belastung* (AÄ5): Ob das System eher als zusätzliche Belastung oder als Entlastung wahrgenommen wird, ist vermutlich auf eine Vielzahl unterschiedlicher Aspekte zurückzuführen. Auch diese Frage sollte mit den Pflegekräften diskutiert werden, um die genauen Befürchtungen zu identifizieren und entsprechende Gegenmaßnahmen zu initiieren. Beispielsweise könnte die Einschätzung des Systems als eine zusätzliche Belastung auf früheren Erfahrungen bei der Einführung anderer Systeme beruhen. Durch weitere Kommunikation könnten die genauen Ursachen für die früheren Probleme untersucht werden. Anhand der Ergebnisse aus prototypischen Umsetzungen kann weiterhin analysiert werden, ob Effizienzsteigerungen wie geplant realisiert werden können. Allerdings ist hierbei zu beachten, dass die tatsächliche durchschnittliche Effizienzsteigerung nicht mit der subjektiven Wahrnehmung der Nutzer übereinstimmen muss.

Ansatzpunkte zur Beeinflussung der ethisch-rechtlichen Ängste

Da die *Arbeitsängste* primär durch die *ethisch-rechtlichen Ängste* beeinflusst werden, stellen diese den bedeutsamsten Ansatzpunkt zur Erhöhung der Akzeptanz dar. Dennoch könnte es problematisch sein, die ethische Grundhaltung von Mitarbeitern zu verändern, weshalb in weiterführenden Studien insbesondere die Einflussmöglichkeiten dieser Dimension untersucht werden sollten. Die folgenden Aspekte bilden hierfür einen ersten Ansatzpunkt.

1. *Eingriff in die Privatsphäre* (ER1): Sensorbasierte Technologien können, wie in Abschnitt 2.2.1 erläutert, auf vielfältige Weise in die Privatsphäre eindringen. Allerdings muss berücksichtigt werden, dass es sich nicht um einen Indikator der konkreteren Überwachungsangst handelt, sondern vielmehr um die ethische Vertretbarkeit eben dieses Eingriffs. Wie aus dem Erfahrungsbericht von Auer et al. (2010) hervorgeht, bestanden

bei den Pflegekräften im Vorfeld sehr unterschiedliche Vorstellungen davon, welche Funktionen die Technologien ermöglichen. In diesem Zusammenhang half es, den Nutzern die einzelnen Technologien (wie bspw. RFID) im Vorfeld zu erläutern, um einer falschen Erwartungshaltung entgegenzuwirken.[137] Aufgrund der ethischen Motivation dieses Aspekts, die mit grundsätzlichen Moralvorstellungen verbunden ist, erscheint der Erfolg dieser Maßnahme zur Reduzierung der Ängste jedoch fraglich.

2. *Verletzung ethischer Werte* (ER2): Dieser Aspekt ist eng mit dem Eingriff in die Privatsphäre verbunden, da in Interviews oftmals das Bedenken geäußert wurde, Menschen würden durch die Erfassung mittels Sensoren und mobilen Geräten zu Objekten degradiert und dadurch in ihrer Würde verletzt. Eine Möglichkeit darauf einzuwirken könnte in einer offenen Diskussion bestehen, in der die ethischen Bedenken erfasst werden. Hierbei sollte mit den Mitarbeitern eine gemeinsame Lösung entwickelt werden. Da die Verletzung ethischer Werte auch stets mit dem Abwägen der Verhältnismäßigkeit verbunden ist, sollte in dieser Diskussion auch auf die Relevanz von Medikationsfehlern eingegangen werden.

3. *Mangelndes Vertrauen in das System* (ER3): Bei dem Aspekt des Vertrauens wird zum einen auf die Sicherheit des Systems abgezielt. Aus diesem Grund sollte gezielt aufgezeigt werden, wie die Funktionsfähigkeit des Systems sichergestellt wird und welche Alternativen bei einem Systemausfall bestehen. Allerdings kann sich das Vertrauen auch auf andere Bereiche beziehen. Dies wäre beispielsweise der Fall, sofern die Nutzer Schwierigkeiten haben einem System zu vertrauen, welches ethisch und rechtlich für sie verwerflich ist. Auch dieser Aspekt sollte im Rahmen von Gruppendiskussionen oder Interviews aufgegriffen werden, um konkrete Handlungsempfehlungen abzuleiten.

4. *Rechtliche Zulässigkeit* (ER4, ER5): Die rechtliche Zulässigkeit ist Ausdruck schwerwiegender ethischer Bedenken. Die Nutzer sind davon überzeugt, dass das System aufgrund der ethischen Probleme gegen geltendes Recht verstößt oder durch Arbeitnehmervertreter wie den Betriebsrat verhindert werden sollte. Daher ist bei einem Implementierungsvorhaben frühzeitig Kontakt zu den Arbeitgebervertretern aufzunehmen. Im Rahmen von Informationsveranstaltungen, in denen die rechtlichen

---

[137] Auch Zwicker (2009, S. 121 f.) kommt im Rahmen einer Fallstudie, die die Implementierung eines RFID-basierten Medikationsunterstützungssystems untersucht, zu dem Ergebnis, dass die Kenntnisse im Zusammenhang mit der Technologie seitens der Nutzer zu Beginn des Vorhabens zu gering waren.

Grundlagen erläutert werden, könnte zusammen mit den Arbeitgebervertretern eine Lösung entwickelt werden, die in einem hohen Maß von den Mitarbeitern mitgetragen wird.

Zusammenfassend weisen die *ethisch-rechtlichen Ängste* zwar eine erhebliche Relevanz auf, allerdings sind sie auch vergleichsweise schwer zu beeinflussen. Generell sollten sich die Projektverantwortlichen bzw. das Krankenhausmanagement frühzeitig um eine gezielte Kommunikation in Form von Informationsbroschüren oder E-Mails bemühen, um sowohl den *ethisch-rechtlichen Ängsten* als auch den *Arbeitsängsten* entgegenzuwirken. Diese Ängste sollten regelmäßig im Rahmen der Risikoanalyse ermittelt werden, wobei sich Befragungen anbieten, bei denen die Mitarbeiter offen und anonym Stellung zu dem anvisierten System nehmen können. Zudem stellen Gruppendiskussionen und Interviews geeignete Methoden dar, um sich den Ängsten bei einem konkreten Implementierungsvorhaben zu nähern. Darüber hinaus könnte es hilfreich sein, gemeinsam mit den Vertretungen der Mitarbeiter Maßnahmen zu initiieren, um die Ängste zu verringern und das Vertrauen in das System zu erhöhen. Zudem sollte versucht werden, den Mitarbeitern die Konsequenzen der Implementierung möglichst detailliert zu erläutern, um der Entstehung einer falschen Erwartungshaltung vorzubeugen.

Kapitel 6

Schlussbetrachtung

Ziel der vorliegenden Arbeit war es, die Akzeptanz von ambienten Medikationsunterstützungssystemen und die darauf einwirkenden Faktoren in einem interkulturellen Vergleich zu analysieren. Im Folgenden werden die dabei gewonnenen Erkenntnisse abschließend zusammengefasst. Die Struktur der Ausführungen orientiert sich an den in Abschnitt 1.2 angeführten Forschungsfragen. Anschließend wird auf die Limitationen der Studie hingewiesen und ein Ausblick auf weiterführende Forschungsvorhaben gegeben.

6.1 Fazit

Ambient Intelligence weist im Krankenhausumfeld erhebliche Nutzenpotentiale auf (Abschnitt 2.4). Anhand eines Szenarios wurde herausgearbeitet, wie dieses Konzept im Rahmen der Risikoanalyse eingesetzt werden kann, um Medikationsfehler zu verhindern. Gleichzeitig werden die einzelnen Arbeitsschritte der Medikation durch das System vorgegeben und selbstständig dokumentiert, wodurch die Effizienz der Prozesse gesteigert wird (Abschnitt 2.5.2).

Das ambiente Medikationsunterstützungssystem wurde im Rahmen der empirischen Untersuchung von Pflegekräften in Deutschland und Australien beurteilt. Die Ergebnisse weisen einerseits darauf hin, dass die Mehrheit der potentiellen Nutzer bereit wäre, das System zu nutzen. Auf der anderen Seite wurden jedoch erhebliche Akzeptanzprobleme deutlich. So gab sowohl in Deutschland als auch in Australien ungefähr jeder vierte Befragte an, das System nicht freiwillig nutzen zu wollen (Abschnitt 5.4.1). Bei einer Implementierung des Systems ist daher von Widerständen auszugehen, die den Erfolg der Systemeinführung gefährden können. Weiterhin wurde deutlich, dass die Befragten in beiden Ländern den Nutzen des Systems primär in der

Verbesserung der Patientensicherheit und weniger in einer Effizienzsteigerung der Arbeitsabläufe sehen (Abschnitt 5.4.1).

Um die Wirkungsprozesse, die zu den Akzeptanzschwierigkeiten im Zusammenhang mit dem Medikationssystem führen, zu verstehen und ihnen frühzeitig entgegenwirken zu können, wurde innerhalb der vorliegenden Arbeit ein speziell auf den Untersuchungsgegenstand zugeschnittenes Akzeptanzmodell entwickelt. Hierfür wurden bewährte Konstrukte der Akzeptanzforschung um weitere Einflussfaktoren ergänzt, die die Besonderheiten der Untersuchung einschließlich des betrachteten Systems, des Umfelds und des Untersuchungszeitpunkts berücksichtigen. Zudem wurde das Modell um Konstrukte der organisationalen und der nationalen Kulturforschung ergänzt. Durch dieses Vorgehen gelang es, die Treiber der Akzeptanz in einem umfassenden Geflecht von Wirkungsbeziehungen abzubilden, welches in Bezug auf die bestehende Ambient Intelligence-Forschung einmalig ist.

Das entwickelte Modell wurde im Rahmen eines Ländervergleichs zwischen Deutschland und Australien analysiert. Die empirisch gewonnenen Ergebnisse belegen, dass das Modell in beiden Ländern in der Lage ist, die Akzeptanz in Form der Nutzungsabsicht in einem hohen Maße zu erklären (Abschnitt 5.3.2). Auf zentrale Konstrukte der Akzeptanzforschung wie die *wahrgenommene Bedienungsfreundlichkeit* wurde in dem Modell aufgrund der präadoptiven Ausrichtung der Studie verzichtet (Abschnitte 3.4 und 3.5.1). Stattdessen geht von selbstentwickelten Konstrukten wie den *ethisch-rechtlichen Ängsten* oder den *Arbeitsängsten* ein erheblicher Erklärungsgehalt aus. Im Gegensatz zu den in Abschnitt 3.2 vorgestellten Akzeptanzmodellen, die sich eher auf einfachere Anwendungsbereiche wie E-Mail oder Office-Produkte beziehen, zeigt die vorliegende Studie, dass es bei ambienten Technologien zielführend ist, speziell angepasste Akzeptanzmodelle zu entwickeln. Die Gründe hierfür liegen vornehmlich in den Merkmalen ambienter Systeme, lassen sich jedoch auch auf andere als komplex zu klassifizierende Technologien übertragen (Abschnitt 3.3.1). Die bedeutsamen Veränderungen, die durch die Einführung des Systems hervorgerufen werden, sowie die Schwierigkeit, das System und die damit verbundenen individuellen Konsequenzen abzuschätzen, beeinflussen dabei in einem hohen Maße die Akzeptanz (Abschnitt 3.3).

Hinsichtlich der relevanten Einflussfaktoren kann festgestellt werden, dass sämtliche aus der Akzeptanzforschung übernommenen Einflussfaktoren in beiden Ländern einen direkten oder indirekten Einfluss auf die Akzeptanz ausüben. Hierzu gehören die *Freiwilligkeit*, die *wahrgenommene Nützlichkeit*, die *Jobrelevanz*, die *Nachvollziehbarkeit*, das *Image* und die *subjektive Norm*. Von diesen Einflussfaktoren kommt der *Freiwilligkeit* die höchste Bedeutung zur Erklärung der *Nutzungsintention* zu. In Bezug auf die Erweiterungen des Modells besteht ein zentrales Ergebnis der Untersuchung darin, dass die besondere Bedeutung von Ängsten für ambiente Medikationssysteme empirisch belegt werden konnte. Die *ethisch-rechtlichen Ängste* sowie die *Arbeitsängste* nehmen eine zentrale Stellung in dem Modell ein, da von diesen ein erheblicher negativer Einfluss auf die Akzeptanz ausgeht. Die Reduzierung dieser Ängste kann für den Erfolg bei der Umsetzung des Systems entscheidend sein. Aus diesem Grund sollten diese Konstrukte als Ansatzpunkte zur Beeinflussung der Akzeptanz in beiden Ländern herangezogen werden. Dagegen weisen die *Überwachungsängste* keine Relevanz für das untersuchte Modell auf. Im Hinblick auf die Überwachungsfunktionen scheinen folglich die positiven Aspekte im Zusammenhang mit der Überwachung, die unter anderem die Verringerung von Medikationsfehlern ermöglichen, die negativen Aspekte zu kompensieren. Weiterhin konnten mit der *qualitativen Überbelastung* und der *Innovationsfähigkeit* zwei weitere Faktoren bestätigt werden, die Einfluss auf die übernommenen Konstrukte der Akzeptanzforschung sowie die Ängste ausüben. Die *qualitative Überbelastung* weist dabei in beiden Ländern einen akzeptanzreduzierenden Effekt auf. Darüber hinaus konnte in Deutschland ein akzeptanzerhöhender Einfluss dieser Form von Überbelastung nachgewiesen werden. Im Unterschied dazu ließ sich ausgehend von der *quantitativen Überbelastung* kein signifikanter Effekt auf ein anderes Konstrukt des Modells nachweisen, weshalb dieser Aspekt bei einer Implementierung von untergeordneter Bedeutung ist. Ein wesentliches Ergebnis der Studie besteht in den festgestellten Gemeinsamkeiten zwischen den Wirkungszusammenhängen des inneren Akzeptanzmodells in Deutschland und Australien. Diese Ergebnisse überraschen, da Australien als Vergleichsland aufgrund der erheblichen kulturellen Unterschiede ausgewählt wurde (Abschnitt 4.3.2). Die Prozesse der Akzeptanzbildung deuten folglich auf ein globales Phänomen hin, das nicht an einen konkreten kulturellen Raum gebunden ist.

Um den Einfluss der Kultur auf das Akzeptanzmodell detailliert zu analysieren, wurden Kulturdimensionen der organisationalen und der nationalen Kultur ausgewählt, die das innere Akzeptanzmodell erweitern (Abschnitte 4.3.2 und 4.2.2). Als theoretische Grundlage wurde die Theorie der sozialen Identität verwendet, nach der Kulturfacetten in Abhängigkeit vom Kontext das Verhalten dynamisch beeinflussen. Im Unterschied zu den Ergebnissen der Pfadkoeffizienten des inneren Akzeptanzmodells werden in Bezug auf die kulturellen Einflüsse stärker ausgeprägte Differenzen deutlich. Obgleich diese Differenzen des Kultureinflusses zwischen den beiden getesteten Modellen nur bei einem Pfadkoeffizienten signifikant sind, deuten die Ergebnisse darauf hin, dass in beiden Ländern unterschiedliche Kulturdimensionen im Vordergrund stehen. So wirkt die *Humanorientierung* in Deutschland auf die *ethisch-rechtlichen Ängste* ein, wohingegen in Australien die *Autonomie* die *ethisch-rechtlichen Ängste* beeinflusst.

Tabelle 6.1: Bestätigte kulturelle Einflussfaktoren der Akzeptanz

	Deutschland	**Australien**
Nationale Kultur	• Humanorientierung • Kollektivismus • Machtdistanz • Unsicherheitsvermeidung	• Machtdistanz • Unsicherheitsvermeidung
Organisationale Kultur	• Transparenz	• Autonomie

Die Ergebnisse veranschaulichen, dass die Kultur auf vielfältige Weise in die Wirkungszusammenhänge der Akzeptanzbildung eingreift. Dennoch ist der Einfluss der Kultur auf die Akzeptanz insgesamt als schwach zu bewerten. Zudem ist die Bedeutung der Organisationskultur geringer als die der nationalen Kultur. So weist in Deutschland lediglich die *Transparenz* einen Einfluss auf die Konstrukte im Zusammenhang mit der Akzeptanz auf, während in Australien die *Autonomie* als einziges Konstrukt der organisationalen Kultur für die Akzeptanz relevant ist. Auf Ebene der nationalen Kultur besteht demgegenüber in Deutschland beim (institutionellen) *Kollektivismus*, der *Machtdistanz*, der *Humanorientierung* und der *Unsicherheitsvermeidung* ein signifikanter Einfluss. In Australien konnte dies bei der *Machtdistanz* und der *Unsicherheitsvermeidung* nachgewiesen werden. In Tabelle 6.1 sind die Kulturdimensionen aufgelistet, bei denen direkt oder indirekt ein Zusammenhang zum inneren Akzeptanzmodell festgestellt werden konnte. Deren konkrete Einflüsse wurden in Abschnitt 5.3.3 und 5.4.3 erläutert.

Neben der Gewinnung eines umfassenden Verständnisses der Akzeptanz des ambienten Medikationssystems gelang es, relevante Einflussgrößen der Akzeptanz von eher unbedeutenden zu trennen. Dadurch konnte eine Basis zur Sensibilisierung und zur Beeinflussung von Akzeptanz in diesem Anwendungsbereich geschaffen werden. Auf diesen Ergebnissen aufbauend wurden Handlungsempfehlungen zur Unterstützung von Implementierungsvorhaben abgeleitet, um Projektverantwortliche sowie das beteiligte Krankenhausmanagement bei der Umsetzung entsprechender Vorhaben zu unterstützen. Anhand des Spiralmodells von Boehm (1986) wurde verdeutlicht, wie die Ergebnisse im Rahmen der Risikoanalyse in der Planungsphase vor jeder prototypischen Umsetzung anhand der in Anhang A enthaltenen Indikatoren genutzt werden können, um Akzeptanzprobleme zu identifizieren und zu quantifizieren (Abschnitt 5.4.2). Die gewonnenen Ergebnisse können als Entscheidungsgrundlage für Maßnahmen zur gezielten Erhöhung der Akzeptanz herangezogen werden, deren Wirksamkeit bei jedem Zyklus des Spiralmodells evaluiert wird.

Um die Verständlichkeit der Ergebnisse zu erhöhen, wurden die identifizierten Einflüsse zu Wirkungsketten verdichtet (Abschnitt 5.4.3). In diesem Zusammenhang muss beachtet werden, dass kulturelle Einflüsse vermutlich nur in sehr geringem Maße kurzfristig verändert werden können, weshalb eine Beeinflussung für ein Implementierungsvorhaben kaum realistisch erscheint. Zudem stellt die Kultur ein Orientierungsmuster des Verhaltens in der Organisation dar und beeinflusst zahlreiche weitere Bereiche der Arbeit im Krankenhaus (Abschnitt 4.1.1). Die Einflussnahme auf die Kultur ist daher mit weitreichenden Folgen für die Organisation verbunden, deren Auswirkungen weit über die thematisierten Wirkungszusammenhänge hinausgehen (Abschnitt 4.1.4). Allerdings kann durch die identifizierten Kulturdimensionen in dem jeweiligen Land abgeschätzt werden, ob eher begünstigende oder erschwerende Bedingungen für die Implementierung vorliegen.

Im Unterschied dazu eignen sich die Konstrukte des inneren Akzeptanzmodells zur gezielten Beeinflussung der Akzeptanz. Insbesondere die *ethischrechtlichen Ängste* sowie die *Arbeitsängste* stellen geeignete Größen für eine gezielte Einflussnahme dar. Aus diesem Grund wurden in Abschnitt 5.4.4 die Möglichkeiten zur Reduzierung dieser beiden Ängste ausführlich diskutiert. Insgesamt scheint es jedoch, als könnte eine offene Kommunikation hinsichtlich der Wahrung ethischer Werte bei der Nutzung des Systems sowie die Schärfung des Problembewusstseins im Hinblick auf Medikationsfehler die Einführung eines Medikationsunterstützungssystems positiv beeinflussen. Weiterhin stellen die Thematisierung von arbeitsbezogenen Konsequenzen für den Nutzer sowie die frühe Einbindung der Arbeitnehmervertreter geeignete Maßnahmen zur Unterstützung von entsprechenden Implementierungsvorhaben dar.

6.2 Limitationen

Die gewonnenen Erkenntnisse werden durch verschiedene Faktoren eingeschränkt, auf die bereits in den vorangegangenen Abschnitten eingegangen wurde. Im Folgenden werden die wesentlichen Limitationen abschließend zusammengefasst, um eine Gesamtbeurteilung der Forschungsergebnisse zu ermöglichen.

Hinsichtlich der Datenerhebung wurden zwei verschiedene Erhebungsverfahren gewählt, um die Einschränkungen der einzelnen Verfahren auszugleichen (Abschnitt 5.1.2). Das onlinebasierte Erhebungsverfahren zielte auf eine möglichst große Abdeckung der in Krankenhäusern beschäftigten

Pflegekräfte in Deutschland und Australien ab. Durch die Unterstützung der offiziellen Vereinigungen der Pflegekräfte in den Ländern gelang es hierbei, vergleichsweise viele Personen zu erreichen. Allerdings ist davon auszugehen, dass nicht alle Personen in den Ländern die Möglichkeit hatten, an der Studie teilzunehmen. Zudem sind vermutlich eher besonders technikaffine Personen bereit, sich an einer Onlineerhebung zu beteiligen. Aus diesem Grund wurde mit der papierbasierten Erhebung ergänzend ein Verfahren gewählt, an dem auch Personen, die keine Mitglieder der Vereinigungen sind oder lediglich ein geringes Maß an Technikaffinität aufweisen, teilnehmen konnten. Da diese Erhebung allerdings lediglich in ausgewählten Krankenhäusern durchgeführt wurde, konnte ebenfalls nur ein Teil der Grundgesamtheit erreicht werden. Obgleich sich die beiden Erhebungsverfahren gegenseitig ergänzen, sind die Ergebnisse aufgrund mangelnder externer Validität nicht repräsentativ für die Gesamtheit der Pflegekräfte in Deutschland und Australien.

Ein weiteres Problem ergibt sich daraus, dass eine Technologie in der präadoptiven Phase untersucht wurde. Um einen Ländervergleich zu realisieren, konnte kein Prototyp herangezogen werden, sondern es erfolgte eine Szenarienbeurteilung eines fiktiven Medikationsunterstützungssystems, das in dieser Form kaum in den Krankenhäusern vorhanden ist.[138] Dennoch können die Befragten über unterschiedliche Erfahrungen im Zusammenhang mit derartigen Systemen verfügen, wodurch das Antwortverhalten bewusst oder unbewusst beeinflusst wurde. Des Weiteren wurde aufgrund des Untersuchungsgegenstands ausschließlich die einstellungsorientierte Akzeptanz in Form der Nutzungsabsicht untersucht. Diese muss allerdings nicht zwangsweise mit dem späteren Verhalten übereinstimmen (Abschnitt 3.1.3). So ist es wahrscheinlich, dass Konstrukte wie die *wahrgenommene Benutzerfreundlichkeit*, die in der vorliegenden Untersuchung nicht enthalten waren, die Nutzungsabsicht einer konkreten Implementierung beeinflussen. Folglich ist nicht davon auszugehen, dass Verhaltensabsicht und tatsächliches Verhalten übereinstimmen. Gerade in diesem Bereich sind weiterführende Studien notwendig, die analysieren, inwieweit sich Nutzungsabsicht und Verhaltensakzeptanz unterscheiden.

Auch hinsichtlich der verwendeten Kausalanalyse ergeben sich Einschränkungen. Neben den ausführlich im Rahmen von Abschnitt 5.2 erläuterten Schwächen von PLS ergibt sich als ein weiteres Problem, dass Strukturgleichungsmodelle wie LISREL und PLS lediglich lineare Beziehungen in Bezug auf ihre Signifikanz testen. Nicht-lineare Beziehungen mit beispielsweise ex-

---

[138]Konkret sind dem Autor lediglich erste prototypische Umsetzungen im Hinblick auf die ambiente Medikationsunterstützung bekannt, deren Funktionsumfang geringer ist als in dem thematisierten Szenario (vgl. bspw. Auer et al. 2010, Zwicker 2009). Daher wird davon ausgegangen, dass das Szenario zum Zeitpunkt der Datenerhebung in keinem der Länder bereits implementiert war.

ponentiellem Verlauf können jedoch nicht identifiziert werden (Buckler und Hennig-Thurau 2008). Darüber hinaus wurden in der Arbeit keine Moderatoren berücksichtigt, um die Komplexität des untersuchten Modells zu begrenzen. Dennoch ist es wahrscheinlich, dass sich aus den sozialstatistischen Daten wie beispielsweise Alter und Geschlecht moderierende Effekte ergeben (Abschnitt 5.1.3), die zu Verzerrungen im Hinblick auf die beiden untersuchten Gruppen führen können. Zusätzlich muss betont werden, dass die Unterschiede zwischen den beiden getesteten Modellen nur in zwei Beziehungen nach dem angepassten Mann-Whitney-Wilcoxon-Test signifikant sind (Abschnitt 5.3.3). Folglich sind auch die Unterschiede im Hinblick auf die kulturellen Einflüsse nicht signifikant voneinander verschieden. Stattdessen konnten in der Mehrzahl der Fälle lediglich in einem Land signifikante Beziehungen identifiziert werden, die in dem anderen Land nicht signifikant sind. Weiterhin wurden die Konstrukte im Zusammenhang mit den Ängsten mittels Interviews in Deutschland in vorgelagerten Studien entwickelt. Die Übertragung dieser Ängste auf Australien kann zu verzerrten Ergebnissen führen, da nicht sichergestellt werden kann, dass diese Konstrukte in der gleichen Form auch in anderen Ländern bestehen. Da allerdings hinsichtlich der Faktorladungen im Messmodell keine diesbezüglichen Probleme auftraten, scheint dieses Vorgehen unproblematisch (Anhang B). Weiterhin besitzen die Ergebnisse lediglich für das beschriebene Medikationsunterstützungssystem Gültigkeit und können nicht auf andere ambiente oder komplexe Technologien bezogen werden. Diese Einschränkung besteht auch hinsichtlich der untersuchten Nutzergruppe der Pflegekräfte, da die Studie keine Aussagen darüber erlaubt, ob die identifizierten Wirkungszusammenhänge auch bei anderen Nutzergruppen wie beispielsweise Ärzten bestehen. Die Generalisierbarkeit der Ergebnisse sollte daher in weiterführenden Studien thematisiert werden. Abschließend wurde zudem nicht festgestellt, ob die Befragten tatsächlich über die Staatsangehörigkeit in dem jeweiligen Land verfügen. Die Ergebnisse beziehen sich somit auf Personen, die in dem jeweiligen Land als Pflegekraft arbeiten.

6.3 Weitere Forschungsschritte

Die in Abschnitt 5.4 abgeleiteten Implikationen für den Entwicklungsprozess richten sich insbesondere an Projektverantwortliche, die ein entsprechendes ambientes Medikationsunterstützungssystem einführen, sowie an das beteiligte Krankenhausmanagement. Die Studie unterstützt derartige Vorhaben, weshalb deren Ergebnisse in beiden Ländern anhand verschiedener Prototypen sowie in Form von Fallstudien weiterverfolgt werden sollten. Gerade die Unterschiede zwischen der dieser Arbeit zugrunde liegenden Verhaltensabsicht und dem tatsächlichen Nutzungsverhalten bei der prototypischen Umsetzung sollten in diesem Zusammenhang detailliert analysiert werden. Da auch Veränderungen der Akzeptanz im Zeitverlauf (bspw. drei oder sechs Monate nach der Implementierung) wahrscheinlich sind, sollten auch diese in weiterführenden Längsschnittanalysen berücksichtigt werden (Abschnitt 3.4). Hierzu bieten sich Vergleichsstudien an, bei denen die Beeinflussung der Akzeptanz von gleichen Prototypen anhand der entwickelten Handlungsempfehlungen angestrebt wird (Abschnitt 5.4). Dieses Forschungsfeld ist zudem von entscheidender Bedeutung, damit die Akzeptanzforschung nicht einem Selbstzweck dient, sondern dabei hilft, die anvisierte Unterstützungsfunktion in der Praxis zu realisieren.

Neben dem in dieser Arbeit thematisierten ambienten Medikationsunterstützungssystem sollten weiterhin die anderen in Abschnitt 2.4 vorgestellten Einsatzgebiete von Ambient Intelligence in Krankenhäusern hinsichtlich der Akzeptanz untersucht werden. Ebenso sollte überprüft werden, inwieweit sich die Ergebnisse bezüglich der *Ängste*, *Überbelastung* und *Innovationsbereitschaft* (Abschnitt 3.3) auf komplexe Technologien in anderen Bereichen übertragen lassen. Das Medikationsunterstützungssystem wurde in der Studie aufgrund der erheblichen Bedeutung von Medikationsfehlern gewählt. Allerdings ist es kaum möglich, die tatsächliche Fehlerrate von Medikationsfehlern zu bestimmen, weshalb Schätzungen mitunter zu sehr heterogenen Ergebnissen führen (Abschnitt 1.1). Durch den Einsatz von ambienten Systemen werden Medikationsfehler systematisch erfasst, wodurch eine zuvor unerreichbare Transparenz entsteht. Daher können diese Systeme eingesetzt werden, um tiefgreifende Kenntnisse über die Häufigkeit von Medikationsfehlern und die damit verbundenen Folgen zu gewinnen. Da die Dokumentationsunterstützung durch das System im Vergleich zur Verhinderung von Fehlmedikationen tendenziell als weniger nützlich beurteilt wurde (Abschnitt 5.4.1), sollte analysiert werden, inwieweit diese Differenz auch bei einer prototypischen Umsetzung auftritt. Weiterhin ist zu berücksichtigen, dass in der vorliegenden Studie nur ein Teil des Medikationsprozesses (konkret Arzneimittelausgabe/Verabreichung und Dokumentation) fokussiert wurde. Bei einer prototypischen Umsetzung bietet es sich daher an, zu untersuchen, bei welchen weiteren der in Abschnitt 2.5.2 aufgezeigten Schritte der Medikation eine Unterstützung durch das System sinnvoll ist. Da dieses System eine erhebliche technische Infrastruktur voraussetzt, empfiehlt sich zudem eine Analyse zu dessen Ausdehnung auf weitere Anwendungsbereiche neben der Medikation. Wie aus den Ergebnissen der Studie hervorgeht, weisen *Überwachungsängste* keinen Einfluss auf die Akzeptanz auf (Abschnitt 5.3.3). Daher stellt sich die Frage, ob dies bei anderen Anwendungsbereichen ebenfalls der Fall ist oder ob die hohe Relevanz von Medikationsfehlern, die durch die Überwachungsfunktionen reduziert werden, diese Ergebnisse verursacht. In diesem Zusammenhang sollten auch Anwendungsbereiche außerhalb des Krankenhausumfelds wie beispielsweise das Ambient Assisted Living untersucht werden, das auf eine Unterstützung im häuslichen Umfeld abzielt. In Bezug auf die identifizierten Ängste ist fraglich, wodurch diese beeinflusst werden können. In Abschnitt 5.4.4 wurden hierzu erste Ansatzpunkte entwickelt, die in nachgelagerten Studien konkretisiert und überprüft werden sollten. Weitere Forschungsmöglichkeiten ergeben sich aus dem Ländervergleich, der auf Deutschland und Australien begrenzt ist. Da die Ergebnisse kaum Unterschiede aufweisen, stellt sich die Frage, ob diese auch in anderen Ländern zutreffen und es sich somit bei den Wirkungszusammenhängen der Akzeptanz des Medikationsunterstützungssystems um ein globales Phänomen handelt.

Ein weiteres Problem, welches sich im Verlauf der Studie abzeichnete, diese allerdings nicht beeinflusste, besteht in technischen Problemen bei der Implementierung. Auer et al. (2010) zeigen, dass ambiente Systeme im Krankenhausumfeld verschiedene Probleme verursachen. Dies umfasst zum einen den Kostenaspekt, zum anderen können sich jedoch auch Übertragungsprobleme ergeben, die durch Störquellen verursacht werden. Gegenüber einer optischen Übertragungstechnik (wie dem Barcode) weisen sensorbasierte Übertragungstechnologien (wie bspw. RFID) das Problem auf, dass die Störquelle oftmals nicht von den Nutzern erkannt wird. Dadurch kann das System seitens der Nutzer als unzuverlässig beurteilt werden. Weiterhin kann es zu Störungen mit medizinischen Geräten kommen, die sich negativ auf die Behandlung auswirken. In weiterführenden Studien sollten diese Probleme explizit aufgegriffen und weiterverfolgt werden. Darüber hinaus erscheint es derzeit aus Kostengründen kaum praktikabel, sämtliche Medikamentenvergaben mit einem Unterstützungssystem zu erfassen (Auer et al. 2010). Daher sollte der Fokus auf besonders risikoreiche Medikamente gelegt werden, bei denen sowohl das Weglassen der Medikamentenvergabe als auch die Verabreichung an den falschen Patienten mit erheblichen negativen Konsequenzen für die Behandlung verbunden ist.[139] Diese Medikamente eignen sich in einem besonders hohen Maße für eine prototypische Umsetzung. Um von den Nutzenpotentialen ambienter Technologien im Krankenhausumfeld länderübergreifend zu partizipieren, sind weitere Forschungsaktivitäten in diesem Bereich unabdingbar. Die Ergebnisse der Studie bilden dafür eine vielseitig verwendbare Grundlage.

---

[139]Eine entsprechende Liste mit besonders risikoreichen Medikamenten ist unter anderem in Müller (2003) enthalten.

Anhang A

Frageitems

A.1 Deutsch

- Anpassungsfähigkeit (AF)
    1. Die Tätigkeiten und Prozesse in unserer Station/Abteilung werden konstant verbessert.
    2. Meine direkten Kollegen und ich sind daran interessiert, neue Dinge auszuprobieren.

- Arbeitsängste (AÄ)
    1. Ein solches System wird zu Überstunden führen.
    2. Ich fände es schwer, das System zielgerichtet einzusetzen.
    3. Durch das System sinkt die Wertschätzung meiner Arbeit.
    4. Durch das System geht die persönliche Komponente in der Behandlung verloren.
    5. Das System wird eine zusätzliche Belastung darstellen.

- Autonomie (AT)
    1. Bei meiner Arbeit kann ich selbst entscheiden, wie ich die Aufgaben erledige.
    2. Ich kann selbst entscheiden, welche Aufgaben ich wann erledige.
    3. Ich habe kaum Einfluss darauf, welche Tätigkeit ich als Nächstes ausführe.[140]

---

[140]Hierbei handelt es sich um ein *inverses Item*. Das bedeutet, das Frageitem ist negiert und erforderte eine Invertierung der Skala.

- Ethisch-rechtliche Ängste (ER)
    1. Ich empfinde ein solches System als Verletzung meiner Privatsphäre.
    2. Ein solches System steht im Widerspruch zu ethischen Werten.
    3. Ich finde es problematisch, solchen Systemen zu vertrauen.
    4. Ein solches System sollte vom Betriebsrat verhindert werden.
    5. Ein solches System ist rechtlich bestimmt nicht zulässig.
- Freiwilligkeit (FW)
    1. Ein derartiges System würde ich auch freiwillig verwenden.
    2. Wenn das mobile Endgerät klein ist, würde ich es gerne mit mir führen.
    3. Es wäre nicht notwendig, dass Vorschriften das System anordnen, damit ich es nutze.
- Gleichbehandlung (GB)
    1. Mitarbeiter werden unabhängig von ihrer Position im Unternehmen gleichberechtigt behandelt.
    2. Angestellte verschiedenen Alters werden gleichberechtigt behandelt.
    3. Befristet und unbefristet Beschäftigte werden gleichberechtigt behandelt.
    4. Mitarbeiter werden unabhängig von der bisherigen Dauer des Beschäftigungsverhältnisses gleichberechtigt behandelt.
- Humanorientierung (HO)
    1. In diesem Krankenhaus sind die Beschäftigten im Allgemeinen sehr freundlich.
    2. In diesem Krankenhaus sind alle Beschäftigten im Allgemeinen sehr um andere Menschen besorgt.
    3. In diesem Krankenhaus sind die Beschäftigten im Allgemeinen sehr sensibel.
- Image (IM)
    1. Die Nutzung des Endgeräts würde in meinem Krankenhaus ein Statussymbol darstellen.

2. Personen, die das beschriebene mobile Endgerät nutzen, werden vermutlich ein höheres Ansehen erhalten als Personen, die es nicht nutzen.

3. Die Nutzung des mobilen Endgeräts würde in meinem Krankenhaus ein Privileg darstellen.

- Innovationsbereitschaft (IB)

    1. Ich mag es, neue Technologien auszuprobieren.
    2. Wenn ich von einer neuen Technologie höre, suche ich nach Möglichkeiten, sie auszuprobieren.
    3. Generell bin ich eher zurückhaltend, wenn es darum geht, neue Technologien auszuprobieren.[141]

- Jobrelevanz (JR)

    1. Für meine Arbeit ist die Verwendung eines solchen Systems von hoher Relevanz.
    2. Für meine Arbeit ist die Verwendung eines solchen Systems wichtig.

- Kollektivismus (KL)

    1. Es ist den Angestellten sehr wichtig, dass das Krankenhaus durch Personen anderer Organisationen positiv wahrgenommen wird.
    2. In diesem Krankenhaus sind die Angestellten stolz auf die individuellen Leistungen ihrer Vorgesetzten.
    3. Die Angestellten sind dem Krankenhaus gegenüber loyal.
    4. In diesem Krankenhaus sind die Vorgesetzten stolz auf die Leistungen ihrer Mitarbeiter.

- Machtdistanz (MD)

    1. Leitende Ärzte und leitende Pflegekräfte sind vorsichtig dabei, ihre Mitarbeiter nach deren Meinung zu fragen, da dies als Schwäche bzw. Inkompetenz ausgelegt werden könnte.
    2. Das Personal in höheren Positionen erhält mehr Vergünstigungen und Privilegien als Angestellte in niedrigeren Positionen.

---

[141] Inverses Item.

- Nachvollziehbarkeit (NV)
    1. Ich hätte Schwierigkeiten, anderen den Sinn der Nutzung des Systems zu erläutern.[142]
    2. Die Folgen der Nutzung des Systems sind mir ersichtlich.
    3. Ich glaube, ich könnte anderen die Konsequenzen der Nutzung des Systems erklären.
    4. Ich hätte Schwierigkeiten zu erklären, wieso die Nutzung des Systems von Vorteil sein sollte.[143]
- Nutzungsintention (NI)
    1. Vorausgesetzt, das System würde wie beschrieben funktionieren, kann ich mit Gewissheit sagen, dass ich das System nutzen würde.
    2. Vorausgesetzt, das System würde wie beschrieben funktionieren, würde ich es auch nutzen.
- Qualitative Überbelastung (QL)
    1. Meine Kenntnisse im Umgang mit den technischen Geräten sind nicht ausreichend, um meine Aufgaben zu erfüllen.
    2. Ich fühle mich oftmals im Umgang mit technischen Geräten überfordert.
    3. Um in meinem Beruf erfolgreich zu sein, benötige ich mehr Fachwissen im Umgang mit den technischen Geräten als ich derzeit habe.
    4. Um in meinem Beruf erfolgreicher zu sein, müsste ich insgesamt besser mit Technik umgehen können.
- Quantitative Überbelastung (QT)
    1. Die Anzahl der Aufgaben, bei denen ich technische Geräte einsetze, übersteigt meine ursprünglichen Erwartungen.
    2. Ich habe nicht genügend Zeit, um sämtliche mit technischen Geräten verbundenen Aufgaben zu erledigen, die von mir erwartet werden.
    3. Die Zeit, in der ich Tätigkeiten in Verbindung mit technischen Geräten ausübe, ist zu hoch.

---

[142]Inverses Item.
[143]Inverses Item.

4. Es kommt mir oft so vor, als würde ich zu viele Aufgaben ausüben, die mit technischen Geräten verbundenen sind.

- Subjektive Norm (SN)

  1. Kollegen, die mein Verhalten beeinflussen, würden bestimmt nicht wollen, dass ich das System verwende.
  2. Meine direkten Kollegen würden das System vermutlich nicht verwenden wollen.
  3. Personen, die mir wichtig sind, würden nicht wollen, dass ich das System verwende.

- Teamfähigkeit (TF)

  1. Die Zusammenarbeit mit meinen direkten Kollegen ist sehr gut.
  2. Meine direkten Kollegen und ich sind sehr effizient.
  3. In meinem direkten Kollegenkreis gelingt die Verteilung der Arbeit sehr gut.

- Transparenz (TP)

  1. Die Entscheidungen der Krankenhausverwaltung kann ich oftmals nicht nachvollziehen.[144]
  2. Die Entscheidungen der Krankenhausverwaltung erscheinen mir oftmals nicht sinnvoll.[145]

- Überwachungsängste (ÜÄ)

  1. Die Vorstellung, dass ich überwacht werden könnte, bereitet mir Angst.
  2. Die Vorstellung, mich der Überwachung durch das System nicht entziehen zu können, bereitet mir Angst.
  3. Es ist mir unangenehm, wenn ich nicht weiß, was aufgezeichnet wird.
  4. Es würde mich sehr stören, wenn andere meine Fehler sehen.
  5. Es stört mich, dass das System mich permanent kontrolliert.

---

[144]Inverses Item.
[145]Inverses Item.

- Unsicherheitsvermeidung (UV)
    1. Änderungen werden vermieden, da dadurch vieles schlechter werden könnte.
    2. Ordnung und Beständigkeit werden betont, auch wenn dies zu Lasten des Experimentierens und der Innovation geschieht.
- Wahrgenommene Nützlichkeit (WN)
    1. Insgesamt würde ein solches System die Patientensicherheit erhöhen.
    2. Die Nutzung eines solchen Systems würde die Behandlungsqualität steigern.
    3. Die Nutzung eines solchen Systems würde meine Arbeitsleistung steigern.

A.2 Englisch

- Anpassungsfähigkeit (AF, Adaptability)
    1. Improvements of operations/activities are made constantly in our clinic/ward.
    2. Me and my colleagues are encouraged to try new things.
- Arbeitsängste (AÄ, Fears About Work)
    1. Such a system will lead to work more overtime.
    2. It would be difficult for me to use the system to complete my tasks.
    3. The system will reduce appreciation of my work.
    4. In such a system, the personal component of treatment will be lost.
    5. The system will be an additional burden.
- Autonomie (AT, Autonomy)
    1. At work I can decide myself how to complete my tasks.
    2. I can decide which tasks to complete and when.
    3. I do not have much influence on what I do next.[146]

---
[146]Inverses Item.

- Ethisch-rechtliche Ängste (ER, Ethical-Legal Fears)
    1. I conceive such a system as a breach of my privacy.
    2. Such a system contradicts ethical values.
    3. I regard it as problematic to trust such a system.
    4. Such a system should be forbidden by the workers' committee.
    5. Such a system is not legally allowed.
- Freiwilligkeit (FW, Voluntariness)
    1. I would use such a system voluntarily.
    2. If the mobile device is small I would like to wear it.
    3. It would not be necessary that the system be dictated by rules and regulations in order for me to use it.
- Gleichbehandlung (GB, Equality)
    1. Employees are treated equally regardless of their hierarchical position in the hospital.
    2. There is equality between employees of different ages.
    3. Both permanent and temporary workers are treated equally.
    4. Employees are treated equally regardless of how long they have been working at the hospital.
- Humanorientierung (HO, Humane Orientation)
    1. In this hospital, people are generally very friendly.
    2. In this hospital, people are generally very concerned about others.
    3. In this hospital, people are generally very sensitive toward others.
- Image (IM, Image)
    1. Having the device would be a status symbol in my hospital.
    2. People in my hospital who use the mobile device will have more prestige than those who do not.
    3. In my hospital, the usage of the mobile device would be a privilege.
- Innovationsbereitschaft (IB, Innovativeness)
    1. I like to experiment with new technologies.

2. If I hear about new technology I would look for ways to experiment with it.
3. In general, I'm hesitant to try out new technologies.

- Jobrelevanz (JR, Job Relevance)

    1. In my job, usage of the system is of high relevance.
    2. In my job, usage of such a system is important.

- Kollektivismus (KL, Collectivism)

    1. It is very important to employees that the hospital is viewed positively by persons from other organizations.
    2. In this hospital, group members take pride in the individual accomplishments of their group managers.
    3. In this hospital, employees feel loyalty towards the organization.
    4. In this hospital, group managers take pride in the individual accomplishments of group members.

- Machtdistanz (MD, Power Distance)

    1. Physicians and nurses in management positions are careful not to ask the opinions of subordinates too frequently, as they might appear weak and incompetent.
    2. Higher level managers in hospitals receive more benefits and privileges than lower level managers and professional staff.

- Nachvollziehbarkeit (NV, Demonstrability)

    1. I have difficulty communicating to others the results of using the system.[147]
    2. The results of using the system are apparent to me.
    3. I believe I could communicate to others the consequences of using the system.
    4. I would have difficulty explaining why using the system may or may not be advantageous.[148]

---

[147] Inverses Item.
[148] Inverses Item.

- Nutzungsintention (NI, Intention to Use)
    1. Under the assumption that the system would work as described, I predict to use it.
    2. Under the assumption that the system would work as described, I intend to use it.
- Qualitative Überbelastung (QL, Qualitative Overload)
    1. I do not have enough knowledge about technical devices to fulfil my tasks.
    2. I often think that I am overloaded due to the work with technical devices.
    3. To be successful in my job more technical abilities are required than I currently have.
    4. To be successful in my job more skills with technical devices are required than I currently have.
- Quantitative Überbelastung (QT, Quantitative Overload)
    1. The number of computer-related tasks I must carry out is much higher than I originally expected.
    2. I never have enough time to do the work related to technical devices that is expected of me.
    3. The amount of time I have to spend using technical devices is too long.
    4. It often seems that I have too much technical work for one person.
- Subjektive Norm (SN, Subjective Norm)
    1. Colleagues who influence my behaviour think that I should not use the system.
    2. My direct colleagues probably would not use the system.
    3. People who are important to me think that I should not use the system.
- Teamfähigkeit (TF, Capacity for Teamwork)
    1. The collaboration in the community is good.
    2. Our working community works efficiently.

3. Distribution of work in the community is successful.

- Transparenz (TP, Transparency)
    1. I do not always understand the decisions of the hospitals administration.[149]
    2. The decisions of the hospital's administrative body do not always seem useful to me.[150]
- Überwachungsängste (ÜÄ, Surveillance Fears)
    1. The idea that I would be under surveillance frightens me.
    2. The idea that I cannot avoid the surveillance of the system frightens me.
    3. I find it objectionable when I do not know what will be recorded.
    4. It would bother me that others see my errors.
    5. It disturbs me that the system permanently monitors me.
- Unsicherheitsvermeidung (UV, Uncertainty Avoidance)
    1. People should avoid making changes because things could get worse.
    2. Orderliness and consistency should be stressed, even at the expense of experimentation and innovation.
- Wahrgenommene Nützlichkeit (WN, Perceived Usefulness)
    1. In general, such a system would improve patients' security.
    2. Using the system in my job would increase the quality of healthcare.
    3. Using the system would improve my job performance.

---

[149]Inverses Item.
[150]Inverses Item.

Anhang B
Indikatorreliabilität

Tabelle B.1: Indikatorreliabilität Deutschland (1/2)

	AF	AT	AÄ	ER	FW	GB	FO	IM	IB	JR	KL	MD	NI	NV	QL	QN	SN	TF	TP	UV	ÜÄ	WN
AF1	0,840	0,183	-0,001	-0,066	-0,008	0,353	0,198	-0,049	0,107	0,094	0,403	-0,252	-0,035	-0,020	-0,169	-0,135	-0,094	0,328	-0,161	-0,294	-0,025	0,016
AF2	0,895	0,330	-0,019	-0,008	0,031	0,278	0,195	-0,057	0,204	0,017	0,326	-0,124	-0,026	0,078	-0,196	0,005	-0,180	0,480	-0,082	-0,201	-0,065	0,014
AT1	0,190	0,844	-0,533	-0,059	0,120	0,283	0,135	0,000	0,066	0,002	0,193	-0,170	0,073	0,010	-0,160	-0,084	0,070	0,326	-0,160	-0,154	-0,174	0,036
AT2	0,259	0,796	-0,009	-0,051	0,120	0,245	0,075	-0,043	0,124	0,018	0,166	-0,150	0,053	0,057	-0,132	-0,063	-0,019	0,344	-0,135	-0,100	-0,114	0,057
AT3	0,284	0,762	-0,088	-0,082	0,079	0,193	0,002	-0,180	0,056	0,092	0,221	-0,246	0,075	0,036	-0,089	-0,121	-0,086	0,290	-0,209	-0,201	-0,175	0,072
AÄ1	-0,039	-0,095	0,695	0,439	-0,351	-0,103	0,099	0,171	-0,281	-0,331	0,104	0,091	-0,334	-0,386	0,304	0,326	0,247	0,035	0,202	0,149	0,292	-0,413
AÄ2	-0,013	-0,015	0,770	0,607	-0,527	-0,020	0,065	0,211	-0,186	-0,351	0,166	0,002	-0,520	-0,488	0,184	0,171	0,445	0,004	0,281	0,060	0,414	-0,393
AÄ3	0,012	-0,024	0,834	0,675	-0,514	-0,040	0,136	0,264	-0,226	-0,440	0,145	0,005	-0,516	-0,459	0,133	0,154	0,438	0,061	0,220	0,120	0,534	-0,453
AÄ4	-0,004	-0,039	0,806	0,583	-0,465	-0,059	0,240	0,220	-0,248	-0,454	0,172	-0,045	-0,486	-0,482	0,093	0,186	0,325	0,241	0,241	0,041	0,417	-0,449
AÄ5	-0,012	-0,070	0,787	0,580	-0,499	-0,039	0,202	0,132	-0,259	-0,440	0,202	-0,013	-0,463	-0,409	0,190	0,291	0,352	0,127	0,248	0,096	0,423	-0,511
ER1	-0,081	-0,090	0,512	0,740	-0,370	-0,047	0,157	0,146	-0,228	-0,375	0,110	0,091	-0,429	-0,353	0,175	0,257	0,418	-0,005	0,157	0,153	0,611	-0,354
ER2	-0,063	-0,013	0,626	0,791	-0,404	-0,047	0,172	0,140	-0,205	-0,363	0,091	0,026	-0,426	-0,382	0,156	0,259	0,410	0,022	0,178	0,128	0,468	-0,330
ER3	-0,019	-0,149	0,568	0,711	-0,369	-0,065	0,343	0,121	-0,137	-0,366	0,149	-0,011	-0,410	-0,366	0,137	0,106	0,267	0,104	0,194	-0,042	0,503	-0,368
ER4	0,024	-0,064	0,604	0,815	-0,590	-0,103	0,117	0,156	-0,214	-0,486	0,088	0,054	-0,607	-0,412	0,138	0,190	0,378	0,056	0,178	-0,089	0,528	-0,499
ER5	-0,025	-0,006	0,588	0,823	-0,477	0,020	0,162	0,186	-0,177	-0,430	0,150	0,004	-0,507	-0,433	0,157	0,208	0,423	0,038	0,146	0,042	0,543	-0,371
FW1	-0,025	0,070	-0,580	-0,554	0,925	0,037	-0,084	-0,036	0,318	0,645	-0,116	0,011	0,754	0,528	-0,003	-0,105	-0,298	-0,011	-0,173	0,079	-0,434	0,614
FW2	0,009	0,096	-0,533	-0,496	0,905	-0,007	0,018	0,015	0,416	0,597	-0,084	0,020	0,631	0,429	-0,091	-0,192	-0,304	0,049	-0,153	0,053	-0,334	0,610
GB1	0,281	0,248	-0,050	-0,076	0,088	0,769	0,173	-0,106	-0,018	0,093	0,336	-0,495	0,084	0,039	-0,016	-0,035	-0,126	0,225	-0,297	-0,188	-0,094	0,024
GB2	0,164	0,195	-0,074	-0,087	0,072	0,732	0,061	-0,179	0,011	0,080	-0,032	-0,285	0,058	0,038	-0,112	-0,129	-0,173	0,202	-0,298	-0,239	-0,180	0,042
GB3	0,321	0,198	-0,057	-0,058	-0,089	0,742	0,146	-0,112	0,006	-0,126	0,206	-0,266	-0,003	-0,088	-0,183	-0,202	-0,137	0,200	-0,141	-0,266	-0,006	0,003
GB4	0,320	0,271	0,000	-0,013	-0,026	0,830	0,243	-0,136	0,031	-0,003	0,314	-0,300	0,040	-0,078	-0,135	-0,150	-0,119	0,281	-0,162	-0,219	-0,046	0,021
HO1	0,140	0,059	0,207	0,227	-0,050	0,235	0,886	0,013	-0,063	-0,063	0,333	-0,104	-0,084	-0,204	-0,026	0,023	0,035	0,335	-0,026	0,042	0,104	-0,152
HO2	0,262	0,133	0,095	0,170	0,008	0,175	0,850	0,026	0,048	-0,058	0,368	-0,195	-0,099	-0,134	-0,080	-0,032	0,005	0,366	-0,118	-0,027	0,047	-0,123
HO3	0,158	0,059	0,152	0,174	-0,054	0,055	0,634	0,071	-0,028	-0,029	0,189	-0,104	-0,012	-0,111	-0,035	-0,045	0,102	0,201	-0,006	-0,072	0,119	-0,109
IM1	0,014	-0,057	0,179	0,158	0,013	0,061	0,845	0,080	-0,028	-0,012	-0,032	0,146	-0,019	-0,116	0,096	0,132	0,337	0,171	0,109	0,053	0,135	0,115
IM2	-0,036	-0,102	0,310	0,188	-0,108	-0,174	0,029	0,813	-0,027	-0,012	-0,005	0,170	-0,081	-0,184	0,161	0,155	0,382	-0,030	0,215	0,158	0,221	0,037
IM3	-0,117	-0,087	0,177	0,150	0,049	-0,152	0,010	0,882	0,045	-0,012	-0,061	0,244	-0,024	-0,062	0,185	0,261	0,414	-0,062	0,191	0,226	0,115	0,169
IB1	0,089	0,096	-0,267	-0,204	0,323	-0,012	-0,063	-0,032	0,795	0,237	-0,120	0,073	0,253	0,225	-0,244	-0,153	-0,071	0,122	0,043	0,086	-0,108	0,232
IB2	0,192	0,036	-0,160	-0,127	0,275	0,021	0,044	0,142	0,735	0,210	0,065	0,098	0,190	0,150	-0,113	-0,041	-0,067	0,134	-0,032	0,062	-0,078	0,274
IB3	0,171	0,090	-0,282	-0,245	0,349	0,013	0,030	-0,060	0,861	0,289	0,013	0,042	0,247	0,236	-0,309	-0,227	-0,216	0,135	-0,054	-0,047	-0,219	0,242
JR1	0,027	0,037	-0,459	-0,469	0,618	-0,016	-0,058	0,078	0,270	0,936	-0,032	0,034	0,554	0,441	-0,029	-0,129	-0,131	-0,041	-0,097	0,065	-0,346	0,545
JR2	0,082	0,055	-0,519	-0,517	0,662	0,009	-0,065	0,055	0,314	0,951	-0,014	0,001	0,576	0,469	-0,039	-0,135	-0,211	-0,030	-0,144	0,006	-0,410	0,643
KL1	0,248	0,200	0,233	0,207	-0,114	0,165	0,390	0,013	-0,027	-0,012	0,739	-0,184	-0,075	-0,129	-0,025	-0,094	0,115	0,327	-0,075	-0,092	0,118	-0,103
KL2	0,294	0,076	0,152	0,068	-0,039	0,263	0,182	-0,008	0,013	-0,065	0,725	-0,277	-0,125	-0,136	-0,029	-0,094	0,063	0,213	-0,147	-0,075	-0,059	-0,122
KL3	0,326	0,161	0,125	0,102	-0,096	0,298	0,312	-0,047	-0,100	-0,065	0,742	-0,308	-0,089	-0,066	-0,055	0,045	0,036	0,247	-0,107	-0,141	0,011	-0,134
KL4	0,373	0,288	-0,001	-0,030	-0,041	0,369	0,112	-0,095	0,055	0,023	0,656	-0,454	-0,044	0,001	-0,104	0,004	-0,078	0,182	-0,283	-0,202	-0,108	-0,062

Tabelle B.2: Indikatorreliabilität Deutschland (2/2)

	AF	AT	AÄ	ER	FW	GB	FO	IM	IB	JR	KL	MD	NI	NV	QL	QN	SN	TF	TP	UV	ÜÄ	WN
MD1	-0,133	-0,232	0,023	0,062	0,037	-0,322	-0,058	0,273	0,067	0,020	-0,323	**0,805**	0,008	0,016	0,098	0,138	0,191	-0,094	0,326	0,386	0,140	0,077
MD2	-0,213	-0,186	-0,010	0,017	-0,003	-0,434	-0,203	0,131	0,075	0,011	-0,343	**0,892**	0,029	-0,036	0,174	0,158	0,199	-0,166	0,304	0,322	0,117	0,033
NV1	0,001	0,068	-0,517	-0,521	0,718	0,093	-0,056	0,001	0,318	0,551	-0,022	-0,014	**0,921**	0,538	-0,040	-0,148	-0,292	0,029	-0,203	0,007	-0,349	0,600
NV2	-0,064	0,089	-0,591	-0,619	0,685	0,020	-0,112	-0,028	0,220	0,556	-0,192	0,056	**0,925**	0,544	-0,059	-0,096	-0,330	-0,051	-0,118	0,078	-0,388	0,634
NV3	0,001	-0,062	-0,444	-0,425	0,420	-0,019	-0,224	-0,195	0,193	0,289	-0,151	0,013	0,403	**0,718**	-0,164	-0,103	-0,435	-0,030	-0,144	0,002	-0,349	0,327
NV4	0,062	0,062	-0,318	-0,279	0,295	-0,028	-0,086	-0,010	0,183	0,329	-0,067	0,032	0,362	**0,672**	-0,172	-0,109	-0,089	0,010	-0,149	-0,037	-0,197	0,340
NI1	0,023	0,065	-0,450	-0,350	0,410	-0,019	-0,095	-0,061	0,268	0,398	-0,134	-0,020	0,524	**0,795**	-0,172	-0,054	-0,330	0,018	-0,161	-0,027	-0,297	0,407
NI2	0,032	0,046	-0,450	-0,411	0,405	-0,015	-0,170	-0,134	0,116	0,390	-0,027	-0,060	0,413	**0,737**	-0,129	-0,169	-0,342	-0,030	-0,206	0,036	-0,375	0,389
QL1	-0,161	-0,081	0,180	0,207	-0,049	-0,072	-0,093	0,147	-0,149	-0,028	-0,059	0,112	-0,033	-0,205	**0,699**	0,303	0,203	-0,037	0,221	0,086	0,190	-0,048
QL2	-0,186	-0,173	0,190	0,181	-0,079	-0,046	-0,009	0,149	-0,443	-0,114	-0,043	0,153	-0,056	-0,191	**0,803**	0,359	0,219	-0,068	0,251	0,057	0,179	-0,096
QL3	-0,179	-0,120	0,112	0,088	-0,003	-0,229	-0,062	0,138	-0,034	0,028	-0,070	0,157	0,001	-0,119	**0,759**	0,386	0,199	-0,150	0,213	0,160	0,067	0,048
QL4	-0,098	-0,079	0,180	0,100	0,000	-0,085	-0,018	0,093	-0,167	0,038	-0,024	0,062	-0,067	-0,123	**0,725**	0,365	0,199	-0,091	0,125	0,132	0,043	0,007
QN1	-0,025	-0,085	0,208	0,236	-0,135	-0,090	0,076	0,251	-0,163	-0,091	-0,037	0,180	-0,118	-0,123	0,377	**0,678**	0,315	0,067	0,214	0,214	0,117	-0,096
QN2	-0,168	-0,085	0,168	0,139	-0,078	-0,157	-0,085	0,174	-0,183	-0,081	-0,096	0,192	-0,008	-0,122	0,477	**0,704**	0,259	-0,170	0,220	0,192	0,147	-0,057
QN3	0,023	-0,109	0,232	0,205	-0,125	-0,014	0,063	-0,061	0,298	-0,130	0,010	0,047	-0,136	-0,056	0,207	**0,754**	0,033	-0,072	0,166	0,034	0,096	-0,148
QN4	0,015	-0,050	0,215	0,182	-0,110	-0,083	-0,011	0,122	-0,065	-0,114	0,006	0,048	-0,146	-0,115	0,242	**0,776**	0,092	-0,067	0,154	0,025	0,065	-0,189
SN1	-0,069	0,012	0,361	0,322	-0,149	-0,200	0,049	0,433	-0,098	-0,037	0,124	0,179	-0,183	-0,259	0,233	0,213	**0,824**	-0,135	0,175	0,224	0,278	-0,035
SN2	-0,281	-0,055	0,272	0,315	-0,265	-0,106	0,018	0,153	-0,135	-0,188	0,019	0,158	-0,221	-0,220	0,124	0,012	**0,623**	-0,117	0,119	0,145	0,241	-0,156
SN3	-0,101	-0,009	0,428	0,483	-0,367	-0,092	0,040	0,374	-0,141	-0,232	0,011	0,190	-0,374	-0,360	0,246	0,308	**0,826**	0,015	0,182	0,133	0,402	-0,255
TF1	0,355	0,356	-0,010	-0,007	0,064	0,284	0,339	-0,061	0,099	0,034	0,242	-0,145	0,042	-0,007	-0,045	-0,086	-0,104	**0,840**	-0,048	-0,161	-0,055	-0,013
TF2	0,412	0,280	0,153	0,128	-0,050	0,227	0,324	0,122	0,124	-0,111	0,367	-0,133	-0,079	-0,015	-0,091	-0,044	-0,029	**0,843**	0,075	-0,138	0,048	-0,140
TF3	0,400	0,361	-0,002	-0,005	0,052	0,233	0,295	-0,029	0,181	0,007	0,252	-0,117	0,024	-0,004	-0,141	-0,088	-0,115	**0,799**	-0,068	-0,192	-0,086	-0,006
TP1	0,144	0,175	-0,283	-0,240	0,147	0,304	0,064	-0,210	0,017	0,104	0,209	-0,371	0,157	0,209	-0,233	-0,235	-0,226	-0,001	**0,940**	-0,216	-0,307	0,108
TP2	0,107	0,228	-0,288	-0,166	0,189	0,242	0,054	-0,212	0,017	0,139	0,135	-0,312	0,168	0,215	-0,283	-0,265	-0,168	0,018	**0,928**	-0,210	-0,216	0,174
UV1	-0,303	-0,206	0,113	0,047	0,055	-0,255	-0,037	0,219	0,028	0,015	-0,168	0,403	0,020	-0,037	0,150	0,208	0,231	-0,192	0,260	**0,953**	0,145	0,110
UV2	-0,140	-0,114	0,084	0,023	0,086	-0,275	0,054	0,092	0,037	0,067	-0,106	0,290	0,086	0,058	0,071	0,057	0,128	-0,142	0,090	**0,775**	0,089	0,061
ÜÄ1	-0,058	-0,197	0,485	0,639	-0,388	-0,084	0,083	0,188	-0,111	-0,365	0,013	0,146	-0,345	-0,410	0,188	0,142	0,363	-0,028	0,251	0,129	**0,907**	-0,230
ÜÄ2	-0,072	-0,191	0,492	0,620	-0,352	-0,079	0,077	0,208	-0,168	-0,322	0,002	0,176	-0,352	-0,391	0,166	0,178	0,387	-0,053	0,296	0,153	**0,901**	-0,210
ÜÄ3	-0,058	-0,086	0,307	0,372	-0,211	-0,083	0,145	0,018	-0,064	-0,175	-0,030	0,165	-0,168	-0,260	0,103	-0,002	0,248	0,014	0,175	0,127	**0,670**	-0,193
ÜÄ4	0,031	-0,149	0,294	0,365	-0,202	-0,020	0,014	0,170	-0,132	-0,182	0,055	0,074	-0,240	-0,223	0,128	0,052	0,262	-0,070	0,096	0,115	**0,683**	-0,159
ÜÄ5	-0,042	-0,159	0,531	0,657	-0,464	-0,126	0,118	0,125	-0,212	-0,476	0,027	0,060	-0,432	-0,366	0,089	0,172	0,350	0,004	0,266	0,071	**0,851**	-0,397
WN1	0,006	0,063	-0,525	-0,481	0,560	0,031	-0,156	0,050	0,254	0,443	-0,146	0,088	0,558	0,383	-0,084	-0,180	-0,172	-0,004	-0,080	0,077	-0,268	**0,798**
WN2	0,003	0,070	-0,475	-0,405	0,563	0,097	-0,113	0,118	0,253	0,538	-0,102	-0,017	0,603	0,453	-0,025	-0,155	-0,191	-0,058	-0,146	0,054	-0,251	**0,863**
WN3	0,036	0,030	-0,378	-0,322	0,500	-0,073	-0,128	0,154	0,238	0,561	-0,118	0,086	0,456	0,382	0,020	-0,046	-0,078	-0,118	-0,136	0,131	-0,230	**0,766**

Tabelle B.3: Indikatorreliabilität Australien (1/2)

	AF	AT	AÄ	ER	FW	GB	FO	IM	IB	JR	KL	MD	NI	NV	QL	QN	SN	TF	TP	UV	ÜÄ	WN
AF1	0,901	0,324	0,016	-0,041	-0,047	0,416	0,418	-0,156	-0,041	-0,062	0,506	-0,295	-0,070	-0,061	-0,177	-0,098	-0,105	0,443	-0,242	-0,206	-0,014	0,008
AF2	0,880	0,416	-0,031	-0,038	0,051	0,479	0,414	-0,009	-0,018	-0,041	0,512	-0,299	0,007	-0,103	-0,151	-0,112	-0,147	0,424	-0,239	-0,187	0,009	0,003
AT1	0,437	0,840	-0,131	-0,180	0,202	0,329	0,289	-0,175	0,061	-0,002	0,266	-0,267	0,164	0,091	-0,264	-0,238	-0,217	0,313	-0,196	-0,109	-0,138	0,101
AT2	0,328	0,816	-0,162	-0,152	0,225	0,383	0,246	-0,062	0,022	0,133	0,261	-0,261	0,227	0,088	-0,191	-0,170	-0,045	0,320	-0,184	-0,143	-0,124	0,188
AT3	0,301	0,882	-0,205	-0,252	0,181	0,290	0,166	-0,109	-0,005	0,057	0,162	-0,268	0,155	0,099	-0,253	-0,240	-0,223	0,275	-0,226	-0,197	-0,221	0,075
AÄ1	-0,071	-0,168	0,747	0,529	-0,322	-0,090	-0,036	0,004	-0,171	-0,276	-0,093	0,082	-0,335	-0,224	0,218	0,381	0,207	-0,088	0,087	0,077	0,414	-0,377
AÄ2	0,003	-0,135	0,836	0,690	-0,359	-0,025	-0,016	-0,046	-0,337	-0,323	-0,022	0,072	-0,414	-0,370	0,238	0,371	0,280	-0,034	0,014	0,040	0,514	-0,500
AÄ3	-0,047	-0,201	0,834	0,671	-0,335	-0,031	0,076	0,022	-0,110	-0,317	-0,021	0,112	-0,366	-0,420	0,103	0,176	0,325	-0,068	0,069	0,139	0,557	-0,480
AÄ4	-0,143	-0,143	0,855	0,627	-0,348	-0,005	0,083	-0,090	-0,145	-0,382	0,009	0,047	-0,399	-0,359	0,076	0,198	0,255	0,011	0,092	0,123	0,441	-0,523
AÄ5	0,042	-0,178	0,850	0,646	-0,447	0,011	0,102	-0,091	-0,285	-0,408	0,016	-0,005	-0,467	-0,422	0,225	0,305	0,344	-0,031	0,148	0,078	0,522	-0,571
ER1	0,008	-0,137	0,490	0,676	-0,393	0,011	0,030	0,000	-0,244	-0,252	0,088	-0,003	-0,429	-0,285	0,147	0,169	0,229	0,029	-0,060	0,074	0,549	-0,368
ER2	-0,053	-0,219	0,720	0,868	-0,416	-0,026	0,048	0,018	-0,264	-0,355	-0,002	0,068	-0,495	-0,427	0,175	0,241	0,311	0,037	0,051	0,083	0,659	-0,510
ER3	-0,060	-0,174	0,650	0,768	-0,430	-0,049	-0,082	-0,126	-0,227	-0,355	-0,122	0,100	-0,451	-0,372	0,092	0,241	0,339	-0,074	0,102	0,035	0,538	-0,433
ER4	-0,039	-0,196	0,593	0,795	-0,401	0,048	0,072	-0,011	-0,240	-0,343	0,043	0,105	-0,510	-0,348	0,138	0,154	0,291	-0,003	-0,105	0,045	0,524	-0,464
ER5	-0,023	-0,202	0,555	0,821	-0,355	0,037	0,008	0,019	-0,203	-0,278	0,015	0,092	-0,441	-0,359	0,084	0,162	0,322	-0,009	-0,020	0,080	0,581	-0,411
FW1	0,006	0,242	-0,452	-0,522	0,922	-0,023	0,024	0,134	0,324	0,546	-0,068	0,072	0,788	0,430	-0,082	-0,136	-0,207	0,061	0,091	0,168	-0,364	0,641
FW2	0,171	0,171	-0,325	-0,369	0,869	-0,050	0,023	0,213	0,318	0,455	-0,032	0,026	0,603	0,325	-0,079	-0,165	-0,158	0,037	0,051	0,214	-0,212	0,516
GB1	0,333	0,276	0,043	0,036	-0,083	0,724	0,376	-0,030	-0,073	-0,078	0,437	-0,346	-0,097	-0,118	0,025	0,071	-0,084	0,408	-0,394	-0,247	-0,018	-0,087
GB2	0,339	0,292	-0,007	0,029	-0,021	0,739	0,370	-0,108	-0,135	-0,095	0,302	-0,204	-0,006	-0,099	-0,001	0,019	-0,013	0,412	-0,139	-0,267	0,021	-0,021
GB3	0,448	0,335	-0,051	-0,018	-0,049	0,824	0,373	-0,020	-0,078	-0,021	0,455	-0,284	-0,068	-0,044	-0,109	-0,095	0,027	0,431	-0,228	-0,254	-0,007	0,027
GB4	0,288	0,288	-0,084	-0,037	0,044	0,807	0,330	-0,093	0,018	0,011	0,363	-0,264	0,019	-0,002	-0,093	-0,014	0,040	0,353	-0,164	-0,190	-0,041	0,049
HO1	0,357	0,257	0,029	-0,010	-0,021	0,375	0,844	-0,004	0,053	0,005	0,489	-0,184	0,110	0,010	-0,070	-0,030	-0,019	0,405	-0,151	-0,080	0,023	0,055
HO2	0,411	0,146	0,036	0,007	0,007	0,339	0,819	-0,009	-0,010	0,029	0,567	-0,238	0,006	-0,012	-0,133	-0,076	0,027	0,448	-0,158	-0,038	0,099	0,063
HO3	0,428	0,266	0,070	0,047	0,001	0,471	0,897	0,033	-0,003	-0,022	0,700	-0,200	-0,072	-0,072	-0,104	-0,055	-0,014	0,448	-0,289	-0,099	0,005	0,001
IM1	-0,128	-0,139	0,020	0,047	0,134	-0,056	0,039	0,868	0,038	0,306	0,091	0,193	0,131	0,088	-0,033	0,013	0,373	-0,068	-0,099	0,207	0,091	0,124
IM2	-0,066	-0,178	0,086	0,070	0,036	-0,087	0,019	0,846	-0,049	0,208	0,151	0,137	0,012	-0,025	0,013	0,021	0,400	-0,064	-0,064	0,253	0,147	0,045
IM3	-0,058	-0,063	-0,183	-0,138	0,267	-0,062	-0,021	0,866	0,069	0,463	0,122	0,084	0,214	0,169	-0,067	-0,104	0,199	0,052	-0,068	0,195	-0,027	0,402
IB1	0,015	0,061	-0,179	-0,202	0,276	0,052	0,144	0,051	0,738	0,265	0,013	0,115	0,244	0,208	-0,193	-0,194	-0,112	-0,076	0,036	0,113	-0,222	0,216
IB2	-0,073	-0,053	-0,128	-0,154	0,313	-0,119	-0,002	0,073	0,824	0,240	-0,075	0,144	0,262	0,299	-0,234	-0,215	-0,097	-0,004	0,052	0,213	-0,183	0,296
IB3	-0,018	0,058	-0,295	-0,342	0,278	-0,113	-0,067	-0,033	0,842	0,177	-0,131	0,035	0,289	0,300	-0,422	-0,369	-0,224	-0,075	0,024	0,004	-0,325	0,200
JR1	-0,065	0,032	-0,398	-0,344	0,524	-0,072	-0,020	0,349	0,243	0,922	0,001	0,067	0,484	0,435	-0,028	-0,085	-0,011	-0,021	-0,028	0,179	-0,234	0,592
JR2	-0,043	0,095	-0,373	-0,388	0,519	-0,039	0,021	0,387	0,265	0,930	-0,007	0,015	0,481	0,496	-0,071	-0,120	-0,062	-0,008	-0,065	0,126	-0,234	0,609
KL1	0,403	0,184	-0,018	-0,010	-0,010	0,327	0,563	0,119	0,002	0,076	0,691	-0,118	-0,009	0,021	-0,134	-0,052	0,052	0,321	-0,169	-0,046	0,065	0,061
KL2	0,482	0,239	-0,037	-0,005	-0,044	0,483	0,586	0,089	-0,052	-0,064	0,863	-0,253	-0,073	-0,140	-0,086	-0,032	0,062	0,468	-0,300	-0,065	-0,047	-0,018
KL3	0,414	0,172	-0,038	-0,012	-0,010	0,310	0,522	0,124	-0,111	0,035	0,757	-0,152	-0,058	-0,051	-0,105	-0,102	-0,010	0,301	-0,329	-0,037	-0,076	-0,015
KL4	0,491	0,215	0,019	0,032	-0,025	0,442	0,521	0,118	-0,126	-0,023	0,825	-0,251	-0,026	-0,120	-0,015	0,011	0,089	0,394	-0,336	-0,064	-0,002	-0,055

251

Tabelle B.4: Indikatorreliabilität Australien (2/2)

	AF	AT	AÄ	ER	FW	GB	FO	IM	IB	JR	KL	MD	NI	NV	QL	QN	SN	TF	TP	UV	ÜÄ	WN
MD1	-0,319	-0,253	0,036	0,074	0,130	-0,338	-0,207	0,193	0,115	0,139	-0,225	0,874	0,089	-0,005	0,057	0,065	0,231	-0,279	0,173	0,306	-0,047	0,082
MD2	-0,244	-0,281	0,091	0,085	-0,045	-0,269	-0,202	0,063	0,078	-0,081	-0,210	0,827	-0,054	-0,042	0,117	0,077	0,194	-0,257	0,259	0,196	0,024	-0,049
NI1	-0,022	0,206	-0,461	-0,575	0,763	-0,057	-0,029	0,087	0,335	0,466	-0,084	0,040	0,940	0,389	-0,035	-0,134	-0,237	0,082	0,090	0,152	-0,381	0,622
NI2	-0,049	0,184	-0,443	-0,530	0,708	-0,041	0,091	0,205	0,284	0,510	-0,015	0,010	0,931	0,418	-0,040	-0,149	-0,140	0,104	-0,012	0,107	-0,344	0,616
NV1	-0,041	0,069	-0,294	-0,339	0,114	-0,087	0,049	-0,259	0,218	0,081	-0,127	-0,018	0,125	0,565	-0,024	-0,049	-0,344	-0,031	0,058	-0,056	-0,310	0,161
NV2	-0,045	0,126	-0,386	-0,382	0,472	-0,083	-0,048	0,230	0,269	0,582	-0,029	0,029	0,487	0,845	-0,058	-0,104	-0,124	0,040	-0,016	0,060	-0,312	0,573
NV3	-0,149	0,047	-0,303	-0,289	0,272	-0,039	-0,034	0,107	0,239	0,379	-0,111	-0,027	0,783	0,783	-0,092	-0,098	-0,155	-0,053	-0,013	-0,051	-0,180	0,333
NV4	-0,023	0,048	-0,291	-0,353	0,231	-0,046	-0,022	-0,031	0,289	0,163	-0,099	-0,122	0,203	0,659	-0,189	-0,094	-0,253	0,008	0,011	-0,055	-0,298	0,162
QL1	-0,144	-0,199	0,142	0,067	0,052	-0,116	-0,127	-0,039	-0,258	0,057	-0,110	0,095	0,022	-0,054	0,705	0,408	0,089	-0,041	-0,001	0,131	0,075	0,014
QL2	-0,178	-0,265	0,256	0,193	-0,121	-0,019	-0,077	-0,045	-0,370	-0,114	-0,080	0,022	-0,134	-0,073	0,818	0,802	0,146	-0,167	0,249	0,092	0,159	-0,193
QL3	-0,144	-0,230	0,067	0,079	-0,051	-0,059	-0,138	-0,051	-0,216	-0,041	-0,109	0,157	0,045	-0,125	0,758	0,408	0,014	-0,096	0,121	0,178	0,209	0,063
QL4	-0,076	-0,135	0,099	0,108	-0,013	-0,004	-0,036	0,024	-0,221	-0,007	-0,016	0,078	0,028	-0,108	0,771	0,418	0,014	-0,020	0,156	0,203	0,222	0,036
QN1	-0,009	-0,185	0,188	0,104	-0,062	0,039	-0,014	-0,044	-0,179	-0,034	-0,044	0,059	-0,052	-0,041	0,523	0,729	0,153	-0,057	0,219	0,026	0,096	-0,030
QN2	-0,115	-0,223	0,268	0,220	-0,103	-0,002	-0,053	-0,024	-0,255	-0,077	-0,072	0,125	-0,093	-0,114	0,632	0,794	0,138	-0,142	0,166	0,124	0,168	-0,120
QN3	-0,068	-0,209	0,377	0,255	-0,185	-0,001	-0,044	-0,091	-0,306	-0,118	-0,015	0,002	-0,196	-0,132	0,475	0,823	0,132	-0,084	0,126	0,006	0,169	-0,205
QN4	-0,164	-0,219	0,273	0,209	-0,176	-0,042	-0,079	-0,012	-0,330	-0,120	-0,027	0,075	-0,140	-0,103	0,694	0,888	0,160	-0,138	0,205	0,091	0,145	-0,186
SN1	-0,133	-0,204	0,244	0,326	-0,121	-0,016	-0,019	0,347	-0,255	-0,077	0,031	0,196	-0,147	-0,257	0,112	0,185	0,843	-0,078	0,000	0,163	0,302	-0,116
SN2	-0,210	-0,172	0,337	0,288	-0,293	-0,118	-0,048	0,119	-0,062	-0,202	-0,050	0,223	-0,262	-0,192	0,475	0,089	0,563	-0,086	0,097	0,128	0,174	-0,230
SN3	-0,017	-0,102	0,254	0,276	-0,114	0,073	0,044	0,327	-0,146	0,051	0,146	0,179	-0,100	-0,132	0,087	0,131	0,863	-0,009	-0,004	0,105	0,174	-0,064
TF1	0,375	0,306	-0,022	0,005	0,012	0,365	0,382	-0,079	-0,047	-0,050	0,373	-0,239	0,082	-0,006	0,043	-0,088	-0,109	0,818	-0,232	-0,115	0,039	0,048
TF2	0,391	0,230	0,021	0,021	-0,024	0,411	0,440	-0,092	-0,125	-0,081	0,390	-0,309	0,027	-0,048	-0,029	-0,039	-0,070	0,853	-0,324	-0,153	0,023	0,036
TF3	0,433	0,327	-0,108	-0,063	0,136	0,497	0,427	0,100	0,005	0,079	0,424	-0,233	0,130	0,044	-0,190	-0,193	-0,004	0,802	-0,351	-0,125	-0,078	0,119
TP1	-0,240	-0,234	0,104	0,006	0,105	-0,282	-0,220	-0,077	0,026	-0,045	-0,307	0,219	0,056	-0,017	0,234	0,245	0,023	-0,334	0,955	0,306	0,074	0,019
TP2	-0,268	-0,207	0,073	-0,034	0,030	-0,290	-0,233	-0,093	0,066	-0,050	-0,381	0,252	0,016	0,029	0,102	0,137	0,034	-0,360	0,885	0,227	0,012	-0,016
UV1	-0,252	-0,184	0,074	0,056	0,152	-0,307	-0,117	0,222	0,144	0,152	-0,136	0,286	0,157	-0,010	0,186	0,060	0,157	-0,158	0,328	0,938	0,131	0,096
UV2	-0,112	-0,127	0,139	0,099	0,152	-0,233	0,049	0,225	0,067	0,140	0,057	0,241	0,075	-0,007	0,129	0,093	0,143	-0,118	0,166	0,831	0,105	0,017
ÜÄ1	-0,002	-0,159	0,481	0,564	-0,181	0,020	0,076	0,133	-0,284	-0,172	0,003	0,014	-0,248	-0,266	0,179	0,179	0,225	0,027	0,099	0,128	0,853	-0,213
ÜÄ2	0,077	-0,128	0,493	0,603	-0,320	0,068	0,087	0,087	-0,326	-0,234	0,062	-0,064	-0,355	-0,327	0,137	0,181	0,261	0,037	-0,053	0,076	0,872	-0,329
ÜÄ3	-0,063	-0,093	0,485	0,531	-0,224	-0,084	-0,030	-0,118	-0,129	-0,222	-0,119	0,041	-0,247	-0,268	0,167	0,096	0,100	-0,079	0,138	0,109	0,690	-0,290
ÜÄ4	-0,024	-0,232	0,378	0,513	-0,205	-0,070	0,025	0,156	-0,246	-0,113	-0,027	0,036	-0,307	-0,182	0,206	0,110	0,313	0,005	-0,042	0,092	0,747	-0,160
ÜÄ5	-0,011	-0,193	0,556	0,697	-0,370	-0,011	0,017	0,031	-0,260	-0,257	-0,015	-0,002	-0,391	-0,388	0,187	0,157	0,254	-0,032	0,076	0,138	0,874	-0,344
WN1	0,023	0,160	-0,434	-0,426	0,446	0,029	0,077	0,031	0,293	0,361	-0,046	0,060	0,463	0,365	-0,047	-0,116	-0,126	0,107	0,019	0,041	-0,278	0,739
WN2	0,010	0,151	-0,530	-0,508	0,644	0,003	0,055	0,199	0,255	0,558	0,015	-0,002	0,684	0,457	-0,074	-0,155	-0,167	0,087	-0,008	0,085	-0,330	0,903
WN3	-0,014	0,030	-0,518	-0,450	0,510	-0,058	-0,024	0,358	0,193	0,663	-0,012	0,015	0,475	0,406	-0,036	-0,154	-0,104	0,025	0,007	0,050	-0,232	0,832

Anhang C
Gütekriterien der Konstrukte

Tabelle C.1: Gütekriterien der Konstrukte in Deutschland und Australien

	Cronbach's α		Konstrukt- reliabilität		DEV		R^2		Q^2	
	D	AUS	D	AUS	D	AUS	D	AUS	D	AUS
AF	0,675	0,739	0,859	0,884	0,753	0,793	0,000	0,000	–	–
AT	0,724	0,806	0,843	0,883	0,642	0,717	0,039	0,033	0,007	0,023
AÄ	0,838	0,883	0,885	0,914	0,608	0,681	0,590	0,623	0,335	0,406
ER	0,835	0,845	0,884	0,891	0,604	0,621	0,201	0,171	0,108	0,090
FW	0,807	0,756	0,912	0,890	0,838	0,802	0,408	0,351	0,323	0,235
GB	0,771	0,777	0,853	0,857	0,592	0,600	0,224	0,285	0,109	0,161
HO	0,717	0,816	0,838	0,890	0,637	0,730	0,000	0,000	–	–
IM	0,804	0,828	0,884	0,895	0,718	0,740	0,201	0,129	0,139	0,096
IB	0,718	0,727	0,840	0,844	0,638	0,644	0,113	0,179	0,047	0,096
JR	0,877	0,834	0,942	0,923	0,890	0,857	0,365	0,420	0,309	0,345
KL	0,699	0,795	0,808	0,866	0,513	0,619	0,000	0,000	–	–
MD	0,621	0,620	0,838	0,840	0,722	0,724	0,000	0,000	–	–
NI	0,826	0,858	0,920	0,934	0,851	0,875	0,660	0,688	0,515	0,523
NV	0,710	0,712	0,821	0,809	0,536	0,520	0,335	0,250	0,168	0,121
QL	0,739	0,774	0,835	0,848	0,559	0,583	0,111	0,128	0,045	0,055
QN	0,709	0,825	0,819	0,884	0,532	0,657	0,237	0,531	0,090	0,325
SN	0,650	0,652	0,805	0,813	0,584	0,599	0,152	0,092	0,052	0,032
TF	0,772	0,765	0,867	0,864	0,685	0,680	0,126	0,272	0,080	0,178
TP	0,854	0,829	0,932	0,917	0,872	0,848	0,052	0,088	0,027	0,072
UV	0,707	0,740	0,859	0,880	0,755	0,786	0,000	0,000	–	–
ÜÄ	0,865	0,867	0,903	0,905	0,655	0,657	0,503	0,533	0,308	0,334
WN	0,737	0,769	0,851	0,866	0,656	0,685	0,541	0,579	0,315	0,338

Anhang D
Diskriminanzvalidität

Tabelle D.1: Diskriminanzvalidität Deutschland

	AF	AT	AÄ	ER	FW	GB	FO	IM	IB	JR	KL	MD	NI	NV	QL	QN	SN	TF	TP	UV	ÜÄ	WN
AF	0,868																					
AT	0,303	0,801																				
AÄ	-0,012	-0,059	0,780																			
ER	-0,039	-0,082	0,746	0,777																		
FW	-0,010	0,090	-0,609	-0,575	0,915																	
GB	-0,039	-0,082	-0,057	-0,075	0,018	0,769																
FO	0,358	0,300	-0,057	-0,075	-0,039	0,214	0,798															
IM	0,226	0,087	0,193	0,240	-0,039	-0,169	0,037	0,847														
IB	-0,061	-0,097	0,258	0,193	-0,013	0,008	0,002	0,003	0,799													
JR	0,184	0,097	-0,304	-0,248	0,398	0,008	0,002	0,069	0,311	0,944												
KL	0,059	0,049	-0,520	-0,524	0,679	-0,003	-0,066	-0,040	-0,025	-0,024	0,716											
MD	0,414	0,245	0,204	0,150	-0,111	0,354	0,382	0,225	0,084	0,017	-0,391	0,850										
NI	-0,209	-0,241	0,00	0,043	0,017	-0,451	-0,164	-0,225	0,291	0,599	-0,117	0,023	0,923									
NV	-0,035	0,085	-0,601	-0,618	0,760	0,061	-0,091	-0,015	0,260	0,483	-0,129	-0,016	0,586	0,732								
QL	0,039	0,040	-0,572	-0,502	0,525	-0,027	-0,195	-0,137	0,084	-0,036	-0,065	0,165	-0,054	-0,216	0,748							
QN	-0,211	-0,158	0,223	0,196	-0,049	-0,137	-0,056	0,177	-0,292	-0,140	-0,049	0,175	-0,132	-0,147	0,471	0,729						
SN	-0,067	-0,115	0,281	0,262	-0,160	-0,013	0,222	-0,189	-0,157	0,075	0,229	-0,337	-0,369	0,274	0,263	0,764					
TF	-0,163	-0,013	0,470	0,488	-0,328	-0,178	0,049	0,448	0,162	-0,037	0,355	-0,158	-0,013	-0,011	-0,113	-0,085	-0,095	0,828				
TP	0,473	0,396	0,067	0,056	0,019	0,297	0,385	-0,034	0,018	0,130	0,186	-0,367	0,174	0,227	-0,275	-0,266	-0,212	0,009	0,934			
UV	0,135	0,214	-0,306	-0,219	0,179	0,294	0,063	-0,226	0,035	0,035	-0,165	0,409	0,047	0,007	0,139	0,178	0,221	-0,196	-0,229	0,869		
ÜÄ	-0,279	-0,196	0,116	0,044	0,073	-0,292	-0,008	0,199	0,035	-0,402	0,017	0,148	-0,400	-0,420	0,166	0,152	0,405	-0,031	-0,282	0,141	0,809	
WN	-0,054	-0,198	0,541	0,682	-0,423	-0,102	0,108	0,181	-0,178	0,017	-0,150	-0,400	0,669	0,502	-0,038	-0,160	-0,185	-0,072	0,149	0,105	-0,308	0,810
WN	0,017	0,068	-0,569	-0,499	0,668	0,028	-0,163	0,131	0,307	0,632	-0,150	0,061	0,669	0,502	-0,038	-0,160	-0,185	-0,072	0,149	0,105	-0,308	0,810

Tabelle D.2: Diskriminanzvalidität Australien

	AF	AT	AÄ	ER	FW	GB	FO	IM	IB	JR	KL	MD	NI	NV	QL	QN	SN	TF	TP	UV	UÄ	WN
AF	0,890																					
AT	0,413	0,847																				
AÄ	-0,007	-0,199	0,825																			
ER	-0,044	-0,237	0,769	0,788																		
FW	0,000	0,235	-0,441	-0,506	0,895																	
GB	0,501	0,386	-0,030	0,004	-0,038	0,775																
FO	0,467	0,267	0,055	0,021	0,026	0,469	0,854															
IM	-0,096	-0,138	-0,051	-0,025	0,187	-0,078	0,011	0,860														
IB	-0,034	0,028	-0,258	-0,299	0,358	-0,087	0,014	0,031	0,803													
JR	-0,058	0,070	-0,416	-0,396	0,563	-0,060	0,001	0,398	0,274	0,926												
KL	0,572	0,261	-0,023	0,003	-0,058	0,509	0,694	0,139	-0,091	-0,004	0,787											
MD	-0,334	-0,312	0,072	0,093	-0,058	-0,359	-0,240	0,156	0,115	0,044	-0,256	0,851										
NI	-0,037	0,209	-0,483	-0,591	0,787	-0,053	0,031	0,154	0,331	0,521	-0,055	0,027	0,936									
NV	-0,091	0,110	-0,442	-0,458	0,428	-0,086	-0,034	0,105	0,340	0,503	-0,103	-0,026	0,430	0,721								
QL	-0,185	-0,282	0,207	0,162	-0,090	-0,057	-0,118	-0,040	-0,054	-0,102	0,100	-0,040	-0,113	0,724	0,764							
QN	-0,118	-0,259	0,342	0,247	-0,166	-0,006	-0,062	-0,051	-0,335	-0,111	-0,049	0,083	-0,151	-0,203	-0,123	0,810						
SN	-0,140	-0,202	0,346	0,380	-0,207	-0,012	-0,004	0,360	-0,187	-0,040	0,067	0,251	-0,203	-0,249	0,103	0,179	0,774					
TF	0,488	0,352	-0,048	0,247	0,056	0,520	0,506	-0,021	-0,064	-0,016	0,482	-0,315	0,099	-0,002	-0,124	-0,134	-0,070	0,825				
TP	0,270	0,241	-0,100	0,010	0,082	0,307	0,242	0,089	-0,045	0,050	0,362	-0,250	-0,043	-0,001	-0,197	-0,219	-0,029	0,371	0,921			
UV	-0,221	-0,181	0,110	0,081	0,209	-0,310	-0,059	0,249	0,127	0,164	-0,069	0,299	0,140	-0,010	0,183	0,081	0,169	-0,159	-0,297	0,886		
UÄ	-0,003	-0,197	0,596	0,725	-0,331	-0,015	0,044	0,068	-0,309	-0,253	-0,020	-0,016	-0,388	-0,362	0,214	0,180	0,285	-0,011	-0,054	0,135	0,828	
WN	0,006	0,134	-0,599	-0,558	0,652	-0,013	0,041	0,249	0,292	0,649	-0,013	0,025	0,662	0,497	-0,064	-0,172	-0,161	0,085	-0,006	0,073	-0,338	0,811

Anhang E

Pfadkoeffizienten und Effektstärke

Tabelle E.1: Pfadkoeffizienten und Effektstärke in Deutschland und Australien (signifikante Zusammenhänge sind hervorgehoben)

Beziehung	Hyp.	Pfadkoeffizient (γ)		Effektstärke (f^2)	
		D	AUS	D	AUS
WN→NI	H1	0,234*	0,200*	0,082	0,058
FW→NI	H2	0,466***	0,561***	0,285	0,548
ER→NI	H3	-0,252*	-0,266*	0,059	0,064
AÄ→NI	H4	-0,025	0,084	0,000	0,010
ÜÄ→NI	H5	0,055	0,008	0,006	0,000
SN→WN	H6	0,008	0,017	0,000	0,000
IM→WN	H7	0,210*	0,044	0,072	0,002
JR→WN	H8	0,359***	0,397***	0,163	0,218
NV→WN	H9	0,169	0,112	0,037	0,017
ER→WN	H10	-0,104	-0,226	0,007	0,031
AÄ→WN	H11	-0,328*	-0,294*	0,085	0,078
ÜÄ→WN	H12	0,114	0,134	0,015	0,019
ER→FW	H13	-0,513***	-0,468***	0,414	0,300
IB→FW	H14	0,268***	0,189	0,113	0,048
UV→FW	H55	0,086	0,223**	0,012	0,072
IM→JR	H15	0,215**	0,348***	0,068	0,207
NV→JR	H16	0,273*	0,361***	0,079	0,181
AÄ→JR	H17	-0,419***	-0,239*	0,178	0,079
AÄ→NV	H18	-0,543***	-0,379***	0,400	0,181
IB→NV	H19	0,095	0,243*	0,012	0,073
SN→IM	H20	0,448***	0,359**	0,201	0,148
QL→SN	H21	0,234*	0,086	0,061	0,009
TF→SN	H31	0,109	-0,058	0,013	0,003
KL→SN	H47	0,231*	0,172	0,048	0,023
MD→SN	H48	0,263*	0,268*	0,067	0,070

Bei den signifikanten Zusammenhängen werden jeweils die Signifikanzniveaus angegeben (*=0,05, **=0,01, ***=0,001).

Beziehung	Hyp.	Pfadkoeffizient (γ)		Effektstärke (f^2)	
		D	AUS	D	AUS
ER→ÜÄ	H22	0,629***	0,661***	0,348	0,362
AÄ→ÜÄ	H23	0,048	0,089	0,002	0,006
QN→ÜÄ	H24	-0,073	-0,030	0,008	0,002
AT→ÜÄ	H39	-0,126	-0,018	0,030	0,000
TP→ÜÄ	H42	-0,122	-0,054	0,026	0,006
ER→AÄ	H25	0,695***	0,737***	1,061	1,334
QN→AÄ	H26	0,071	0,144	0,010	0,050
TP→AÄ	H43	-0,171*	-0,083	0,056	0,016
MD→AÄ	H49	-0,100	-0,029	0,020	0,003
QN→ER	H27	0,178	0,118	0,034	0,013
IB→ER	H28	-0,208*	-0,263**	0,051	0,071
AT→ER	H40	-0,029	-0,224*	0,000	0,051
TP→ER	H44	-0,184	0,088	0,036	0,007
HO→ER	H53	0,257**	0,076	0,081	0,006
UV→ER	H56	-0,027	0,095	0,000	0,010
QL→IB	H29	-0,275**	-0,415***	0,079	0,196
AF→IB	H36	0,159	-0,069	0,024	0,006
UV→IB	H54	0,117	0,188	0,012	0,037
QL→QN	H30	0,470***	0,721***	0,277	1,066
TF→QN	H32	-0,041	-0,095	0,000	0,013
GB→QN	H35	-0,117	0,071	0,000	0,006
AF→QN	H37	0,094	0,026	0,004	0,000
TF→QL	H33	-0,018	-0,012	0,001	0,000
GB→QL	H34	0,019	0,174	0,001	0,021
AF→QL	H38	-0,151	-0,102	0,019	0,007
AT→QL	H41	-0,052	-0,250*	0,003	0,054
TP→QL	H45	-0,241*	-0,119	0,056	0,013
UV→QL	H57	0,033	0,132	0,001	0,016
KL→TF	H46	0,346***	0,430***	0,116	0,236
MD→TF	H50	-0,023	-0,205*	0,000	0,052
MD→GB	H51	-0,428***	-0,261**	0,229	0,091
HO→GB	H52	0,143	0,407***	0,023	0,213
UV→TP	H58	-0,229*	-0,297**	0,055	0,096
UV→AT	H59	-0,196	-0,181	0,041	0,034

Bei den signifikanten Zusammenhängen werden jeweils die Signifikanzniveaus angegeben (*=0,05, **=0,01,***=0,001).

Literatur

Aarts, E. (2004): Ambient Intelligence: A Multimedia Perspective. In: *IEEE Multimedia*, 11(1), S. 12–19.

Aarts, E. und Ruyter, B. de (2009): New Research Perspectives on Ambient Intelligence. In: *Journal of Ambient Intelligence and Smart Environments*, 1(1), S. 5–14.

Ackerman, M. S. (2004): Privacy in Pervasive Environments: Next Generation Labeling Protocols. In: *Personal and Ubiquitous Computing*, 8(6), S. 430–439.

Acquisti, A. und Grossklags, J. (2005): Privacy and Rationality in Individual Decision Making. In: *IEEE Security & Privacy*, 3(1), S. 26–33.

Agarwal, R. und Prasad, J. (1997): The Role of Innovation Characteristics and Perceived Voluntariness in the Acceptance of Information Technologies. In: *Decision Sciences*, 28(3), S. 557–582.

— (1998): A Conceptual and Operational Definition of Personal Innovativeness in the Domain of Information Technology. In: *Information Systems Research*, 9(2), S. 204–215.

— (1999): Are Individual Differences Germane to the Acceptance of New Information Technologies? In: *Decision Sciences*, 30(2), S. 361–391.

Ahuja, M. K. und Thatcher, J. B. (2005): Moving Beyond Intentions and Toward the Theory of Trying: Effects of Work Environment and Gender on Post-Adoption Information Technology Use. In: *MIS Quarterly*, 29(3), S. 427–459.

Ajzen, I. (1985): From Intentions to Actions: A Theory of Planned Behavior. In: Kuhl, J. und Beckmann, J. (Hrsg.), *Action Control: Form Cognition to Behavior*, Springer, Berlin, New York, S. 11–39.

— (1991): The Theory of Planned Behavior. In: *Organizational Behavior and Human Decision Processes*, 50(2), S. 179–211.

Ajzen, I. und Fishbein, M. (1980): *Understanding Attitudes and Predicting Social Behavior*, Prentice Hall, Englewood Cliffs, New Jersey.

Ajzen, I. und Madden, T. J. (1986): Prediction of Goal-Directed Behavior: Attitudes, Intentions, and Perceived Behavioral Control. In: *Journal of Experimental Social Psychology*, 22(5), S. 453–474.

Albers, S. und Hildebrandt, L. (2006): Methodische Probleme bei der Erfolgsfaktorenforschung: Messfehler, formative versus reflektive Indikatoren und die Wahl des Strukturgleichungsmodells. In: *Zeitschrift für betriebswirtschaftliche Forschung*, 58(2), S. 2–33.

Alt, J. A. (1980): *Vom Ende der Utopie in der Erkenntnistheorie – Poppers evolutionäre Erkenntnislehre und ihre praktischen Konsequenzen*, Forum Academicum, Königstein im Taunus.

— (2001): *Karl R. Popper*. 3. Aufl., Campus, Frankfurt am Main u. a.

Anastasopoulos, M., Bartelt, C., Koch, J., Niebuhr, D. und Rausch, A. (2005): Towards a Reference Middleware Architecture for Ambient Intelligence Systems. In: *Proc. of the Workshop for Building Software for Pervasive Computing, 20th Conference on Object-Oriented Programming Systems, Languages and Applications (OOPSLA)*. San Diego, Kalifornien. URL: http://agrausch.informatik.uni-kl.de/publikationen/repository/workshops/work019/reference%20architecture.pdf.

Anastasopoulos, M., Klus, H., Koch, J., Niebuhr, D. und Werkman, E. (2006): DoAmI - A Middleware Platform Facilitating (Re-)configuration in Ubiquitous Systems. In: *Proc. of the Workshop System Support for Ubiquitous Computing (Ubisys), 8th International Conference of Ubiquitous Computing (Ubicomp 2006)*. Orange County, California. URL: http://www.magic.ubc.ca/ubisys/positions/koch_ubisys06.pdf.

Andersen, J. und Bardram, J. E. (2007): BLIG: A New Approach for Sensor Identification, Grouping, and Authorisation in Body Sensor Networks. In: *Proc. of the 4th International Workshop on Wearable and Implantable Body Sensor Networks (BSN 2007)*, S. 223–229.

Anderson, J. C. und Gerbing, D. W. (1982): Some Methods for Respecifying Measurement Models to Obtain Unidimensional Construct Measurement. In: *Journal of Marketing Research*, 19(4), S. 453–460.

Ark, W. und Selker, T. (1999): A Look at Human Interaction with Pervasive Computers. In: *IBM Systems Journal*, 38, S. 504–507.

Arnold, H. J. (1982): Moderator Variables: A Clarification of Conceptual, Analytic, and Psychometric Issues. In: *Organizational Behavior and Human Performance*, 29(2), S. 143–174.

Atteslander, P. (2003): *Methoden der empirischen Sozialforschung*. 10. Aufl., de Gruyter, Berlin.

Auer, D., Bick, M., Kabisch, B. und Kummer, T.-F. (2010): RFID-gestützte Medikation im Krankenhaus: Ein Erfahrungsbericht. In: Bick, M., Eulgem, S., Fleisch, E., Hampe, J. F., König-Ries, B., Lehner, F., Pousttchi,

K. und Rannenberg, K. (Hrsg.), *MMS 2010: Mobilität und Ubiquitäre Informationssysteme – Technologien, Anwendungen und Dienste zur Unterstützung von mobiler Kollaboration*. Lecture Notes in Informatics. Köllen Druck+Verlag, Bonn, S. 84–96.

Aufseeser-Weiss, M. R. und Ondeck, D. A. (2000): Medication Use Risk Management: Hospital Meets Home Care. In: *Home Health Care Management & Practice*, 12(2), S. 5–10.

Backhaus, C. (2004): *Entwicklung einer Methodik zur Analyse und Bewertung der Gebrauchstauglichkeit von Medizintechnik*. Diss. TU Berlin. URL: http://deposit.ddb.de/cgi-bin/dokserv?idn=971576378.

Bagozzi, R. P. und Yi, Y. (1988): On the Evaluation of Structural Equation Models. In: *Journal of the Academy of Marketing Science*, 16(1), S. 74–94.

Bailey, S. G. und Caidi, N. (2005): How Much is Too Little? Privacy and Smart Cards in Hong Kong and Ontario. In: *Journal of Information Science*, 31(5), S. 354–364.

Bandura, A. (1977): Self-Efficacy: Toward a Unifying Theory of Behavioral Change. In: *Psychological Review*, 84(2), S. 191–215.

— (1986): *Social Foundations of Thought and Action: A Social Cognitive Theory*, Prentice Hall, Englewood Cliffs, New Jersey.

Bar-Yam, Y. (1997): *Dynamics of Complex Systems*, Addison-Wesley, Reading, Massachusetts.

Bardram, J., Baldus, H. und Favela, J. (2006): Pervasive Computing in Hospitals. In: Bardram, J., Mihailidis, A. und Wan, D. (Hrsg.), *Pervasive Computing in Healthcare*, CRC Press, London, S. 40–78.

Bardram, J., Hansen, T., Mogensen, M. und Soegaard, M. (2006): Experiences from Real-World Deployment of Context-Aware Technologies in a Hospital Environment. In: Dourish, P. und Friday, A. (Hrsg.), *Proc. of Ubicomp 2006: Ubiquitous Computing*. Springer, Berlin, Heidelberg.

Barger, T., Brown, D. und Alwan, M. (2005): Health-Status Monitoring Through Analysis of Behavioural Patterns. In: *IEEE Transactions on Systems, Man and Cybernetics, Part A: Systems and Humans*, 35(1), S. 22–27.

Barker, K. N., Flynn, E. A., Pepper, G. A., Bates, D. W. und Mikeal, R. (2002): Medication Errors Observed in 36 Health Care Facilities. In: *Archives of Internal Medicine*, 162(16), S. 1897–1903.

Barkuus, L. und Dey, A. (2003): Location-Based Services for Mobile Telephony: a Study of Users' Privacy Concerns. In: *Proc. of the 9th International Conference on Human-Computer Interaction (INTERACT)*. URL: http://citeseerx.ist.psu.edu/viewdoc/download?doi=10.1.1.10.527&rep=rep1&type=pdf.

Baskerville, R. F. (2003): Hofstede Never Studied Culture. In: *Accounting, Organizations and Society*, 28(1), S. 1–14.

Baum, M., Hientzsch, M., Boese-Landgraf, J., Otto, T. und Gessner, T. (2005): Verschleißmonitoring bei Hüftgelenkendoprothesen durch integrierte Mikrosensorik. In: VDE/VDI (Hrsg.), *Mikrosystemtechnik Kongress*. VDE-Verlag, Berlin, Freiburg, S. 633–636.

Beach, L. R. und Mitchell, T. R. (1996): Image Theory, the Unifying Perspective. In: Beach, L. R. (Hrsg.), *Decision Making in the Workplace: A Unified Perspective*, Lawrence Erlbaum, Mahwah, NJ, S. 1–20.

— (1998): The Basics of Image Theory. In: Beach, L. R. (Hrsg.), *Image Theory: Theoretical and Empirical Foundations*, Lawrence Erlbaum, Mahwah, New Jersey, S. 3–18.

Becker, J. (2008): Ein Plädoyer für die gestaltungsorientierte Wirtschaftsinformatik. In: Jung, R. und Myrach, T. (Hrsg.), *Quo vadis Wirtschaftsinformatik? Festschrift für Prof. Gerhard F. Knolmayer zum 60. Geburtstag*, Gabler, S. 3–21.

Beier, G., Boemak, N. und Renner, G. (2001): Sinn und Sinnlichkeit – Psychologische Beiträge zur Fahrzeuggestaltung und -bewertung. In: Jürgensohn, T. und Timpe, K.-P. (Hrsg.), *Kraftfahrzeugführung*, Springer, Berlin, S. 263–286.

Beier, G., Spiekermann, S. und Rothensee, M. (2006): Die Akzeptanz zukünftiger Ubiquitous Computing Anwendungen. In: Heinecke, A. M. und Paul, H. (Hrsg.), *Mensch & Computer 2006: Mensch und Computer im StrukturWandel*, Oldenbourg, München, S. 145–154.

Bellocci, V., Genovese, S., Inuggiato, D. und Tucci, M. (2002): *Mobile Location-Aware Services: 2002 Market Perspective*. Ericsson, Division Service Architecture und Interactive Solutions.

Bentler, P. M. und Weeks, D. G. (1980): Linear Structural Equations with Latent Variables. In: *Psychometrika*, 45, S. 289–308.

Berendt, B., Guenther, O. und Spiekermann, S. (2005): Privacy in E-Commerce: Stated Preferences vs. Actual Behavior. In: *Communications of the ACM*, 48(4), S. 101–106.

Best, E. und Weth, M. (2009): *Geschäftsprozesse optimieren: Der Praxisleitfaden für erfolgreiche Reorganisation*. 3. Aufl., Gabler, Wiesbaden.

Bick, M. und Kummer, T.-F. (2007): Beurteilung der Nutzungspotentiale sowie der Probleme von Ambient Intelligence im Krankenhaus. In: Leimeister, J. M., Mauro, C., Krcmar, H., Eymann, T. und Koop, A. (Hrsg.), *Mobiles Computing in der Medizin. Proc. zum 6. Workshop der GMDS-Arbeitsgruppe Mobiles Computing in der Medizin*. Shaker, Aachen, S. 123–136.

Bick, M. und Kummer, T.-F. (2008): Ambient Intelligence and Ubiquitous Computing. In: Kinshuk, Pawlowski, J. M. und Sampson, D. (Hrsg.), *Handbook on Information Technologies for Education and Training, International Handbooks on Information Systems.* 2. Aufl., Springer, Berlin, S. 79–100.

— (2010a): Ambient Intelligence. In: *Wirtschaftsinformatik,* (in Druck).

— (2010b): Untersuchung von Nutzenpotentialen und Akzeptanzproblemen ambienter Technologien in Krankenhäusern: Erfahrungsbericht eines Mixed-Methods-Projekts. In: *Zeitschrift für Betriebswirtschaft,* (in Druck).

Bick, M., Kummer, T.-F. und Rössig, W. (2008a): *Ambient Intelligence in Medical Environments and Devices. Qualitative Studie zu Nutzenpotentialen ambienter Technologien in Krankenhäusern,* ESCP-EAP Working Paper, Nr. 36.

— (2008b): Kritische Analyse der Einsatzgebiete von Ambient Intelligence in Krankenhäusern. In: Breitner, M. H., Breuning, M., Fleisch, E., Pousttchi, K. und Turowski, K. (Hrsg.), *MMS 2008: Mobilität und Ubiquitäre Informationssysteme – Technologien, Prozesse, Marktfähigkeit.* Köllen Druck+Verlag GmbH, München, S. 178–191.

Bick, M., Kummer, T., Pawlowski, J. M. und P. Veith: S. (2007): Standards for Ambient Learning Environments. In: König-Ries, B., Lehner, F., Malaka, R. und Türker, C. (Hrsg.), *MMS 2007: Mobilität und mobile Informationssysteme.* Köllen Druck+Verlag, Bonn, S. 103–114.

Blalock, H. M. (1971): Causal Models Involving Unobserved Variables in Stimulus-Response Situations. In: Blalock, H. M. (Hrsg.), *Causal Models in the Social Sciences,* Aldine, Chicago, S. 335–347.

Bloom, A. J. (1985): An Anxiety Management Approach to Computerphobia. In: *Training & Development Journal,* 39(1), S. 90–95.

Boehm, B. (1986): A Spiral Model of Software Development and Enhancement. In: *ACM SIGSOFT Software Engineering Notes,* 11(4), S. 22–41.

Bohn, J., Coroama, V., Langheinrich, M., Mattern, F. und Rohs, M. (2004): Living in a World of Smart Everyday Objects – Social, Economic, and Ethical Implications. In: *Journal of Human and Ecological Risk Assessment,* 10(5), S. 763–786.

— (2005): Social, Economic, and Ethical Implications of Ambient Intelligence and Ubiquitous Computing. In: Weber, W., Rabaey, J. und Aarts, E. (Hrsg.), *Ambient Intelligence,* Springer, Berlin, S. 5–29.

Bollen, K. A. (1984): Multiple Indicators: Internal Consistency or No Necessary Relationship? In: *Quality and Quantity,* 18(4), S. 377–385.

— (1989): *Structural Equations with Latent Variables,* Wiley, New York u. a.

Bollen, K. A. und Lennox, R. (1991): Conventional Wisdom in Measurement: A Structural Equation Perspective. In: *Psychological Bulletin*, 110(2), S. 305–314.

Bommer, M. und Jalajas, D. (1999): The Threat of Organizational Downsizing on the Innovative Propensity of R&D Professionals. In: *R&D Management*, 29(1), S. 27–34.

Bortz, J. und Döring, N. (2006): *Forschungsmethoden und Evaluation: für Human- und Sozialwissenschaftler.* 4. Aufl., Springer, Heidelberg.

Bostrom, R. und Heinen, J. (1977): MIS Problems and Failure: A Sociotechnical Perspective (Part I). In: *MIS Quarterly*, 1(3), S. 17–32.

Bürg, O. und Mandl, H. (2004): *Akzeptanz von E-Learning in Unternehmen.* Ludwig Maximilians Universität München, Department Psychologie, Institut für Pädagogische Psychologie. URL: http://epub.ub.uni-muenchen.de/328/1/FB_167.pdf.

Brosius, H.-B., Koschel, F. und Haas, A. (2008): *Methoden der empirischen Kommunikationsforschung: Eine Einführung.* 4. Aufl., VS, Wiesbaden.

Brown, S. und Venkatesh, V. (2005): A Model of Adoption of Technology in the Households: A Baseline Model Test and Extension Incorporating Household Life Cycle. In: *MIS Quarterly*, 29(3), S. 399–426.

Buch, S. (2007): *Strukturgleichungsmodelle – Ein einführender Überblick*, ESCP-EAP Working Paper, Nr. 29.

Buckler, F. und Hennig-Thurau, T. (2008): Identifying Hidden Structures in Marketing's Structural Models Through Universal Structure Modeling: An Explorative Bayesian Neural Network Complement to LISREL and PLS. In: *Marketing – Journal of Research and Management*, 4(2), S. 47–66.

Buhl, H. U. (2008): Online-Communitys – Der Weg zur Gruppenintelligenz oder zur Gruppenignoranz und kollektiven Verdummung? In: *Wirtschaftsinformatik*, 50(2), S. 81–84.

Burrell, G. und Morgan, G. (1979): *Sociological Paradigms and Organizational Analysis*, Heinemann, London, S. 1–37.

Buse, L. (1980): Kritik am Moderatoransatz in der Akquieszenz-Forschung. In: *Psychologische Beiträge*, 22, S. 119–127.

Caldwell, D. und O'Reilly, C. (1990): Measuring Person-Job Fit with a Profile-Comparison Process. In: *Journal of Applied Psychology*, 75(6), S. 648–657.

Calori, R. und Sarnin, P. (1991): Corporate Culture and Economic Performance: A French Study. In: *Organization Studies*, 12(1), S. 49–74.

Carte, T. A. und Russell, C. (2003): In Pursuit of Moderation: Nine Common Errors and Their Solutions. In: *MIS Quarterly*, 27(3), S. 479–501.

Chatterjee, S., Lubatkin, M. H., Schweiger, D. M. und Weber, Y. (1992): Cultural Differences and Shareholder Value in Related Mergers: Linking

Equity and Human Capital. In: *Strategic Management Journal*, 13(5), S. 319–334.

Chau, P. und Hu, P. (2001): Information Technology Acceptance by Individual Professionals: A Model Comparison Approach. In: *Decision Sciences*, 32(4), S. 699–719.

Chau, P. Y. K. und Hu, P. J.-H. (2002): Investigating Healthcare Professionals' Decisions on Telemedicine Technology Acceptance: An Empirical Test of Competing Theories. In: *Information and Management*, 39(4), S. 279–311.

Chen, L.-D., Gillenson, M. L. und Sherrell, D. L. (2002): Enticing Online Consumers: An Extended Technology Acceptance Perspective. In: *Information & Management*, 39(8), S. 705–719.

Chen, L.-D. und Tan, J. (2004): Technology Adaption in E-Commerce: Key Determinants of Virtual Stores Acceptance. In: *European Management Journal*, 22(1), S. 74–86.

Chin, W. W. (1998): The Partial Least Squares Approach to Structural Equation Modeling. In: Marcoulides, G. A. (Hrsg.), *Modern Methods for Business Research*, Lawrence Eribaum Associates, Mahwah, New Jersey, S. 295–336.

— (2010): How to Write Up and Report PLS Analyses. In: Esposito Vinzi, V., Chin, W. W., Henseler, J. und Wang, H. (Hrsg.), *Handbook of Partial Least Squares: Concepts, Methods and Applications*, Springer, Berlin, Heidelberg.

Chin, W. W. und Newsted, P. R. (1999): Structural Equation Modeling Analysis With Small Samples Using Partial Least Squares. In: Hoyle, R. H. (Hrsg.), *Statistical Strategies for Small Sample Research*, Thousand Oaks, London, New Delhi, S. 307–341.

Christophersen, T. und Grape, C. (2007): Die Erfassung latenter Konstrukte mit Hilfe formativer und reflektiver Messmodelle. In: Albers, S., Klapper, D., Konradt, Udo, W., Achim und Wolf, J. (Hrsg.), *Methodik der empirischen Forschung*. 2. Aufl., Gabler, Wiesbaden, S. 103–118.

Churchill, G. A. (1979): A Paradigm for Developing Better Measures of Marketing Constructs. In: *Journal of Marketing Research*, 16(1), S. 64–73.

Cilliers, P. (1998): *Complexity and Postmodernism: Understanding Complex Systems*, Routledge, New York.

Coeling, H. und L., S. (1993): Facilitating Innovation at the Nursing Unit Level through Cultural Assessment, Part 1: How to Keep Management Ideas from Falling on Deaf Ears. In: *Journal of Nursing Administration*, 23(4), S. 46–53.

Cohen, J. (1988): *Statistical Power Analysis for the Behavioral Sciences*. 2. Aufl., Lawrence Erlbaum, Hillsdale.

Compeau, D. R. und Higgins, C. A. (1995): Computer Self-Efficacy: Development of a Measure and Initial Test. In: *MIS Quarterly*, 19(2), S. 189–211.

Cooke, R. A. und Lafferty, J. C. (1989): *Organizational Culture Inventory*, Human Synergistics, Plymouth, Minnesota.

Cooper, C. und Roden, J. (1985): Mental Health and Satisfaction Among Tax Officers. In: *Social Science and Medicine*, 21(7), S. 747–751.

Coroama, V., Hähner, J., Handy, M., Rudolph-Kuhn, P., Magerkurth, C., Müller, J., Strasser, M. und Zimmer, T. (2003): *Leben in einer smarten Umgebung – Ubiquitous-Computing-Szenarien und -Auswirkungen*. ETH Zürich, Institute for Pervasive Computing, Gottlieb Daimler- und Karl Benz-Stiftung. URL: http://www.teco.edu/~zimmer/publ/szenarien-FINAL.pdf.

Cullen, D. J., Bates, D. W., Small, S. D., Cooper, J. B., Nemeskal, A. R. und L., L. L. (1995): The Incident Reporting System Does not Detect Adverse Drug Events: A Problem for Quality Improvement. In: *Journal on Quality Improvement*, 21, S. 541–548.

Darrow, A. L. und Kahl, D. R. (1982): A Comparison of Moderated Regression Techniques Considering Strength of Effect. In: *Journal of Management*, 8(2), S. 35–47.

Davis, F. D., Bagozzi, R. P. und Warshaw, P. R. (1992): Extrinsic and Intrinsic Motivation to Use Computers in the Workplace. In: *Journal of Applied Social Psychology*, 22(14), S. 1111–1132.

Davis, F. D. (1986): *A Technology Acceptance Model for Empirically Testing New End-User Information Systems: Theory and Results*. Diss. Sloan School of Management, Massachusetts Institute of Technology.

— (1989): Perceived Usefulness, Perceived Ease of Use, and User Acceptance of Information Technology. In: *MIS Quarterly*, 13(3), S. 319–340.

Davis, F. D., Bagozzi, R. P. und Warshaw, P. R. (1989): User Acceptance of Computer Technology: A Comparison of Two Theoretical Models. In: *Management Science*, 35(8), S. 982–1003.

Deal, T. E. und Kennedy, A. A. (1983): Culture: A New Look Through Old Lenses. In: *The Journal of Applied Behavioral Science*, 19(4), S. 498–505.

Degenhardt, W. (1986): *Akzeptanzforschung zu Bildschirmtext – Methoden und Ergebnisse*, Reinhard Fischer, München.

DeLone, W. H. und McLean, E. R. (1992): Information Systems Success: The Quest for the Dependent Variable. In: *Information Systems Research*, 3(1), S. 60–95.

Denison, D. R. und Mishra, A. K. (1995): Toward a Theory of Organizational Culture and Effectiveness. In: *Organization Science*, 6(2), S. 204–223.

Diamantopoulos, A. und Winklhofer, H. M. (2001): Index Construction with Formative Indicators: An Alternative to Scale Development. In: *Journal of Marketing Research*, 38(2), S. 269–277.

Diamontopoulos, A. (1994): Modeling with LISREL: A Guide for the Uninitiated. In: *Journal of Marketing Management*, 10(1-3), S. 105–136.

Diller, H. (2004): Editorial: Das süße Gift der Kausalanalyse. In: *Marketing – Zeitschrift für Forschung und Praxis*, 26(3), S. 177.

Dillman, D. A. (2007): *Mail and Internet Surveys: The Tailored Design Method*. 2. Aufl., Wiley, New York.

Dishaw, M. T. und Strong, D. M. (1998): Supporting Software Maintenance with Software Engineering Tools: A Computed Task-Technology Fit Analysis. In: *Journal of Systems & Software*, 44(2), S. 107–120.

Doll, W. J., Hendrickson, A. und Deng, X. (1998): Using Davis's Perceived Usefulness and Ease-of-Use Instruments for Decision Making: A Confirmatory and Multigroup Invariance Analysis. In: *Decision Sciences*, 29(4), S. 839–869.

Doppler, K. (2003): *Der Change Manager*, Campus, Frankfurt/Main.

Doppler, K. und Lauterburg, C. (2005): *Change Management: Den Unternehmenswandel gestalten*. 11. Aufl., Campus, Frankfurt am Main.

Ducatel, K., Bogdanowicz, M., Scapolo, F., Leijten, J. und Burgelman, J.-C. (2001): *Scenarios for Ambient Intelligence in 2010*. Information Society Technologies Advisory Group (ISTAG), Institute for Prospective Technological Studies (IPTS). URL: ftp://ftp.cordis.europa.eu/pub/ist/docs/istagscenarios2010.pdf.

Eason, K. D. (1984): Towards the Experimental Study of Usability. In: *Behaviour & Information Technology*, 3(2), S. 133–143.

Eberl, M. (2004): *Formative und reflektive Indikatoren im Forschungsprozess: Entscheidungsregeln und die Dominanz des reflektiven Modells*. Ludwig-Maximilians-Universität München. URL: http://www.imm.bwl.uni-muenchen.de/forschung/schriftenefo/ap_efoplan_19.pdf.

Eckstein, P. P. (2006): *Angewandte Statistik mit SPSS: Praktische Einführung für Wirtschaftswissenschaftler*. 5. Aufl., Gabler, Wiesbaden.

Edwards, A. L. (1957): *The Social Desirability Variable in Personality Assessment and Research*, Dryden, New York.

Efron, B. und Tibshirani, R. J. (1993): *An Introduction to the Bootstrap*, Monographs on Statistics and Applied Probability 57. Chapman & Hall/CRC, Boca Raton, Florida.

Erez, M. und Earley, P. C. (1993): *Culture, Self-Identity, and Work*, Oxford University Press, New York u. a.

Fabian, B. und Hansen, M. (2006): Technische Grundlagen. In: Bizer, J., Spiekermann, S. und Günther, O. (Hrsg.), *Taucis – Technologiefolgen-*

abschätzung Ubiquitäres Computing und Informelle Selbstbestimmung, Studie im Auftrag des Bundesministeriums für Bildung und Forschung, Kiel, Berlin, S. 11–44.

Fassott, G. (2006): Operationalisierung latenter Variablen in Strukturgleichungsmodellen: Eine Standortbestimmung. In: *Zeitschrift für betriebswirtschaftliche Forschung*, 58(2), S. 67–88.

Faul, F., Erdfelder, E., Lang, A.-G. und Buchner, A. (2007): G*Power 3: A Flexible Statistical Power Analysis Program for the Social, Behavioral, and Biomedical Sciences. In: *Behavior Research Methods*, 39(2), S. 175–191.

Fischer, L. (2002): *Kiosksysteme im Handel: Einsatz, Akzeptanz und Wirkungen*, Deutscher Universitäts-Verlag, Wiesbaden.

Fishbein, M. und Ajzen, I. (1975): *Belief, Attitude, Intention and Behavior: An Introduction to Theory and Research*, Addison-Wesley Series in Social Psychology. Addison-Wesley, Reading, Massachusetts u. a.

Fleisch, E., Christ, O. und Dierkes, M. (2005): Die betriebswirtschaftliche Vision des Internets der Dinge. In: Fleisch, E. und Mattern, F. (Hrsg.), *Das Internet der Dinge*, Springer, Berlin, Heidelberg, S. 3–38.

Fleisch, E. und Michahelles, F. (2007): Messen und Managen – Bedeutung des Ubiquitous Computing für die Wirtschaft. In: Mattern, F. (Hrsg.), *Die Informatisierung des Alltags – Leben in smarten Umgebungen*, Springer, Berlin, Heidelberg, S. 145–159.

Fletcher, B. (1991): *The Cultural Audit: An Individual and Organizational Investigation*, PSI, London.

Fletcher, B. C. und Jones, F. (1992): Measuring Organizational Culture: The Cultural Audit. In: *Managerial Auditing Journal*, 7(6), S. 30–36.

Flood, R. L. und Carson, E. R. (1993): *Dealing with Complexity: An Introduction to the Theory and Application of Systems Science*. 2. Aufl., Plenum Press, New York.

Flörkemeier, C. (2005): EPC-Technologie – Vom Auto-ID Center zu EPCglobal. In: Fleisch, E. und Mattern, F. (Hrsg.), *Das Internet der Dinge*, Springer, Berlin, Heidelberg, S. 87–100.

Flynn, E. A. und Barker, K. N. (2006): Research on Errors in Dispensing and Medication Administration. In: Cohen, M. R. (Hrsg.), *Medication Errors*. 2. Aufl., American Pharmacists Association.

Flynn, E. A., Barker, K. N. und Carnahan, B. J. (2003): National Observational Study of Prescription Dispensing Accuracy and Safety in 50 Pharmacies. In: *Journal of the American Pharmacists Associaton*, 43(2), S. 191–200.

Forman, G. H. und Zahorjan, J. (1994): The Challenges of Mobile Computing. In: *Computer*, 27(4), S. 38–47.

Fornell, C. (1987): A Second Generation of Multivariate Analysis: Classification of Methods and Implications for Marketing Research. In: Houston, M. J. (Hrsg.), *Review of Marketing*, American Marketing Association, Chicago, Illinois, S. 407–450.

Fornell, C. und Bookstein, F. (1982): Two Structural Equation Models: LISREL and PLS Applied to Consumer Exit-Voice Theory. In: *Journal of Marketing Research*, 19(4), S. 440–452.

Fornell, C. und Larcker, D. F. (1981): Evaluating Structural Equation Models with Unobservable Variables and Measurement Errors. In: *Journal of Marketing Research*, 19(1), S. 39–50.

Frankenhaeuser, M. und Gardell, B. (1976): Underload and Overload in Working Life: Outline of a Multidisciplinary Approach. In: *Journal of Human Stress*, 2(3), S. 35–46.

French, J. R. P. und Caplan, R. D. (1973): Organizational Stress and Individual Strain. In: Marrow, A. J. (Hrsg.), *The Failure of Success*, Amacom, New York, S. 30–66.

Friedewald, M. und Da Costa, O. (2004): *Science and Technology Roadmapping: Ambient Intelligence in Everyday Life (AmI@Life). Summary Report: JRC/IPTS - ESTO Study*. Fraunhofer ISI. URL: http://forera.jrc.ec.europa.eu/documents/SandT_roadmapping.pdf.

Friedewald, M., Vildjiounaite, E., Wright, D., Maghiros, I., Verlinden, M., Alahuhta, P., Delaitre, S., Gutwirth, S., Schreurs, W. und Punie, Y. (2005): *Safeguards in a World of Ambient Intelligence (SWAMI): Deliverable D1: The Brave New World of Ambient Intelligence: A State-of-the-Art Review*. URL: http://publica.fraunhofer.de/eprints/urn:nbn:de:0011-n-337666.pdf.

Friedewald, M., Vildjiounaite, E., Punie, Y. und Wright, D. (2006): The Brave New World of Ambient Intelligence: An Analysis of Scenarios regarding Security, Security and Privacy Issues. In: C., J. A., Paige, R. F., C., P. F. A. und Brooke, P. J. (Hrsg.), *Proc. of the 3rd International Conference Security in Pervasive Computing (SPC 2006)*. Lecture Notes in Computer Science. Springer, Berlin, Heidelberg, New York, S. 119–133.

Fry, E. und Lenert, L. (2005): MASCAL: RFID Tracking of Patients, Staff and Equipment to Enhance Hospital Response to Mass Casualty Events. In: *AMIA Annual Symposium Proceedings*, S. 261–265.

Gallivan, M. und Srite, M. (2005): Information Technology and Culture: Identifying Fragmentary and Holistic Perspectives of Culture. In: *Information and Organization*, 15(4), S. 295–338.

Gao, T., Kim, M. I., White, D. und Alm, A. M. (2006): Iterative User-Centered Design of a Next Generation Patient Monitoring System for Emergency Medical Response. In: *AMIA Annual Symposium Proc. 2006*.

URL: http://www.ncbi.nlm.nih.gov/pmc/articles/PMC1839401/pdf/AMIA2006_0284.pdf.

Garstka, H. (2003): Informationelle Selbstbestimmung und Datenschutz – Das Recht auf Privatsphäre. In: Schulzki-Haddouti, C. (Hrsg.), *Bürgerrechte im Netz*, Bundeszentrale für Politische Bildung, Bonn.

Gefen, D. und Straub, D. (1997): Gender Difference in the Perception and Use of E-Mail: An Extension of the Technology Acceptance Model. In: *MIS Quarterly*, 21(4), S. 389–400.

Gefen, D., Straub, D. W. und Boudreau, M.-C. (2000): Structural Equation Modeling and Regression: Guidelines for Research Practice. In: *Communication of the Association for Information Systems*, 4(7), S. 1–79.

Gefen, D. und Ridings, C. M. (2003): IT Acceptance: Managing User–IT Group Boundaries. In: *Database for Advances in Information Systems*, 34(3), S. 25–40.

George, J. F. (2004): The Theory of Planned Behavior and Internet Purchasing. In: *Internet Research*, 14(3), S. 198–212.

Gerbing, D. W. und Anderson, J. C. (1988): An Updated Paradigm for Scale Development Incorporating Unidimensionality and Its Assessment. In: *Journal of Marketing Research*, 25(2), S. 186–192.

Gerpott, T. (2001): Wettbewerbsstrategische Gestaltungsfelder für Mobilfunkbetreiber auf Mobile-Business-Märkten. In: *Information Management & Consulting*, 16(2), S. 34–43.

Glaser, R. O. (1983): *The Corporate Culture Survey*, Organization Design und Development, Bryn Mawr, Pennsylvania.

Günther, O. und Spiekermann, S. (2004): RFID vs. Privatsphäre ein Widerspruch? In: *Wirtschaftsinformatik*, 46(4), S. 245–246.

Günther, U. (2004): Interkulturelle Kommunikation in und zwischen Organisationen. In: Schachtner, C. (Hrsg.), *Das soziale Feld im Umbruch: Professionelle Kompetenz, Organisationsverantwortung, innovative Methoden*, Vandenhoeck & Ruprecht, Göttingen, S. 95–116.

Goodhue, D., Lewis, W. und Thompson, R. (2006): PLS, Small Sample Size, and Statistical Power in MIS Research. In: *Proc. of the 39th Hawaii International Conference on System Sciences (HICSS 2006)*, 8, 202b.

Goodhue, D. L. (1988): IS Attitudes: Toward Theoretical and Definitional Clarity. In: *Data Base*, 19(3/4), S. 6–15.

— (1995): Understanding User Evaluations of Information Systems. In: *Management Science*, 41(12), S. 1827–1844.

Goodhue, D. L. und Thompson, R. L. (1995): Task-Technology Fit and Individual Performance. In: *MIS Quarterly*, 19(2), S. 213–236.

Gordon, G. G. und Cummins, W. (1979): *Managing Management Climate*, Lexington Book, Lexington, Massachusetts.

Gordon, G. G. und Ditomaso, N. (1992): Predicting Corporate Performance from Organizational Culture. In: *Journal of Management Studies*, 29(6), S. 783–798.

Grochowski, E. und Halem, R. D. (2003): Technological Impact of Magnetic Hard Disk Drives on Storage Systems. In: *IBM Systems Journal*, 42(2), S. 338–346.

Götz, O. und Liehr-Gobbers, K. (2004): Analyse von Strukturgleichungsmodellen mit Hilfe der Partial-Least-Square (PLS)-Methode. In: *Die Betriebswirtschaft*, 64(6), S. 714–738.

Götz, O., Liehr-Gobbers, K. und Krafft, M. (2010): Evaluation of Structural Equation Models Using the Partial Least Squares (PLS) Approach. In: Esposito Vinzi, V., Chin, W. W., Henseler, J. und Wang, H. (Hrsg.), *Handbook of Partial Least Squares: Concepts, Methods and Applications*, Springer, Berlin, Heidelberg.

Gundermann, J., Koch, H. und Schmiedel, A. (2004): *Mobilfunknetze – von 2G nach 3G: UMTS, GPRS, GSM, WLAN*, Medien Institut Bremen.

Gupta, S. und Karahanna, E. (2004): Technology Adoption in Complex Systems. In: *Proc. of Southern Association of Information Systems*. Savannah, Georgia, S. 162–169.

Gupta, V., Luque, M. Sully de und House, R. (2004): Multisource Construct Validity of GLOBE Scales. In: House, R. J., Hanges, P. J., Javidan, M., Dorfman, P. W. und Gupta, V. (Hrsg.), *Culture, Leadership, and Organizations: The GLOBE Study of 62 Societies*, Sage, Thousand Oaks, London, New Delhi, S. 152–177.

Hackl, P. und Westlund, A. H. (1999): Total Quality Management. In: *On Structural Equation Modelling for Customer Satisfaction Measurement*, 11(4-6), S. 820–825.

Haenlein, M. und Kaplan, A. M. (2004): A Beginner's Guide to Partial Least Squares Analysis. In: *Understanding Statistics*, 3(4), S. 283–297.

Hair, J.-F, Anderson, R. E., Tatham, R. L. und Black, W. C. (2006): *Multivariate Data Analysis*. 6. Aufl., Prentice Hall, Englewood Cliffs, New Jersey.

Hall, E. T. (1966): *The Hidden Dimension*, Anchor/Doubleday, Garden City, New York.

— (1976): *Beyond Culture*, Anchor, Garden City, New York.

— (1983): *The Dance of Life: The Other Dimension of Time*, Anchor, New York.

Hall, E. T. und Hall, M. R. (1990): *Understanding Cultural Differences*, Intercultural Press, Yarmouth, Maine.

Hanges, P. J. und Dickson, M. W. (2004): The Development and Validation of the GLOBE Culture and Leadership Scales. In: House, R. J., Hanges, P. J.,

Javidan, M., Dorfman, P. W. und Gupta, V. (Hrsg.), *Leadership, Culture, and Organizations: The GLOBE Study of 62 Societies*, Sage, Thousand Oaks, Kalifornien, S. 122–151.

Hansen, H. R. und Neumann, G. (2009): *Wirtschaftsinformatik 1*. 10. Aufl., Lucius & Lucius, UTB, Stuttgart.

Hansen, M., Fabian, B. und Klafft, M. (2006): Anwendungsfelder. In: Bizer, J., Spiekermann, S. und Günther, O. (Hrsg.), *Taucis – Technologiefolgenabschätzung Ubiquitäres Computing und Informelle Selbstbestimmung*, Studie im Auftrag des Bundesministeriums für Bildung und Forschung, Kiel, Berlin, S. 45–62.

Hansmann, U., Merk, L., Nicklous, M. und Stober, T. (2001): *Pervasive Computing Handbook*, Springer, Heidelberg.

Hartwick, J. und Barki, H. (1994): Explaining the Role of User Participation in Information System Use. In: *Management Science*, 40(4), S. 440–465.

Hatch, M. J. (1993): The Dynamics of Organizational Culture. In: *Academy of Management Review*, 18(4), S. 657–693.

Hauser, R. M. und Goldberger, A. S. (1971): The Treatment of Unobservable Variables in Path Analysis. In: Costner, H. L. (Hrsg.), *Sociological Methodology*, Jossey-Bass, San Francisco, S. 81–117.

Hauser, R. M. (1973): Disaggregating a Social-Psychological Model of Educational Attainment. In: Goldberger, A. S. und Duncan, O. D. (Hrsg.), *Structural Equation Models in the Social Sciences*, Seminar Press, New York u. a., S. 255–284.

Hecker, F. (1998): *Die Akzeptanz und Durchsetzung von Systemtechnologien: Marktbearbeitung und Diffusion am Beispiel der Verkehrstelematik*. Diss. Univ. Saarbrücken.

Helmreich, R. (1980): Was ist Akzeptanzforschung? In: *Elektronische Rechenanlagen*, 22(1), S. 21–24.

Henseler, J., Ringle, C. M. und Sinkovics, R. R. (2009): The Use of Partial Least Squares Path Modeling in International Marketing. In: Sinkovics, R. R. und Ghauri, P. N. (Hrsg.), *Advances in International Marketing*, Bd. 20. Emerald, Bingley, S. 277–320.

Herrmann, A., Huber, F. und Kressmann, F. (2006): Varianz- und kovarianzbasierte Strukturgleichungsmodelle – ein Leitfaden zu deren Spezifikation, Schätzung und Beurteilung. In: *Schmalenbachs Zeitschrift für betriebswirtschaftliche Forschung*, 58(2), S. 34–66.

Hähner, J., Becker, C., Marrón, P. J. und Rothermel, K. (2007): Drahtlose Sensornetze – Fenster zur Realwelt. In: Mattern, F. (Hrsg.), *Die Informatisierung des Alltags – Leben in smarten Umgebungen*, Springer, Berlin u. a., S. 41–60.

Hildebrandt, L. (1998): Kausalanalytische Validierung in der Marketingforschung. In: Hildebrandt, L. und Homburg, C. (Hrsg.), *Die Kausalanalyse. Instrument der empirischen betriebswirtschaftlichen Forschung*, Schäffer-Poeschel, Stuttgart, S. 87–110.

Hills, M. (2002): Kluckhohn and Strodtbeck's Values Orientation Theory. In: Lonner, W. J., Dinnel, D. L., Hayes, S. A. und Sattler, D. N. (Hrsg.), *Online Readings in Psychology and Culture*, Center for Cross-Cultural Research, Bellingham, WA. URL: http://www.ac.wwu.edu/~culture/Hills.htm.

Hilty, L. M. (2007): Risiken und Nebenwirkungen der Informatisierung des Alltags. In: Mattern, F. (Hrsg.), *Die Informatisierung des Alltags: Leben in der smarten Umgebung*, Springer, Berlin u. a., S. 187–205.

Hirschman, E. C. (1980): Innovativeness, Novelty Seeking, and Consumer Creativity. In: *Journal of Consumer Research*, 7(3), S. 283–295.

Hofstede, G. H. (1980): *Culture's Consequences: International Differences in Work Related Values*, Cross-Cultural Research and Methodology Series 5. Sage, Beverly Hills.

— (1983): Dimensions of National Cultures in Fifty Countries and Three Regions. In: Deregowski, J., Dziurawiec, S. und Annis, R. (Hrsg.), *Expiscations in Cross-cultural Psychology*, Swets und Zeitlinger, Lisse, Niederlande, S. 335–355.

— (1996): Riding the Waves of Commerce: A Test of Trompenaars' "Model" of National Culture Differences. In: *International Journal of Intercultural Relations*, 20(2), S. 189–198.

— (1998): Attitudes, Values and Organizational Culture: Disentangling the Concepts. In: *Organization Studies*, 19(3), S. 477–492.

— (2001): *Culture's Consequences: Comparing Values, Behaviors, Institutions and Organizations Across Nations*, Sage, Beverly Hills, Californien.

— (2006): What Did GLOBE Really Measure? Researchers' Minds Versus Respondents' Minds. In: *Journal of International Business Studies*, 37(6), S. 882–896.

Hofstede, G. H. und Bond, M. H. (1998): The Confucius Connection: From Cultural Roots to Economic Growth. In: *Organisational Dynamics*, 16(4), S. 4–21.

Hofstede, G. H. und Hofstede, G. J. (2004): *Cultures and Organizations: Software of the Mind*. 2. Aufl., McGraw Hill, London u. a.

Hofstede, G. H., Kraut, A. I. und Simonetti, S. H. (1976): *The Development of a Core Attitude Survey Questionnaire for International Use*. Working Paper 76-16. Brüssel: European Institute for Advanced Studies in Management (EIASM).

Hofstede, G. H., Neuijen, B., Ohayv, D. D. und Sanders, G. (1990): Measuring Organizational Cultures: A Qualitative and Quantitative Study Across Twenty Cases. In: *Administrative Science Quarterly*, 35(2), S. 286–316.

Hogg, M. und McGarty, C. (1990): Self-Categorization and Social Identity. In: Abrams, D. und Hogg, M. A. (Hrsg.), *Social Identity Theory: Constructive and Critical Advances*, Harvester Wheatsheaf, New York, S. 10–27.

Hogg, M. A. und Abrams, D. (2006): *Social Identification: A Social Psychology of Intergroup Relations and Group Processes*, Routledge, London.

Hogg, M. A. und Terry, D. J. (2000): Social Identity and Self-Categorization Processes in Organizational Contexts. In: *Academy of Management Review*, 25(1), S. 121–140.

Hogg, M. A., Terry, D. J. und White, K. M. (1995): A Tale of Two Theories: A Critical Comparison of Identity Theory with Social Identity Theory. In: *Social Psychology Quarterly*, 58(4), S. 255–269.

Holloway, R. E. (1977): *Perceptions of an Innovation. Syracuse University Project Advance*. Diss. Syracuse University.

Holmes, S. und Marsden, S. (1996): An Exploration of the Espoused Organizational Cultures of Public Accounting Firms. In: *Accounting Horizons*, 10(3), S. 26–53.

Homburg, C. und Baumgartner, H. (1995): Die Kausalanalyse als Instrument der Marketingforschung. In: *Zeitschrift für Betriebswirtschaft*, 65(10), S. 1091–1108.

Homburg, C. und Giering, A. (1996): Konzeptualisierung und Operationalisierung komplexer Konstrukte - Ein Leitfaden für die Marketingforschung. In: *Marketing – Zeitschrift für Forschung und Praxis*, 18(1), S. 5–24.

House, R. J. und Javidan, M. (2004): Overview of GLOBE. In: House, R. J., Hanges, P. J., Javidan, M., Dorfman, P. W. und Gupta, V. (Hrsg.), *Culture, Leadership and Organizations: The GLOBE Study in 62 Societies*, Sage, Thousand Oaks, London, New Delhi, S. 9–18.

House, R. J., Javidan, M. und Dorfmann, P. W. (2001): Project GLOBE: An Introduction. In: *An International Review*, 50(4), S. 489–505.

House, R. J., Wright, N. S. und Aditya, R. N. (1997): Cross-Cultural Research on Organizational Leadership: Measurement of Cultural Dimensions. In: Erez, P. C. und Earley, M. (Hrsg.), *New Perspectives on International Industrial/Organizational Psychology*, New Lexington Press, San Francisco, S. 571–581.

House, R. J., Hanges, P. J., Javidan, M., Dorfman, P. W. und Gupta, V., (Hrsg.) (2004): *Culture, Leadership and Organizations: The GLOBE Study in 62 Societies*, Sage, Thousand Oaks, London, New Delhi.

Hsu, M.-H. und Chiu, C.-M. (2004): Internet Self-Efficacy and Electronic Service Acceptance. In: *Decisions Support Systems*, 38(3), S. 369–381.

Hu, L. und Bentler, P. M. (1999): Cut-off Criteria for Fit Indexes in Covariance Structure Analysis: Conventional Criterias Versus New Alternatives. In: *Structural Equation Modelling*, 6(1), S. 1–55.

Hu, P. J., Chau, P. Y. K., Sheng, O. R. L. und Kar, Y. T. (1999): Examining the Technology Acceptance Model Using Physician Acceptance of Telemedicine Technology. In: *Journal of Management Information Systems*, 16(2), S. 91–112.

Huber, F., Herrmann, A., Meyer, F., Vogel, J. und Vollhardt, K. (2007): *Kausalmodellierung mit Partial Least Squares: Eine anwendungsorientierte Einführung*, Gabler, Wiesbaden.

Huber, T., Kreuzer, J. und Diemer, R. (2007): Mobiles Monitoring: Energiebedarf von Sensoren und Smartphone für die Verarbeitung und Übertragung relevanter Daten auf einen Server. In: Leimeister, J. M., Mauro, C., Krcmar, H., Eymann, T. und Koop, A. (Hrsg.), *Mobiles Computing in der Medizin, Proc. zum 7. Workshop der GMDS-Arbeitsgruppe Mobiles Computing in der Medizin*. Shaker, Aachen, S. 94–104.

Hume, D. (1973): *A Treatise of Human Nature*. Nachdruck, Clarendon Press.

Hunt, S. D. (1991): *Modern Marketing Theory: Critical Issues in the Philosophy of Marketing Science*, South-Western Pub, Cincinnati.

Igbaria, M. und Parsuraman, S. (1989): A Path Analytic Study of Individual Characteristics, Computer Anxiety, and Attitudes Toward Microcomputers. In: *Journal of Management*, 15(3), S. 373–388.

Isfort, M., Weidner, F., Neuhaus, A., Kraus, S., Köster, V.-H. und Gehlen, D. (2010): *Pflege-Thermometer 2009 – Eine bundesweite Befragung von Pflegekräften zur Situation der Pflege und Patientenversorgung im Krankenhaus*. Deutsches Institut für angewandte Pflegeforschung.

Jacoby, J. (1978): Consumer Research: How Valid and Useful are all our Consumer Behaviour Research Findings? In: *Journal of Marketing*, 42(2), S. 87–96.

Jahn, S. (2007): *Strukturgleichungsmodellierung mit LISREL, AMOS und SmartPLS – Eine Einführung*. Fakultät für Wirtschaftswissenschaften, Technische Universität Chemnitz, WWDP 86/07. URL: http://www-user.tu-chemnitz.de/~stjah/.

Jankisz, E. und Moosbrugger, H. (2008): Planung und Entwicklung von psychologischen Tests und Fragebogen: In: Moosbrugger, H. und Kelava, A. (Hrsg.), *Testtheorie und Fragebogenkonstruktion*, Springer, Heidelberg, S. 27–72.

Janz, B. D. und Wetherbe, J. C. (1998): Information Technology, Culture, and Learning at Federal Express. In: *Journal of Global Information Technology Management*, 1(1), S. 17–26.

Jarvenpaa, S. L. und Tractinsky, N. (1999): Consumer Trust in an Internet Store: A Cross-Cultural Validation. In: *Journal of Computer-Mediated Communication*, 5(2), S. 1–40.

Jarvis, C. B., Mackenzie, S. B. und Podsakoff, P. M. (2003): A Critical Review of Construct Indicators and Measurement Model Misspecification in Marketing and Consumer Research. In: *Journal of Consumer Research*, 30(3), S. 199–218.

Javidan, M. und House, R. J. (2001): Lessons from Project GLOBE. In: *Organizational Dynamics*, 29(4), S. 289–305.

Javidan, M., House, R. J. und Dorfman, P. W. (2004): A Nontechnical Summary of GLOBE Findings. In: House, R. J., Hanges, P. J., Javidan, M., Dorfman, P. W. und Gupta, V. (Hrsg.), *Culture, Leadership and Organizations: The GLOBE Study in 62 Societies*, Sage, Thousand Oaks, London, New Delhi, S. 29–48.

Jones, M. (2007): Hofstede – Culturally Questionable? In: *Oxford Business & Economics Conference*. Oxford. URL: http://ro.uow.edu.au/commpapers/370/.

Jovanov, E., Raskovic, D., Price, J., Chapman, J., Moore, A. und Krishnamurthy, A. (2001): Patient Monitoring Using Personal Area Networks of Wireless Intelligent Sensors. In: *Proc. 38th Annual Rocky Mountain Bioengineering Symposium*. Biomedical Science Instrumentation, 37, S. 373–378. URL: http://www.ece.uah.edu/~jovanov/papers/rmbs01_wireless.pdf.

Jöreskog, K. G. (1970): A General Method for Analysis of Covariance Structures. In: *Biometrika*, 57(2), S. 239–251.

Kahn, R. L. und Byosiere, P. H. R. (1992): Stress in Organizations. In: Dunette, M. und Hough, L. (Hrsg.), *Handbook of Industrial and Organizational Psychology*. 2. Aufl., Bd. 3, Consulting Psychologists Press, Palo Atlo, S. 571–650.

Kanjanarat, P., Winterstein, A. G., Johns, T. E., Hatton, R. C., Gonzalez-Rothi, R. und Segal, R. (2003): Nature of Preventable Adverse Drug Events in Hospitals: A Literature Review. In: *American Journal of Health-System Pharmacy*, 60(14), S. 1750–1759.

Karahanna, E., Evaristo, J. R. und Srite, M. (2005): Levels of Culture and Individual Behavior: An Integrative Perspective. In: *Journal of Global Information Management*, 13(2), S. 1–20.

Karahanna, E., Straub, D. W. und Chervany, N. L. (1999): Information Technology Adoption Across Time: A Cross-Sectional Comparison of Pre-Adoption and Post-Adoption Beliefs. In: *MIS Quarterly*, 23(2), S. 183–213.

Kavaler, F. und Spiegel, A. D. (2003): Risk Management Dynamics. In: Kavaler, F. und Spiegel, A. D. (Hrsg.), *Risk Management in Health Care*

Institutions: A Strategic Approach. 2. Aufl., Jones und Bartlett, Sudbury, Massachusetts u. a., S. 3–27.

Keil, M., Cule, P. E., Lyytinen, K. und Schmidt, R. C. (1998): A Framework for Identifying Software Project Risks. In: *Communications of the ACM,* 41(11), S. 76–83.

Kern, H. (1991): *Analyse von Unternehmenskulturen: Eine empirische Studie,* P. Lang, Frankfurt am Main.

Kettelhut, M. C. (1992): Strategic Requirements for IS in the Turbulent Healthcare Environment. In: *Journal of Systems Management,* 43(6), S. 6–9.

Kilmann, R. H. und Saxton, M. J. (1991): *Kilmann-Saxton Culture-Gap Survey,* Organizational Design Consultants, Newport Coast, Kalifornien.

Kobi, J.-M. und Wüthrich, H. A. (1986): *Unternehmenskultur verstehen, erfassen und gestalten,* Moderne Industrie, Landsberg am Lech.

Kollmann, T. (1998): *Akzeptanz innovativer Nutzungsgüter und -systeme: Konsequenzen für die Einführung von Telekommunikations- und Multimediasystemen,* Gabler, Wiesbaden.

— (2000): Die Messung der Akzeptanz bei Telekommunikationssystemen. In: *Wissenschaftsjournal,* 50(2), S. 68–77.

— (2001): Ist M-Commerce ein Problem der Nutzungslücke? In: *Information Management & Consulting,* 16(2), S. 59–64.

Korman, A. K. (1971): *Industrial and Organizational Psychologie,* Prentice-Hall, Englewood Cliffs, New Jersey.

Kotter, J. P. und Heskett, J. L. (1992): *Corporate Culture and Performance,* Free Press, New York.

Krane, D., Light, L., Gravitch, D. und Westin, A. F. (2002): *Privacy On and Off the Internet: What Consumers Want.* Harris Interactive. URL: www.aicpa.org/download/webtrust/priv_rpt_21mar02.pdf.

Kremar, H. (2005): *Informationsmanagement,* Springer, Berlin, New York.

Kroeber, A. L. und Kluckhohn, C. (1952): *Culture: A Critical Review of Concepts and Definitions,* Peabody Museum, Cambridge, Massachusetts.

Kromrey, H. (2009): *Empirische Sozialforschung – Modelle und Methoden der standardisierten Datenerhebung und Datenausweitung.* 12. Aufl., Lucius & Lucius, UTB, Stuttgart.

Krueger, A. und Juchmann, W. (2006): Miniaturizing Microelectronics. In: *Industrial Laser Solutions,* 21(4), S. 17–20.

Kuhlenkamp, A., Manouchehri, S., Mergel, I. und Winand, U. (2006): Privatsphäre versus Erreichbarkeit bei der Nutzung von Social Software. In: *HMD – Praxis der Wirtschaftsinformatik,* 252, S. 27–35.

Kummer, T.-F. und Bick, M. (2009): Kausalanalytische Untersuchung von Akzeptanzproblemen ambienter Technologien zur Vermeidung von Behandlungsfehlern in deutschen Krankenhäusern. In: Bick, M., Breunig, M. und Höpfner, H. (Hrsg.), *MMS 2009: Mobilität und Ubiquitäre Informationssysteme – Entwicklung, Implementierung und Anwendung, Lecture Notes in Informatics*. Köllen Druck+Verlag GmbH, Bonn, S. 82–94.

Kummer, T.-F., Bick, M. und Gururajan, R. (2009): Acceptance Problems of Ambient Intelligence and Mobile Technologies in Hospitals in India and Germany. In: *Proc. of the 17th European Conference on Information Systems (ECIS 2009)*. URL: http://www.ecis2009.it/papers/ecis2009-0372.pdf.

Kummer, T.-F., Bick, M. und Maletzky, M. (2009): Towards a Research Agenda on Cultural Influences on the Acceptance of Ambient Intelligence in Medical Environments. In: *Proc. of the 15th Americas Conference on Information Systems (AMCIS 2009)*. 25. URL: http://aisel.aisnet.org/amcis2009/25.

Kutschker, M. und Schmid, S. (2008): *Internationales Management*. 6. Aufl., Oldenbourg, München, Wien.

Laine, M., Wickström, G., Pentti, J., Elovainio, M., Kaarlela-Tuomaala, A., Lindström, K., Raitoharju, R. und Suomala, T. (2005): *Työolot ja Hyvinvointi Sosiaali- ja Terveysalalla 2005*. Työterveyslaitos. URL: http://www.ttl.fi/NR/rdonlyres/358C8DAC-116D-42A5-905B-DDB0E7CF10BA/0/Tyoolot_ja_hyvinvointi_sosiaali_ja_terveysalalla_2005.pdf.

Lampe, M., Flörkemeier, C. und Haller, S. (2005): Einführung in die RFID–Technologie. In: Fleisch, E. und Mattern, F. (Hrsg.), *Das Internet der Dinge*, Springer, Berlin, Heidelberg, S. 69–86.

Lang, W., Jedermann, R., Behrens, C., Sklorz, A., Benecke, W. und Laur, R. (2005): Intelligente RFID - mehr als Identifizierung. In: VDE/VDI (Hrsg.), *Mikrosystemtechnik Kongress*. Bd. 393-396. VDE-Verlag, Berlin, Freiburg.

Langheinrich, M. (2005): Die Privatsphäre im Ubiquitous Computing – Datenschutzaspekte der RFID-Technologie. In: *Das Internet der Dinge*, Springer, Berlin, Heidelberg, S. 329–362.

Lattemann, C. (2007): Für Sie gelesen. Christoph Lattemann referiert. In: *Wirtschaftsinformatik*, 49(6), S. 460–461.

Laudon, K. C. und Laudon, J. P. (2007): *Management Information Systems: Managing the Digital Firm*. 10. Aufl., Prentice-Hall, Englewood Cliffs, New Jersey.

Lee, G. und Xia, W. (2002): Development of a Measure to Assess the Complexity of Information Systems Development Projects. In: *Proc. of the International Conference on Information Systems (ICIS 2002)*. URL: http://aisel.aisnet.org/icis2002/8.

Leidner, D. E. und Kayworth, T. (2006): Review of Culture in Information Systems Research: Toward a Theory of Information Technology Culture Conflict. In: *MIS Quarterly*, 30(2), S. 357–399.

Leimeister, S., Leimeister, J. M., Knebel, U. und Krcmar, H. (2009): A Cross-National Comparison of Perceived Strategic Importance of RFID for CIOs in Germany and Italy. In: *International Journal of Information Management*, 29(1), S. 37–47.

Leonard-Barton, D. und Deschamps, I. (1988): Managerial Influence in the Implementation of New Technology. In: *Management Science*, 34(10), S. 1252–1265.

Leong, L. (2003): Theoretical Models in IS Research and the Technology Acceptance Model (TAM). In: Davis, C. K. (Hrsg.), *Technologies & Methodologies for Evaluating Information Technology in Business*, IGI Publishing, Hershey, Pennsylvania.

Lessig, L. (2000): *Code and Other Laws of Cyberspace*, Basic Books, New York.

Lin, J. C. C. und Lu, H. (2000): Towards an Understanding of Behavioral Intention to Use a Web Site. In: *International Journal of Information Management*, 20(3), S. 197–208.

Lucke, D. (1995): *Akzeptanz: Legitimität in der "Abstimmungsgesellschaft"*, Leske + Budrich, Opladen.

Lugmayr, A. (2006): The Future is "Ambient". In: Creutzburg, R., Takala, J. H. und Chen, C. W. (Hrsg.), *Proc. of SPIE*. Multimedia on Mobile Devices II, 6074. San Jose, S. 172–179.

Luque, M. Sully de und Javidan, M. (2004): Uncertainty Avoidance. In: House, R. J., Hanges, P. J., Javidan, M., Dorfman, P. W. und Gupta, V. (Hrsg.), *Culture, Leadership, and Organizations: The Globe Study of 62 Societies*, Sage, Thousand Oaks, London, New Delhi, S. 602–653.

Lyytinen, K. und Yoo, Y. (2002): Issues and Challenges in Ubiquitous Computing. In: *Communications of the ACM*, 45(12), S. 62–65.

Macario, A., Morris, D. und Morris, S. (2006): Initial Clinical Evaluation of a Handheld Device for Detecting Retained Surgical Gauze Sponges Using Radiofrequency Identification Technology. In: *Archives of Surgery*, 141(7), S. 659–662.

MacCallum, R. und Browne, M. W. (1993): The Use of Causal Indicators in Covariance Structure Models: Some Practical Issues. In: *Psychological Bulletin*, 114(3), S. 533–541.

Magerkurth, C., Etter, R., Janse, M., Kela, J., Kocsis, O. und Ramparany, F. (2006): An Intelligent User Service Architecture for Networked Home Environments. In: *Proc. of the 2nd International Conference on Intelligent Environments*. Athen, S. 361–370.

Maier, R., Hädrich, T. und Peinl, R. (2005): *Enterprise Knowledge Infrastructures*, Springer, Berlin.

Mann, H. B. und Whitney, D. R. (1947): On a Test of Whether One of Two Random Variables is Stochastically Larger than the Other. In: *Annals of Mathematical Statistics*, 18(1), S. 50–60.

Manz, U. (1983): *Zur Einordnung der Akzeptanzforschung in das Programm sozialwissenschaftlicher Begleitforschung: Ein Beitrag zur Anwenderforschung im technisch-organisatorischen Wandel*, Florentz Verlag, München.

Marcoulides, G. A. und Saunders, C. (2006): PLS: A Silver Bullet? In: *MIS Quarterly*, 30(2), S. iii–ix.

Martinsons, M. G. und Davison, R. (2003): Guest Editorial Cultural Issues and IT Management: Looking Ahead. In: *IEEE Transactions on Engineering Management*, 50(1), S. 113–117.

Mathieson, K. (1991): Predicting User Intentions: Comparing the Technology Acceptance Model with the Theory of Planned Behavior. In: *Information Systems Research*, 2(3), S. 173–191.

Mattern, F. (2005a): Allgegenwärtige und verschwindende Computer. In: *Praxis der Informationsverarbeitung und Kommunikation (PIK)*, 28(1), S. 29–36.

— (2005b): Die technische Basis für das Internet der Dinge. In: Fleisch, E. und Mattern, F. (Hrsg.), *Das Internet der Dinge*, Springer, Berlin, S. 39–66.

— (2005c): Ubiquitous Computing – Eine Einführung mit Anmerkungen zu den sozialen und rechtlichen Folgen. In: Taeger, J. und Wiebe, A. (Hrsg.), *Mobilität – Telematik – Recht*, Schmidt, Köln, S. 1–34.

— (2007): Acht Thesen zur Informatisierung des Alltags. In: Mattern, F. (Hrsg.), *Die Informatisierung des Alltags – Leben in smarten Umgebungen*, Springer, Berlin, Heidelberg, S. 11–16.

Mayer, H. O. (2008): *Interview und schriftliche Befragung: Entwicklung, Durchführung, Auswertung*. 4. Aufl., Oldenbourg, München.

McSweeney, B. (2002): Hofstede's Model of National Cultural Differences and Their Consequences: A Triumph of Faith – A Failure of Analysis. In: *Human Relations*, 55(1), S. 89–119.

Menon, N. M., Byungtae, L. und Eldenburg, L. (2000): Productivity of Information Systems in the Healthcare Industry. In: *Information Systems Research*, 11(1), S. 83–92.

Mettler, T. und Rohner, P. (2007): *Lösungsstrategien für eine systematische Patientenidentifikation*.

Michahelles, F., Matter, P., Schmidt, A. und Schiele, B. (2003): Applying Wearable Sensors to Avalanche Rescue: First Experiences with a Novel Avalanche Beacon. In: *Computers & Graphics*, 27(6), S. 839–847.

Midgley, D. F. und Dowling, G. R. (1978): Innovativeness: The Concept and Its Measurement. In: *Journal of Consumer Research*, 4(4), S. 229–242.

Milchrahm, E. (2002): Entwicklung eines Modells zur Akzeptanzproblematik von Informationstechnologie. In: Hammwöhner, R., Wolff, C. und Womser-Hacker, C. (Hrsg.), *Information und Mobilität, Optimierung und Vermeidung von Mobilität durch Information. Proc. des 8. Internationalen Symposiums für Informationswissenschaft (ISI 2002)*, UVK, Konstanz, S. 27–44.

Miller, N. E. und Dollard, J. (1941): *Social Learning and Imitation*, Yale University Press, New Haven.

Müller, S. und Gelbrich, K. (2004): *Interkulturelles Marketing*, Vahlen, München.

Müller, T. (2003): Kunstfehler in der Arzneimitteltherapie – Epidemiologie, Fallbeispiele und Praevention. In: *Arzneimitteltherapie*, 21(2), S. 48–54.

Müller-Böling, D. und Müller, M. (1986): *Akzeptanzfaktoren der Bürokommunikation*, Oldenbourg, München.

Müller-Veerse, F. (1999): *Mobile Commerce Report*. Durlacher Research Ltd., London.

Moore, G. (1965): Cramming More Components onto Integrated Circuits. In: *Electronics*, 38(8), S. 114–117.

Moore, G. C. und Benbasat, I. (1996): Integrating Diffusion of Innovations and Theory of Reasoned Action Models to Predict Utilization of Information Technology by End-Users. In: Kautz, K. und Pries-Hege, J. (Hrsg.), *Diffusion and Adoption of Information Technology*, Chapman und Hall, London, S. 132–146.

Moore, G. C. und Benbasat, I. (1991): Development of an Instrument to Measure the Perceptions of Adopting an Information Technology Innovation. In: *Information Systems Research*, 2(3), S. 192–222.

Morán, E. B., Tentori, M., González, V. M., Favela, J. und Martínez-Garcia, A. I. (2006): Mobility in Hospital Work: Towards a Pervasive Computing Hospital Environment. In: *International Journal of Electronic Healthcare*, 3(1), S. 72–89.

Morris, M. G. und Venkatesh, V. (2000): Age Differences in Technology Adoption Decisions: Implications for a Changing Workforce. In: *Personnel Psychology*, 53(2), S. 375–403.

Myers, M. D. und Tan, F. B. (2002): Beyond Models of National Culture in Information Systems Research. In: *Journal of Global Information Management*, 10(1), S. 24–32.

Nickerson, R. S. (1981): Why Interactive Computer Systems are Sometimes Not Used by People who Might Benefit From Them. In: *International Journal of Man-Machine Studies*, 15(4), S. 469–483.

Norris, A. (2002): *Essentials of Telemedicine and Telecare*, Wiley, Chichester.

Ochsenbrücher, R., Holzapfel, M., Kokozinski, R., Kolnsberg, S. und Bögel, G. v. (2004): An Intraocular CMOS Transponder System Implant with an Integrated Micromachined Pressure Sensor. In: Boenick, U. und Bolz, A. (Hrsg.), *Beiträge zur 38. Jahrestagung der Deutschen Gesellschaft für Biomedizinische Technik im VDE - BMT 2004*, Schiele & Schön, Berlin, S. 782–783.

Oliver, R. L. (1980): A Cognitive Model for the Antecedents and Consequences of Satisfaction. In: *Journal of Marketing Research*, 17(3), S. 460–469.

Ong, C.-S., Lai, J.-Y. und Wang, Y.-S. (2004): Factors Affecting Engineers' Acceptance of Asynchronous E-Learning Systems in High-Tech Companies. In: *Information & Management*, 41(6), S. 795–804.

O'Reilly III, C. A., Chatman, J. und Caldwell, D. F. (1991): People and Organizational Culture: A Profile Comparison Approach to Assessing Person-Organization Fit. In: *Academy of Management Journal*, 34(3), S. 487–516.

o.V. (1994): *Deklaration von Genf.* Weltärztebund. URL: www.bundesaerztekammer.de/downloads/Genf.pdf.

— (1999): *Orientations for Workprogramme 2000 and Beyond.* Information Society Technologies Advisory Group (ISTAG). URL: ftp://ftp.cordis.europa.eu/pub/ist/docs/istag-99-final.pdf.

— (2000): *Gabler Wirtschaftslexikon.* 15. Aufl., Bd. 2. Gabler, Wiesbaden.

— (2001): *The UMTS Third Generation Marketk, Phase II - Structuring the Service Revenue.* UMTS-Forum. URL: http://www.umts-forum.org/component/option,com_docman/task,doc_download/gid,781/Itemid,98/.

— (2003a): *Ambient Intelligence: From Vision to Reality.* Information Society Technologies Advisory Group (ISTAG). URL: ftp://ftp.cordis.europa.eu/pub/ist/docs/istag-ist2003_consolidated_report.pdf.

— (2003b): Medikationsfehler – Kein seltenes Ereignis. In: *Internistische Praxis*, 43, S. 675–677.

— (2006a): *GLOBE Project (Global Leadership and Organizational Behavior Effectiveness Project): Form Alpha.* The GLOBE Foundation. URL: http://www.thunderbird.edu/wwwfiles/ms/globe/pdf/GLOBE_Phase_2_Alpha_Questionnaire.pdf.

— (2006b): *GLOBE Project (Global Leadership and Organizational Behavior Effectiveness Project): Form Beta.* The GLOBE Foundation. URL: http://www.thunderbird.edu/wwwfiles/ms/globe/pdf/GLOBE_Phase_2_Beta_Questionnaire.pdf.

— (2007): *National Statement on Ethical Conduct in Human Research.* National Health und Medical Research Council, Australian Research Council,

Australian Vice-Chancellors' Committee. URL: http://www.nhmrc.gov.
au/_files_nhmrc/file/publications/synopses/e72-jul09.pdf.
o.V. (2008a): *Gesundheit – Kostennachweis der Krankenhäuser 2007*, Statistisches Bundesamt, Wiesbaden.
— (2008b): *Gesundheitsausgaben – Gesundheitsausgaben 2007 um knapp 8 Milliarden Euro gestiegen.* Statistisches Bundesamt. URL: http://www.destatis.de/jetspeed/portal/cms/Sites/destatis/Internet/DE/Content/Statistiken/Gesundheit/Gesundheitsausgaben/Aktuell, templateId=renderPrint.psml.
— (2009a): *393 000 Pflegekräfte für 17,2 Millionen Krankenhauspatienten, Pressemitteilung Nr. 174 vom 11.05.2009.* Statistisches Bundesamt Deutschland. URL: http://www.destatis.de/jetspeed/portal/cms/Sites/destatis/Internet/DE/Presse/pm/2009/05/PD09__174__231.
— (2009b): *Checklist for Low Risk Research Projects.* Queensland Health. URL: www.health.qld.gov.au/ohmr/documents/low_risk_app.doc.
Panten, G. (2005): *Internet-Geschäftsmodell Virtuelle Community: Analyse zentraler Erfolgsfaktoren unter Verwendung des Partial-Least-Squares (PLS)-Ansatzes*, GWV, Wiesbaden.
Panten, G. und Boßow-Thies, S. (2007): Analyse kausaler Wirkungszusammenhänge mit Hilfe von Partial Least Squares (PLS). In: Sönke, A., Klapper, D., Konradt, U., Walter, A. und Wolf, J. (Hrsg.), *Methodik der empirischen Forschung.* 2. Aufl., Gabler, Wiesbaden, S. 311–326.
Paradiso, J. und Starner, T. (2005): Energy Scavenging for Mobile and Wireless Electronics. In: *Pervasive Computing, IEEE*, 4(1), S. 18–27.
Parzeller, M., Wenk, M. und Rothschild, M. A. (2005): Die ärztliche Schweigepflicht. In: *Deutsches Ärzteblatt*, 102(5), S. 289–297.
Pavri, F. N. (1988): *An Empirical Study of the Factors Contributing to Microcomputer Usage.* Diss. University of Western Ontario.
Pedhazur, E. J. und Pedhazur Schmelkin, L. (1991): *Measurement, Design, and Analysis: An Integrated Approach*, Lawrence Erlbaum Associates, Hillsdale, New Jersey.
Perlitz, M. (1997): *Internationales Management.* 3. Aufl., Lucius und Lucius, Stuttgart.
Pfeiffer, S. (1981): *Die Akzeptanz von Neuprodukten im Handel: Eine empirische Untersuchung zum Innovationsverhalten des Lebensmittelhandels*, Gabler, Wiesbaden.
Plinskin, N., Romm, T., Lee, A. S. und Weber, Y. (1993): Presumed Versus Actual Organizational Culture: Managerial Implications for Implementation of Information Systems. In: *The Computer Journal*, 36(2), S. 143–152.
Podsakoff, P. M., MacKenzie, S. B., Lee, J.-Y. und Podsakoff, N. P. (2003): Common Method Biases in Behavioral Research: A Critical Review of the

Literature and Recommended Remedies. In: *Journal of Applied Psychology*, 88(5), S. 879–903.

Poech, A. (2003): *Erfolgsfaktor Unternehmenskultur: Eine empirische Analyse zur Diagnose kultureller Einflussfaktoren auf betriebliche Prozesse*, H. Utz, München.

Pohl, H. (2004): *Hintergrundinformationen der Gesellschaft für Informatik e.V. (GI) zu RFID – Radio Frequency Identification*. Arbeitskreis Datenschutz und IT-Sicherheit der Gesellschaft für Informatik. URL: http://www.gi-ev.de/fileadmin/redaktion/Download/RFID_-Erlaeuterungen_GI040608.pdf.

Pondy, L. und Mitroff, I. (1979): Beyond Open System Models of Organization. In: Staw, B. (Hrsg.), *Research in Organizational Behavior*, Bd. 1. JAI, Greenwich, Connecticut, S. 3–39.

Popper, K. (2004): *The Logic of Scientific Discovery*. Nachdruck, Routledge, New York.

Premkumar, G. und Bhattacherjee, A. (2008): Explaining Information Technology Usage: A Test of Competing Models. In: *Omega - The International Journal of Management Science*, 36(1), S. 64–75.

Punie, Y. (2005): The Future of Ambient Intelligence in Europe: The Need for more Everyday Life. In: *Communications & Strategies*, 57(1), S. 141–165.

Raab-Steiner, E. und Benesch, M. (2008): *Der Fragebogen: Von der Forschungsidee zur SPSS-Auswertung*, UTB, Stuttgart.

Rabaey, J., Ammer, J., Otis, B., Burghardt, F., Chee, Y., Pletcher, N., Sheets, M. und Qin, H. (2006): Ultra-Low Power Design. The Roadmap to Disappearing Electronics and Ambient Intelligence. In: *IEEE Circuits & Devices Magazine*, 22(4), S. 23–29.

Rabaey, J. M. (2003): Ultra-Low Cost and Power Communication and Computation Enables Ambient Intelligence. In: *Proc. of the Smart Object Conference, Grenoble*, S. 11–13.

Raithel, J. (2006): *Quantitative Forschung: Ein Praxiskurs*, VS, Wiesbaden.

Raitoharju, R. (2007): *Information Technology Acceptance in the Finnish Social and Healthcare Sector: Exploring the Effects of Cultural Factors*, Sarja / Series A-4:2007. Turku: Turku School of Economics, Esa Print, Tampere.

Rashid, A. und Holtmann, C. (2007): Beschleunigungssensoren zum mobilen Aktivitätsmonitoring im Home Care Bereich: Die Studie "MS Nurses". In: Leimeister, J., Mauro, C., Krcmar, H., Eymann, T. und Koop, A. (Hrsg.), *Mobiles Computing in der Medizin. Proc. zum 6. Workshop der GMDS-Arbeitsgruppe Mobiles Computing in der Medizin*. Shaker, Aachen, S. 105–122.

Raub, A. C. (1981): *Correlates of Computer Anxiety in College Students*. Diss. University of Pennsylvania.

Rees, C. J. und Redfern, D. (2000): Recognizing the Perceived Causes of Stress – A Training and Development Perspective. In: *Journal of Industrial and Commercial Training*, 32(4), S. 120–127.

Regmagnino, P., Hagras, H., Monekosso, N. und Velastin, S. (2005): Ambient Intelligence – A Gentle Introduction. In: Regmagnino, P., Foresti, G. und Ellis, T. (Hrsg.), *Ambient Intelligence. A Novel Paradigm*, Springer, New York, S. 1–14.

Reichwald, R. (1982): Neue Systeme der Bürotechnik und Büroarbeitsgestaltung: Problemzusammenhänge. In: Reichwald, R. (Hrsg.), *Neue Systeme der Bürotechnik: Beiträge zur Büroarbeitsgestaltung aus Anwendersicht*, Schmidt, Berlin, S. 11–48.

Reimer, A. (2005): *Die Bedeutung der Kulturtheorie von Geert Hofstede für das internationale Management*, Wismarer Diskussionspapiere, Nr. 20. Hochschule Wismar.

Reinartz, W., Haenlein, M. und Henseler, J. (2009): An Empirical Comparison of the Efficacy of Covariance-Based and Variance-Based SEM. In: *International Journal of Research in Marketing*, 26(4), S. 332–344.

Rengelshausen, O. (2000): *Online-Marketing in deutschen Unternehmen: Einsatz - Akzeptanz - Wirkungen*, Deutscher Universitäts-Verlag, Wiesbaden.

Reynolds, P. D. (1986): Organizational Culture as Related to Industry, Position and Performance: A Preliminary Report. In: *Journal of Management Studies*, 23(3), S. 333–345.

Richter, H. J. (1970): *Die Strategie schriftlicher Massenbefragungen: Ein verhaltenstheoretischer Beitrag zur Methodenforschung*, Verl. für Wissenschaft, Wirtschaft und Technik, Bad Harzburg.

Riemer, K. (2009): eCollaboration: Systeme, Anwendung und aktuelle Entwicklungen. In: *HMD - Praxis der Wirtschaftsinformatik*, 267, S. 7–17.

Ringle, C. M., Wende, S. und Will, S. (2005): *SmartPLS 2.0 (M3) Beta*, Hamburg. URL: http://www.smartpls.de.

Ringle, C. M. (2004): *Messung von Kausalmodellen: Ein Methodenvergleich*. Universität Hamburg. URL: http://www.ibl-unihh.de/ap14.pdf.

Rogers, E. M. und Shoemaker, F. F. (1971): *Communication of Innovations*, The Free Press, New York.

Rogers, E. M. (2003): *Diffusion of Innovations*. 5. Aufl., Free Press, New York.

Roßnagel, A. (2007): Informationelle Selbstbestimmung in der Welt des Ubiquitous Computing. In: Mattern, F. (Hrsg.), *Die Informatisierung des Alltags - Leben in smarten Umgebungen*, Springer, Berlin, Heidelberg, S. 265–289.

Roßnagel, A., Pfitzmann, A. und Garstka, H. (2001): *Modernisierung des Datenschutzrechts – Gutachten im Auftrag des Bundesministeriums des Innern*. Bundesministerium des Innern. URL: http://www.computerundrecht.de/media/gutachten.pdf.

Rossiter, J. (2002): The C-OAR-SE Procedure for Scale Development in Marketing. In: *International Journal of Research in Marketing*, 19, S. 305–335.

Rothensee, M. (2008): User Acceptance of the Intelligent Fridge: Empirical Results from a Simulation. In: Floerkemeier, C., Langheinrich, M., Fleisch, E., Mattern, F. und Sarma, S. E. (Hrsg.), *The Internet of Things, First International Conference, IOT 2008*. Lecture Notes in Computer Science. Springer, Zurich, Switzerland, S. 123–139.

Sackmann, S. A. (1991): Uncovering Culture in Organizations. In: *Journal of Applied Behavioral Science*, 27(3), S. 295–317.

— (1992): Culture and Subcultures: An Analysis of Organizational Knowledge. In: *Administrative Science Quarterly*, 37(1), S. 140–161.

— (2002): *Unternehmenskultur: Erkennen, entwickeln, verändern*, Luchterhand, Neuwied, Kriftel.

Sales, S. M. (1970): Some Effects of Role Overload and Role Underload. In: *Organizational Behavior and Human Performance*, 5(6), S. 592–608.

Sashkin, M. (1984): *Pillars of Excellence: Organizational Beliefs Questionnaire*, Organization Design und Development, Bryn Mawr, Pennsylvania.

Sauter, M. (2006): *Grundkurs Mobile Kommunikationssysteme: Von UMTS, GSM und GPRS zu Wireless LAN und Bluetooth Piconetzen*. 2. Aufl., Vieweg, Wiesbaden.

Scheer, A.-W., Feld, T., Göbl, M. und Hoffmann, M. (2001): Das mobile Unternehmen. In: Silberer, G., Wohlfahrt, J. und Wilhelm, T. (Hrsg.), *Mobile Commerce: Grundlagen, Geschäftsmodelle, Erfolgsfaktoren*, Gabler, Wiesbaden, S. 91–110.

Schein, E. H. (1992): *Organizational Culture and Leadership*. 2. Aufl., Jossey-Bass, San Francisco u. a.

— (1995): *Unternehmenskultur: Ein Handbuch für Führungskräfte*, Campus, Frankfurt (Main), New York.

Scheuch, E. K. (1973): Das Interview in der Sozialforschung. In: König, R. (Hrsg.), *Grundlegende Methoden und Techniken der empirischen Sozialforschung*. 3. Aufl., Bd. 2. Handbuch der empirischen Sozialforschung. Enke, Stuttgart, S. 66–190.

Schneberger, S. (1995): Distributed Computer System Complexity Versus Component Simplicity: Their Effects on Software Maintenance. In: *Proc.*

of the International Conference on Information Systems (ICIS 1995). URL: http://aisel.aisnet.org/icis1995/35.

Schnell, R., Hill, P. B. und Esser, E. (2008): *Methoden der empirischen Sozialforschung.* 8. Aufl., Oldenbourg, München.

Scholz, P. (2003): Datenschutz bei Data Warehousing und Data Mining. In: Roßnagel, A. (Hrsg.), *Handbuch Datenschutzrecht: Die neuen Grundlagen für Wirtschaft und Verwaltung,* Beck, München, S. 1833–1875.

Schreyögg, G. (1991): Organisationskultur. In: Frese, E. (Hrsg.), *Handwörterbuch der Organisation.* 3. Aufl., Poeschel, Stuttgart, S. 1525–1537.

— (1999): *Organisation: Grundlagen moderner Organisationsgestaltung.* 3. Aufl., Gabler, Wiesbaden.

Schugk, M. (2004): *Interkulturelle Kommunikation. Kulturbedingte Unterschiede in Verkauf und Werbung,* Vahlen, München.

Schwenk, W., Spies, C. und Müller, J. M. (2007): *Fast Track in der operativen Medizin: Perioperative Behandlungspfade für Chirurgie, Gynäkologie, Urologie, Anästhesie und Pflege,* Springer, Berlin.

Scott, T., Mannion, R., Davies, H. und Marshall, M. (2003): The Quantitative Measurement of Organizational Culture in Health Care: A Review of the Available Instruments. In: *HSR: Health Services Research,* 38(3), S. 923–945.

Seward, J. P. und Larsen, R. C. (2007): Occupational Stress. In: LaDou, J. (Hrsg.), *Current Occupational & Environmental Medicine.* 4. Aufl., McGraw-Hill, New York u. a.

Shadbolt, N. (2003): Ambient Intelligence. In: *IEEE Transactions on Intelligent Transportation Systems,* 18(4), S. 2–3.

Sharma, S., Durand, R. M. und Gur-Arie, O. (1981): Identification and Analysis of Moderator Variables. In: *Journal of Marketing Research,* 18(3), S. 291–300.

Sieveking, N., Bellet, W. und Marston, R. C. (1993): Employees' Views of their Work Experience in Private Hospitals. In: *Health Services Management Research,* 6(2), S. 129–138.

Silberer, G. (1983): Einstellungen und Werthaltungen. In: Irle, M. (Hrsg.), *Handbuch der Pschologie.* 12 Band, 1. Halbband Marktpschologie als Sozialwissenschaft, Hogrefe, Göttingen, S. 533–625.

Simon, B. (2001): *Wissensmedien im Bildungssektor: Eine Akzeptanzuntersuchung an Hochschulen.* Diss. Wirtschaftsuniversität Wien.

Smith, P. B., Dugan, S. und Trompenaars, F. (1996): National Culture and the Values of Organizational Employees: A Dimensional Analysis Across 43 Nations. In: *Journal of Cross-Cultural Psychology,* 27(2), S. 231–264.

Snijders, F. (2005): Ambient Intelligence Technology: An Overview. In: Weber, W., Rabaey, J. und Aarts, E. (Hrsg.), *Ambient Intelligence*, Berlin, Springer, S. 255–269.

Spiekermann, S. (2004): General Aspects of Location Based Services. In: Voisard, A. und Schiller, J. (Hrsg.), *Location Based Services*, Morgan Kaufmann, San Francisco, S. 9–26.

— (2006): Soziale Bestimmungsfaktoren des Ubiquitous Computing. In: Bizer, J., Spiekermann, S. und Günther, O. (Hrsg.), *Taucis – Technologiefolgenabschätzung Ubiquitäres Computing und Informelle Selbstbestimmung*, Studie im Auftrag des Bundesministeriums für Bildung und Forschung, S. 76–87.

— (2008): *User Control in Ubiquitous Computing: Design Alternatives and User Acceptance*, Shaker, Aachen.

Spiekermann, S. und Rothensee, M. (2005): *Soziale und psychologische Bestimmungsfaktoren des Ubiquitous Computing*. Institut für Wirtschaftsinformatik, Humboldt-Universität, Berlin. URL: http://interval.hu-berlin.de/downloads/rfid/neuste%20forschungsergebnisse/SocioPsychofak.pdf.

Österle, H. und Winter, R. (2003): Business Engineering. In: *Business Engineering: Auf dem Weg zum Unternehmen des Informationszeitalters*. 2. Aufl., Springer, Berlin, Heidelberg.

Stolzenberg, K. und Heberle, K. (2009): *Change Management: Veränderungsprozesse erfolgreich gestalten – Mitarbeiter mobilisieren*. 2. Aufl., Springer, Heidelberg.

Strassner, M. und Eisen, S. (2005): Tracking von Ladungsträgern in der Logistik – Pilotinstallation bei einem Güterverladeterminal. In: Fleisch, E. und Mattern, F. (Hrsg.), *Das Internet der Dinge – Ubiquitous Computing und RFID in der Praxis*, Springer, Berlin, Heidelberg, S. 209–224.

Straub, D. W. (1994): The Effect of Culture on IT Diffusion: E-Mail and FAX in Japan and the U.S. In: *Information Systems Research*, 5(1), S. 23–47.

Straub, D., Loch, K., Evaristo, R., Karahanna, E. und Srite, M. (2002): Toward a Theory-Based Measurement of Culture. In: *Journal of Global Information Management*, 10(1), S. 13–23.

Stumpf, S. A., Brief, A. P. und Hartman, K. (1987): Selfefficacy Expectations and Coping with Career-related Events. In: *Journal of Vocational Behavior*, 31(2), S. 91–108.

Swanson, E. und Ramiller, N. (2004): Innovating Mindfully with Information Technology. In: *MIS Quarterly*, 28(4), S. 553–583.

Tajfel, H. (1972): Social Categorization. In: Moscovici, S. (Hrsg.), *Introduction à la Psychologie Sociale*, Bd. 1. Larousse, Paris, S. 272–302.

Tajfel, H. (1974): Social Identity and Intergroup Behavior. In: *Social Science Information*, 13(2), S. 65–93.

Tajfel, H. und Turner, J. (1979): An Integrative Theory of Intergroup Conflict. In: Austin, W. G. und Worchel, S. (Hrsg.), *The Social Psychology of Intergroup Relations*, Brooks/Cole, Monterey, Kalifornien, S. 33–47.

Tashakkori, A. und Teddlie, C., (Hrsg.) (2003): *Handbook of Mixed Methods for the Social and Behavioural Sciences*, Sage, Thousand Oaks, Kalifornien.

Taylor, S. und Todd, P. A. (1995a): Assessing IT Usage: The Role of Prior Experience. In: *MIS Quarterly*, 19(2), S. 561–570.

Taylor, S. und Todd, P. A. (1995b): Understanding Information Technology Usage: A Test of Competing Models. In: *Information Systems Research*, 6(23), S. 144–176.

Teddlie, C. und Tashakkori, A. (2008): *Foundations of Mixed Methods Research: Integrating Quantitative and Qualitative Techniques in the Social and Behavioral Sciences*, Sage, New York.

Temme, D., Kreis, H. und Hildebrandt, L. (2006): *PLS Path Modeling - A Software Review*. Institute of Marketing, Humboldt-Universität zu Berlin. URL: http://edoc.hu-berlin.de/series/sfb-649-papers/2006-84/PDF/84.pdf.

Tenenhaus, M., Vinzi, V. E., Chatelin, Y.-M. und Lauro, C. (2005): PLS Path Modelling. In: *Computational Statistics & Data Analysis*, 48(1), S. 159–205.

Terpstra, V. und David, K. (1990): *The Cultural Environment of Business*. 3. Aufl., South Western, Cincinati.

Terry, D. J. (2003): A Social Identity Perspective on Organizational Mergers: The Role of Group Status, Permeability, and Similarity. In: Haslam, S., Knippenberg, D. van und Ellemers, N. (Hrsg.), *Social Identity at Work: Developing Theory for Organizational Practice*, Psychology Press, New York, S. 223–240.

Teufel, S., Sauter, C., Mühlherr, T. und Bauknecht, K. (1995): *Computerunterstützung für die Gruppenarbeit*, Oldenbourg, Bonn.

Thatcher, J. B., Srite, M., Stepina, L. P. und Yongmei, L. (2003): Culture, Overload and Personal Innovativeness with Information Technology: Extending the Nomological Net. In: *Journal of Computer Information Systems*, 44(1), S. 74–81.

Thiesse, F. (2005): Die Wahrnehmung von RFID als Risiko für die informationelle Selbstbestimmung. In: *Das Internet der Dinge*, Springer, Berlin, Heidelberg, S. 363–378.

— (2007): RFID, Privacy and the Perception of Risk. In: *Journal of Strategic Information Systems*, 16(2), S. 214–232.

Thomas, D. R., Lu, I. R. R. und Cedzynski, M. (2005): Partial Least Squares: A Critical Review and a Potential Alternative. In: *Proc. of Administrative Sciences Association of Canada (ASAC)*. Bd. 26(2), S. 121–135.

Thompson, R. L., Higgins, C. A. und Howell, J. M. (1991): Personal Computing: Toward a Conceptual Model of Utilization. In: *MIS Quarterly*, 15(1), S. 125 –143.

Topper, E. F. (2007): Stress in the Library. In: *Journal of New Library*, 108(11/12), S. 561–564.

Tornatzky, L. G. und Klein, K. J. (1982): Innovation Characteristics and Innovation Adoption-Implementation: A Meta-Analysis of Findings. In: *IEEE Transactions on Engineering Management*, 29(1), S. 28–45.

Triandis, H. C. (1977): *Interpersonal Behavior*, Brooke/Cole, Monterey, Kalifornien.

Trice, H. M. und Beyer, J. M. (1984): Studying Organizational Cultures through Rites and Ceremonials. In: *Academy of Management Review*, 9(4), S. 653–669.

Trommsdorff, V. (1975): *Die Messung von Produktimages für das Marketing: Grundlagen und Operationalisierung*, Carl Heymanns, Köln.

Trompenaars, F. und Hampden-Turner, C. (1998): *Riding the Waves of Culture: Understanding Cultural Diversity in Global Business*. 2. Aufl., McGraw-Hill, New York u. a.

Unterreitmeier, A. (2004): *Unternehmenskultur bei Mergers & Acquisitions*, Deutscher Universitäts-Verlag, Wiesbaden.

Vallerand, R. J. (1997): Toward a Hierarchical Model of Intrinsic and Extrinsic Motivation. In: Zanna, M. (Hrsg.), *Advances in Experimental Social Psychology*, Bd. 29. Academic Press, New York, S. 271–360.

Venkatesh, V. und Davis, F. D. (1996): A Model for Antecedents of Perceived Ease of Use: Development and Test. In: *Decision Sciences*, 17(3), S. 451–481.

Venkatesh, V. und Davis, F. D. (2000): A Theoretical Extension of the Technology Acceptance Model: Four Longitudinal Field Studies. In: *Management Science*, 46(2), S. 186–204.

Venkatesh, V., Morris, M. G., Davis, G. B. und Davis, F. D. (2003): User Acceptance of Information Technology: Toward a Unified View. In: *MIS Quarterly*, 27(3), S. 425–478.

Vessey, I. (1991): Cognitive Fit: A Theory-Based Analysis of the Graphs Versus Tables Literature. In: *Decision Sciences*, 22(2), S. 219–240.

Warren, S. D. und Brandeis, L. D. (1890): The Right to Privacy. In: *Harvard Law Review*, 4(5), S. 193–220.

Watson, R. T., Ho, T. H. und Raman, K. S. (1994): Culture: A Fourth Dimension of Group Support Systems. In: *Communications of the ACM*, 37(10), S. 44–55.

Weber, W., Rabaey, J. und Aarts, E. (2005): Introduction. In: Weber, W., Rabaey, J. und Aarts, E. (Hrsg.), *Ambient Intelligence*, Springer, Berlin, Heidelberg, S. 1–2.

Wedde, P. (2003): Rechte der Betroffenen. In: Roßnagel, A. (Hrsg.), *Handbuch Datenschutzrecht: Die neuen Grundlagen für Wirtschaft und Verwaltung*, Beck, München, S. 546–569.

Wehrmann, J. (2004): *Situationsabhängige mobile Dienste: Konzepte und Modelle zu ihrer effizienten Entwicklung unter besonderer Berücksichtigung der Benutzerakzeptanz*, WiKu-Verlag, Berlin.

Weiber, R. (1992): *Diffusion von Telekommunikation. Problem der kritischen Masse*, Gabler, Wiesbaden.

Weiber, R. und Mühlhaus, D. (2009): *Strukturgleichungsmodellierung: Eine anwendungsorientierte Einführung in die Kausalanalyse mit Hilfe von AMOS, SmartPLS und SPSS*, Springer, Berlin.

Weick, K., Sutcliffe, K. und Obstfeld, D. (1999): Organizing for High Realiability: Processes of Collective Mindfulness. In: Sutton, R. I. und Staw, B. (Hrsg.), *Research in Organizational Behaviour*, Bd. 21, Jai Press, Stanford, S. 81–123.

Weise, P., Brandes, W., Eger, T. und Kraft, M. (2004): *Neue Mikroökonomie*. 5. Aufl., Physica, Heidelberg.

Weiser, M. (1991): The Computer of the Twenty-First Century. In: *Scientific American*, 265, S. 66–75.

Weiser, M. und Brown, J. S. (1996): Designing Calm Technology. In: *Power-Grid Journal*, 1(1).

Wilcoxon, F. (1947): Probability Tables for Individual Comparisons by Ranking Methods. In: *Biometrics*, 3(3), S. 119–122.

Witt, B. C. (2008): *Datenschutz kompakt und verständlich: Eine praxisorientierte Einführung*, Vieweg, Wiesbaden.

Wohlfahrt, J. (2004): *Akzeptanz und Wirkungen von Mobilen-Business-Anwendungen*, Dr. Kovac, Hamburg.

Wold, H. (1974): Causal Flows with Latent Variables: Parting of the Ways in the Light of NIPLAS Modelling. In: *European Economic Review*, 5(1), S. 67–86.

— (1975): Path Models with Latent Variables: The NIPALS Approach. In: Blalock, H. M., Aganbegian, A., Borodkin, F. M., Boudon, R. und Capecchi, V. (Hrsg.), *Quantitative Sociology: International Perspectives on Mathematical and Statistical Modeling*, Academic Press, New York, S. 307–357.

Wold, H. (1982): Soft Modelling: The Basic Design and Some Extensions. In: Jöreskog, K. G. und Wold, H. (Hrsg.), *Systems Under Indirect Observation, Part II*. Bd. 1-54. Elsevier Science, Amsterdam, New York, Oxford.

Wold, S. (1993): Discussion: PLS in Chemical Practice. In: *Technomatrix*, 35(3), S. 136–139.

Wood, R. E. (1986): Task Complexity: Definition of the Construct. In: *Organizational Behavior and Human Decision Processes*, 37(1), S. 60–82.

Wright, S. und Steventon, A. (2007): Smarte Umgebungen – Vision, Chancen und Herausforderungen. In: Mattern, F. (Hrsg.), *Die Informatisierung des Alltags – Leben in smarten Umgebungen*, Springer, Berlin, Heidelberg, S. 17–38.

Wu, J.-H., Wanga, S.-C. und Lind, L.-M. (2007): Mobile Computing Acceptance Factors in the Healthcare Industry: A Structural Equation Model. In: *International Journal of Medical Informatics*, 76(1), S. 66–77.

Xenikou, A. und Furnham, A. (1996): A Correlational and Factor Analytic Study of Four Questionnaire Measures of Organizational Culture. In: *Human Relations*, 49(3), S. 349–371.

Yates, F. E. (1978): Complexity and the Limits to Knowledge. In: *American Journal of Physiology. Regulatory, Integrative and Comparative Physiology*, 235(5), S. 201–204.

Yi, M. Y., Jackson, J. D., Park, J. S. und Probst, J. C. (2006): Understanding Information Technology Acceptance by Individual Professionals: Toward an Integrative View. In: *Information & Management*, 43(3), S. 350–363.

Zaharna, R. S. (2000): Intercultural Communication and International Public Relations: Exploring Parallels. In: *Communication Quarterly*, 48(1), S. 85–100.

Zaltman, G., Duncan, R. und Holbek, J. (1973): *Innovations and Organizations*, Wiley und Sons, New York.

Zelewski, S. (2007): Kann Wissenschaftstheorie behilflich für die Publikationspraxis sein? Eine kritische Auseinandersetzung mit den "Guidelines" von Hevner et al. In: Lehner, F. und Zelewski, S. (Hrsg.), *Wissenschaftstheoretische Fundierung und wissenschaftliche Orientierung der Wirtschaftsinformatik*, GITO-Verlag, Berlin.

Zielowski, C. (2006): *Managementkonzepte aus Sicht der Organisationskultur: Auswahl, Ausgestaltung und Einführung*, Dt. Univ.-Verl., Wiesbaden.

Zigurs, I., Buckland, B. K., Connolly, J. R. und Wilson, E. V. (1999): A Test of Task-Technology Fit Theory for Group Support Systems. In: *Database*, 30(3/4), S. 34–50.

Zmud, R. (1979): Individual Differences and MIS Success: A Review of the Empirical Literature. In: *Management Science*, 25(10), S. 966–979.

Zwicker, F. (2009): *Ubiquitous Computing im Krankenhaus: Eine fallstudienbasierte Betrachtung betriebswirtschaftlicher Potenziale*, Gabler, Wiesbaden.